80后孕产新经

送给80后妈咪最好的礼物

胡巧燕/编著

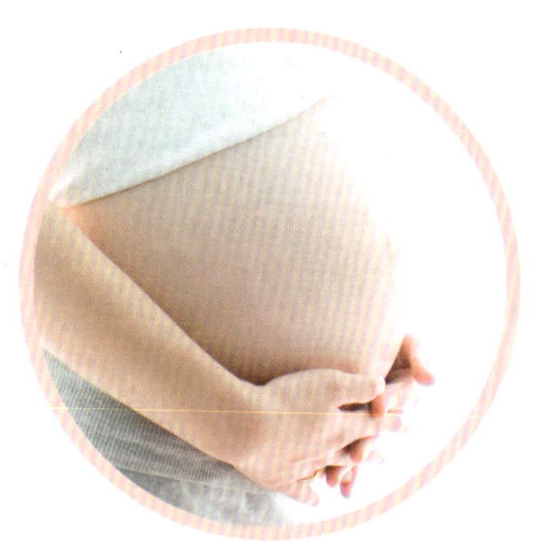

中国人口出版社

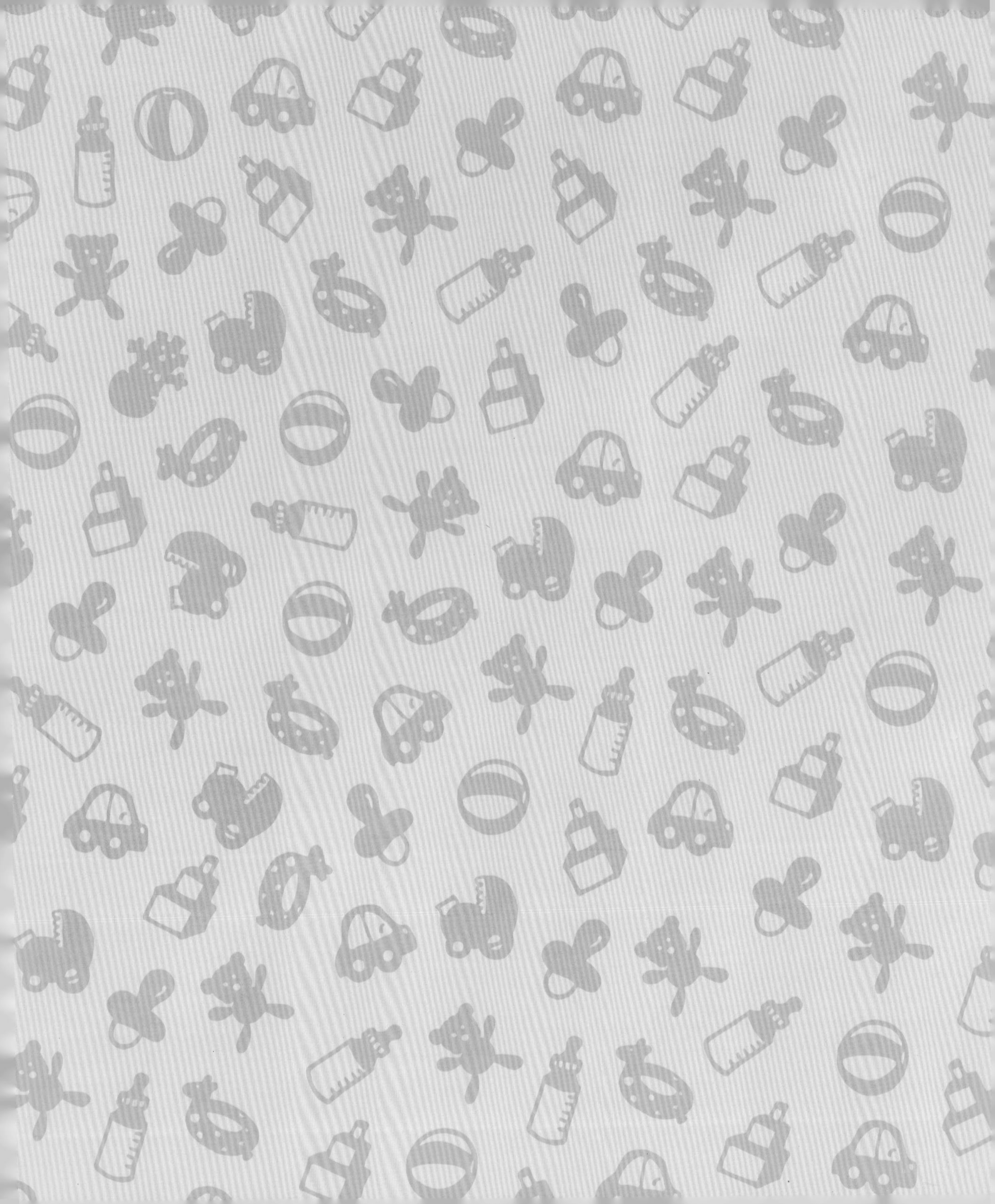

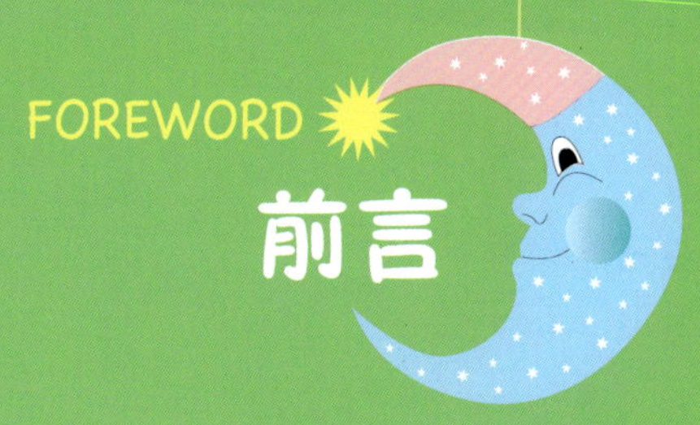

FOREWORD 前言

80后是社会对出生于改革开放之后的一代年轻人的称呼，他们出生于80年代。今天，80后已长大成人，到达了他们的事业期和生育期。

80后与自己的父辈及其他长辈们比较，是一个独具特色的群体，他们出生和成长在一个经济日益发达、国力日益强盛、卫生水平日益提升的黄金时代，他们受教育程度较高、视野广阔、思想前卫，他们的婚姻观、生育观与父辈们有一定差别，对孩子的期望值也更高，对科学的孕产育儿知识有更高的要求，也会遇到一些父辈们不曾出现的新问题。

本系列图书的目的是，结合80后年轻人的实际特点和需求，帮助80后年轻父母了解孕产育儿科普知识，解决孕产育儿过程中的疑难，获得一些有用的经验，掌握孕育一个健康聪明宝宝的实用方法。

本书系统介绍了从准备怀孕到分娩坐月子的全程知识，从孕前的身心准备、物质准备到产后坐月子，从营养、心理调整、日常衣食住行到运动、胎教、身体保健、宝宝发育，帮助年轻父母了解需要了解的，做到需要做到的，顺利迎接宝宝的到来。

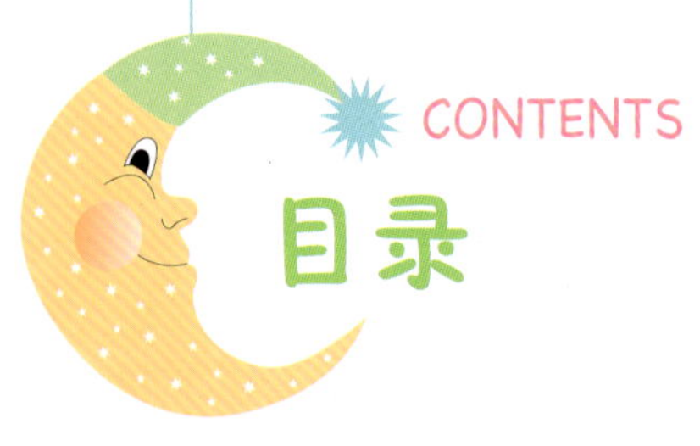

CONTENTS

目录

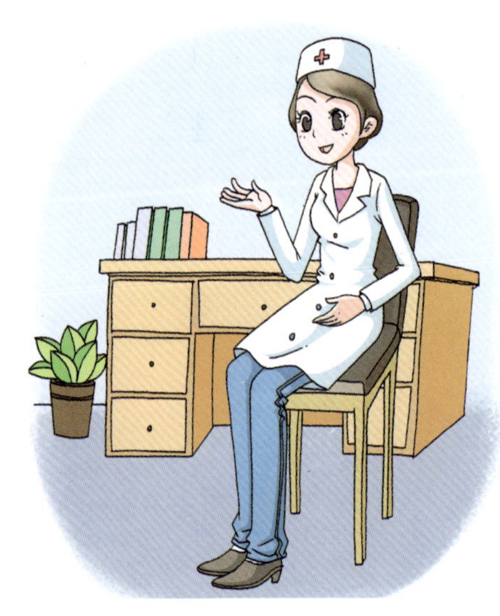

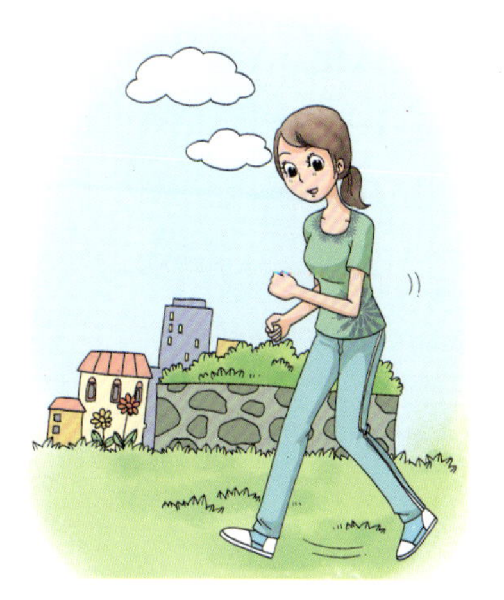

49… 孕2月专家指导方案

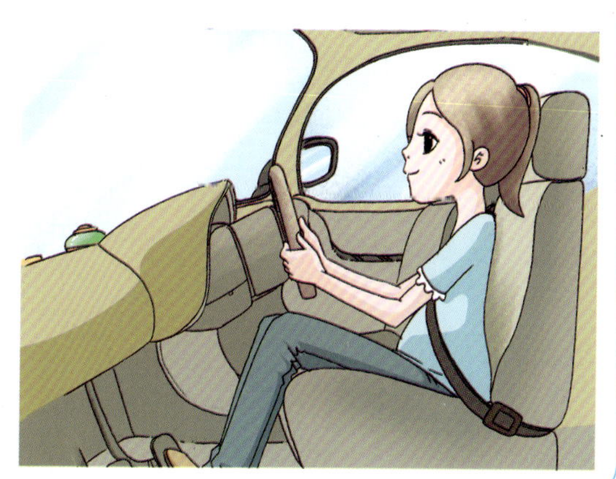

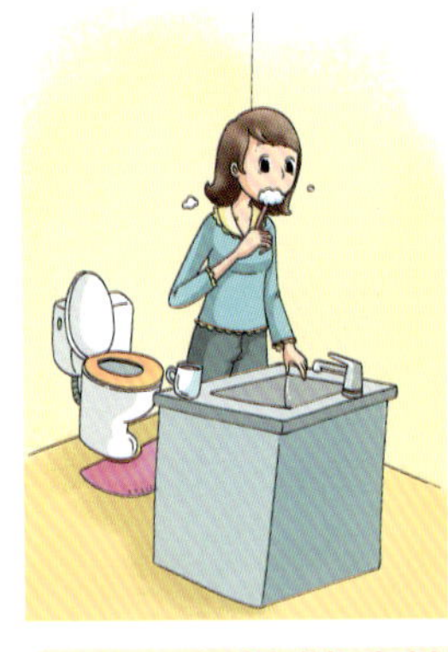

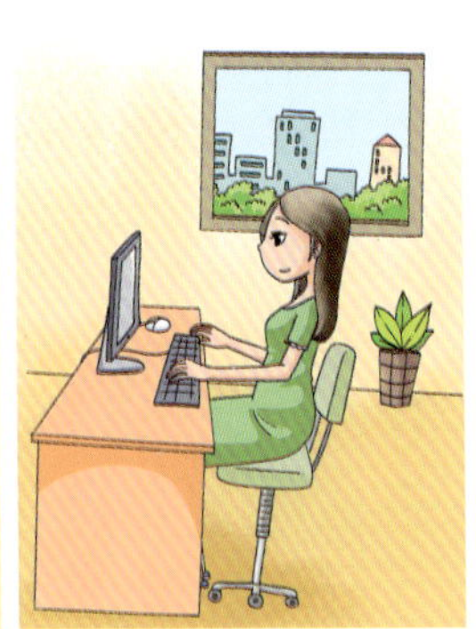

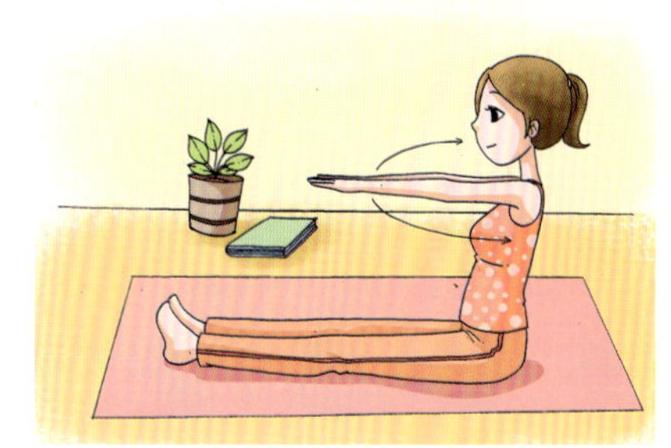

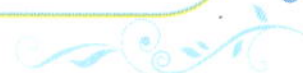

147… 孕6月专家指导方案

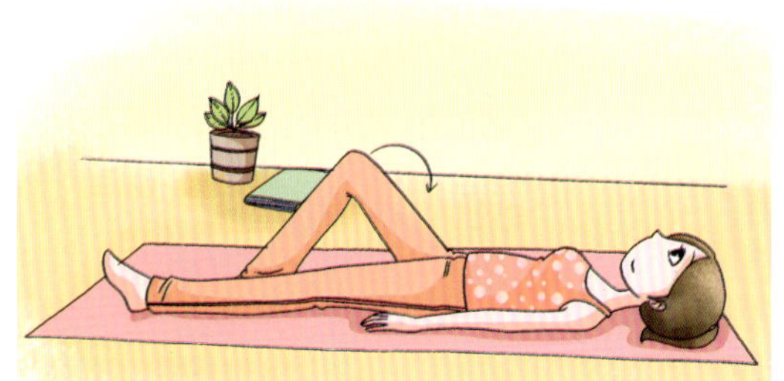

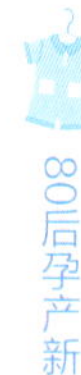

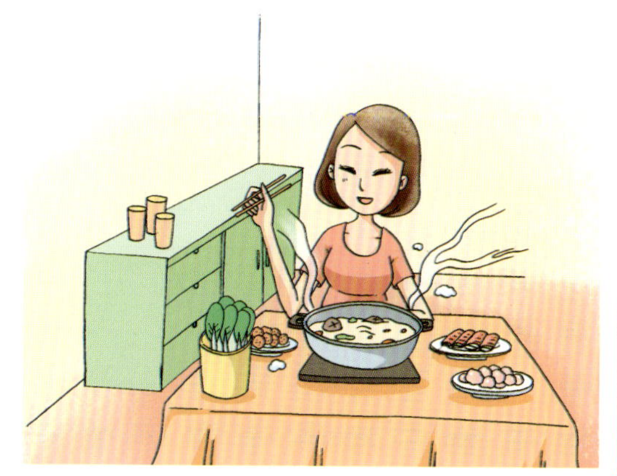

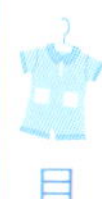

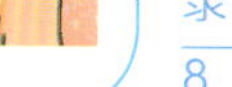

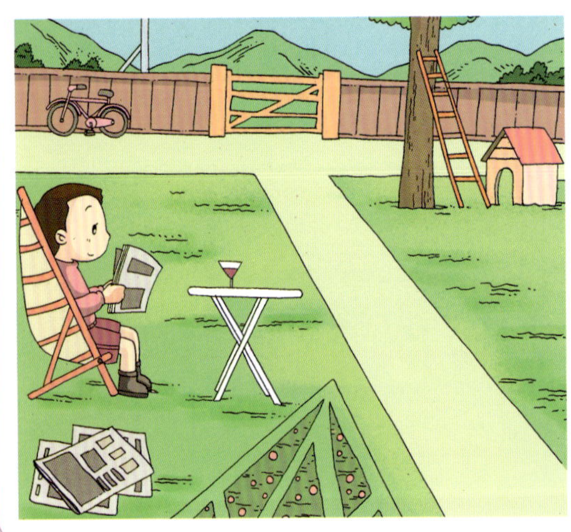

213… 孕9月专家指导方案

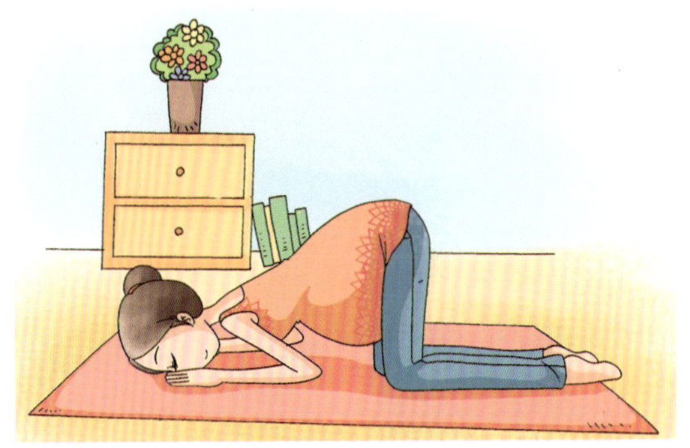

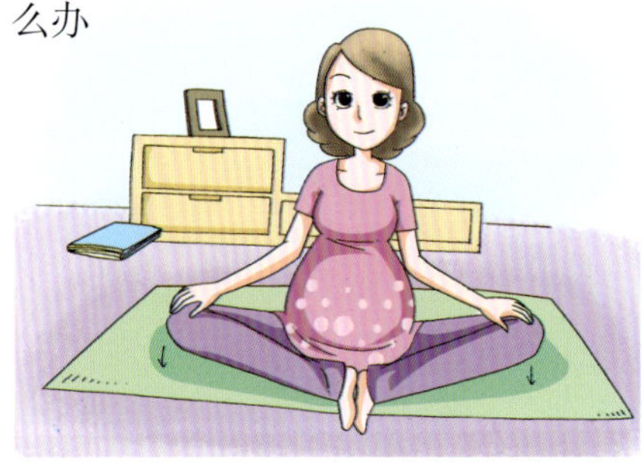

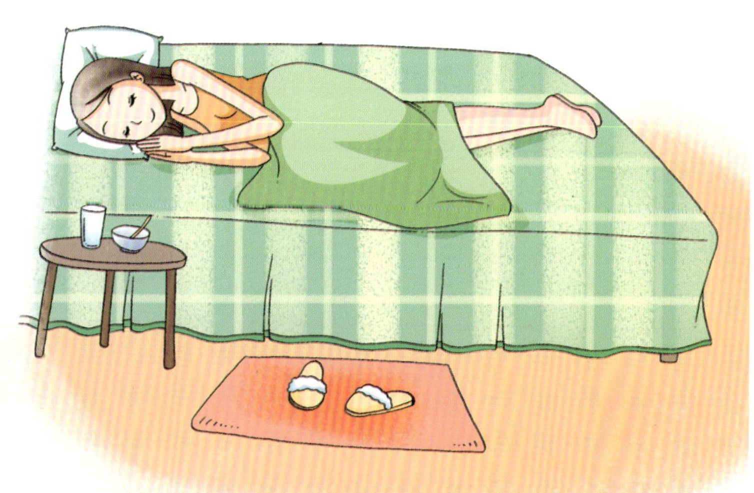

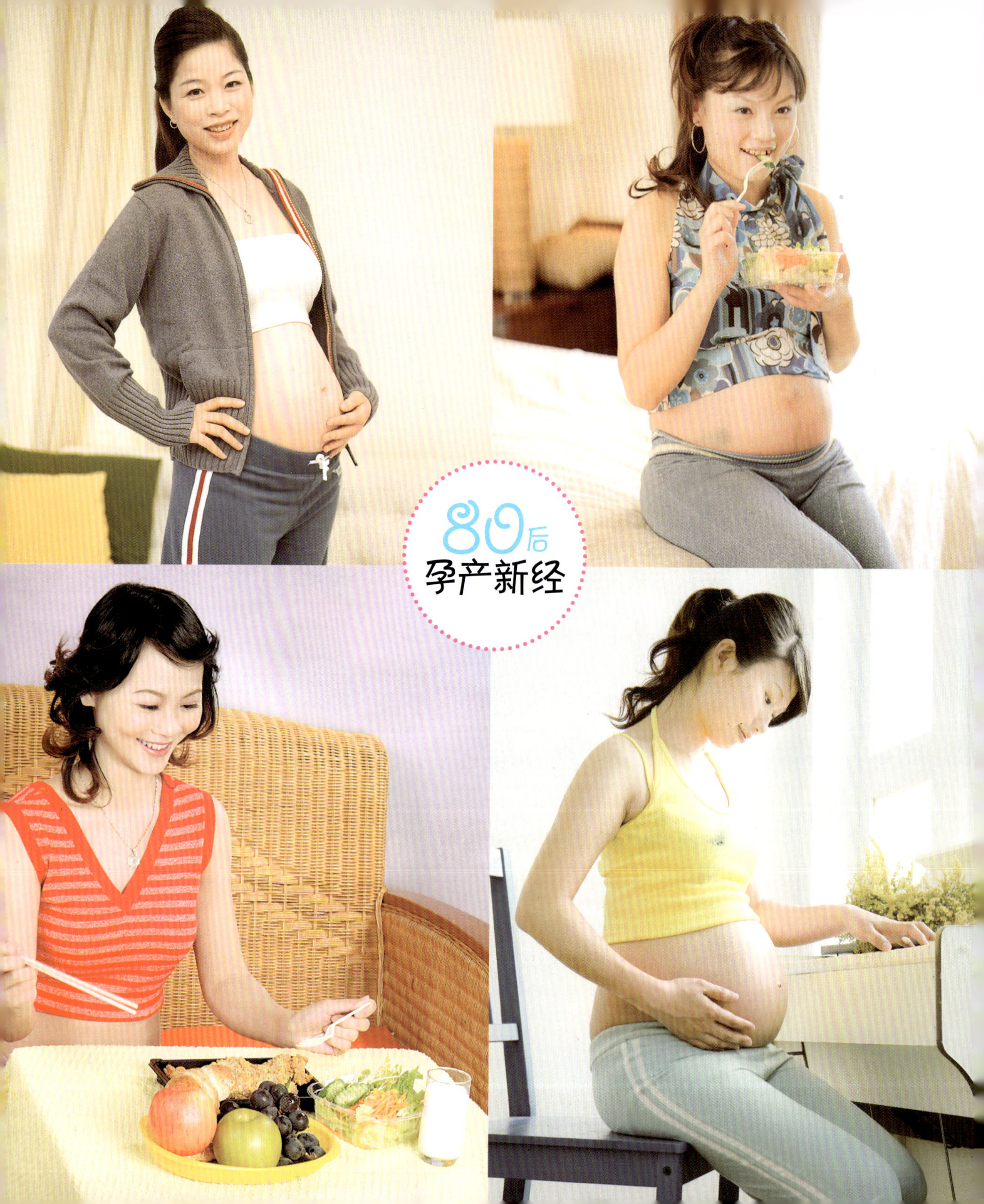
80后
孕产新经

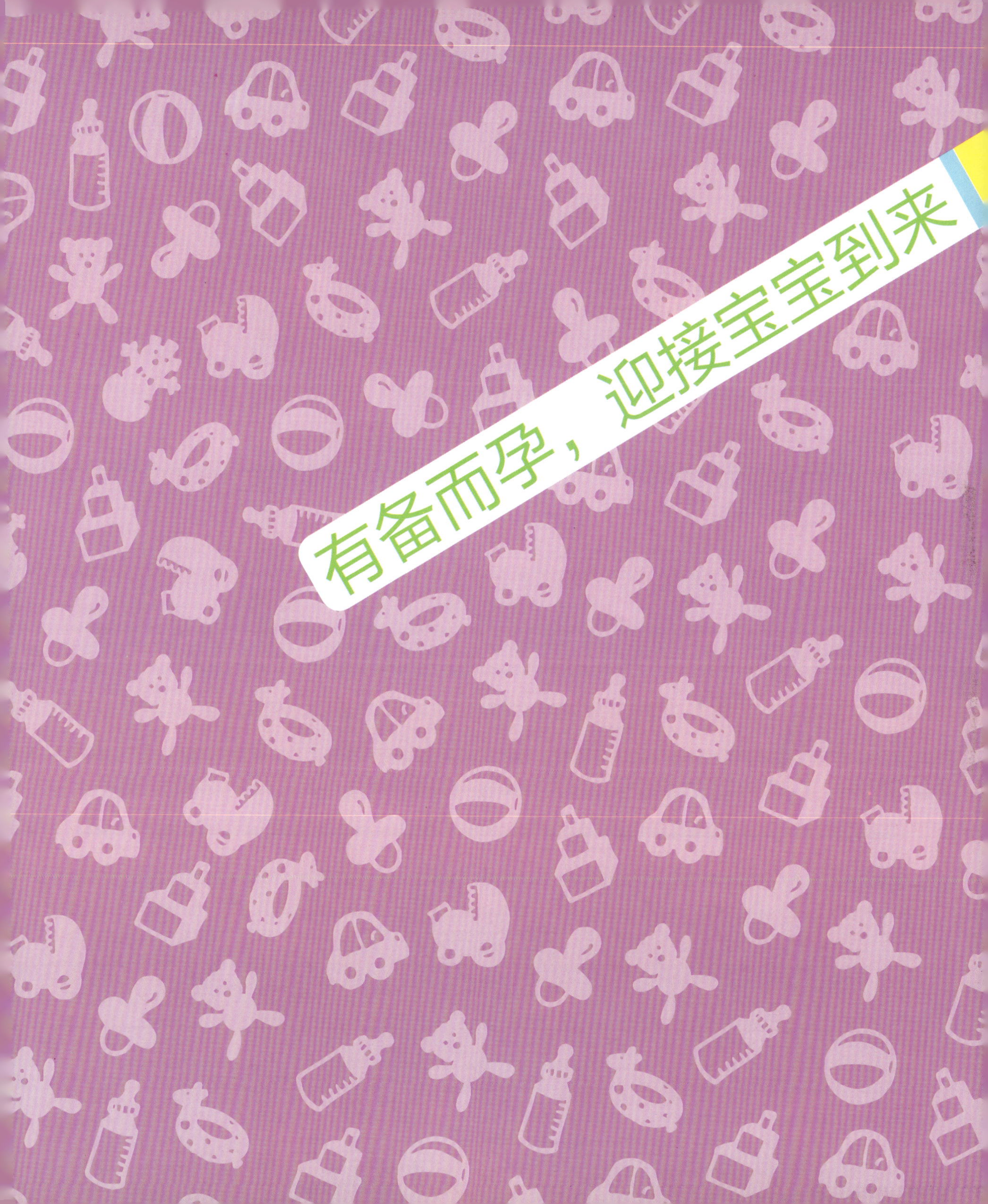
有备而孕，迎接宝宝到来

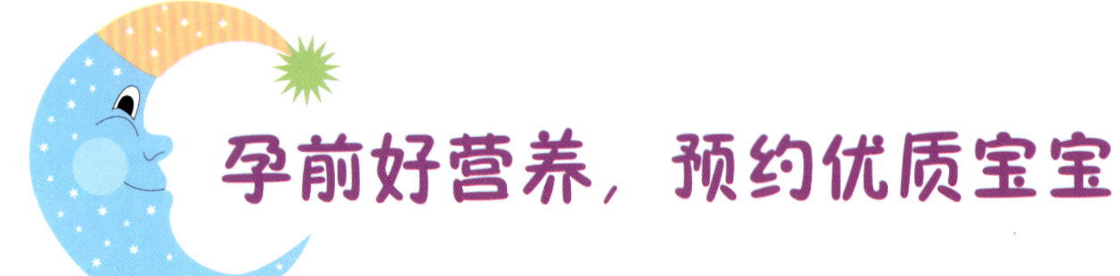

孕前好营养，预约优质宝宝

从孕前3个月开始调理身体

一个微小的受精卵增长至出生时3～3.5千克斤体重的胎儿，需要大量的营养；母体在孕期血浆容量增加、器官体积增大也需要额外的能量及营养素补充，对维生素、微量元素和矿物质的需求是非孕期的1.8倍，营养素充足的母亲其胎儿的代谢要优于那些母体营养素缺乏的胎儿。

如果你们自觉健康状况良好的话，可在预定怀孕前3个月开始调理身体状态和营养。

为什么要提前3个月呢？在孕前3个月开始调理身体、补充营养的话，那么得到的就是最健康、最有营养的精子和卵子，这样才能结合出最健壮的受精卵！如果你或准爸爸身体状态不佳或是身体一直比较虚弱，最好在孕前6个月就开始调理自己的身体状态与营养。

在调理身体状态之前，你们可以专门去医院请医生对自己的身体状况作一个评估，并给出饮食建议。

提前3个月补充叶酸

计划怀孕的你可能已经从各方面了解到孕期补充叶酸的重要性，那么叶酸要怎么补充，补充多少合适，补充过度对胎宝宝会不会有影响呢？

叶酸有啥用

服用叶酸可以预防80%的神经管畸形儿出生，如果你在孕期缺乏叶酸，除了可以导致胎儿神经管畸形外，还可使胎儿眼、口唇、腭、胃肠道、心血管、肾、骨骼等器官的畸形率增加。

准爸爸也要在孕前注意补充叶酸，因为叶酸不足会降低精液的浓度，减弱精子的活力，还可能造成精子中染色体分离异常，加大宝宝出现染色体缺陷的概率，使宝宝长大后患癌症的危险性增加。男性补充叶酸不必像女性那样按计划服用叶酸片，可以咨询医生后，合理地进补叶酸制品，也可以多吃一些富含叶酸的食物。

啥时候开始补充叶酸

计划怀孕的你最好在孕前3个月就开始补充叶酸，因为获知自己怀孕时，一般都已经到孕期第4周了，这时就会错过补充叶酸的好时机。

叶酸补多少合适

在怀孕早期胎儿神经管形成的敏感期中，足够的叶酸才能满足神经系统发育的需要，女性在服用叶酸后要经过4周的时间，体内叶酸缺乏的状态才能得到切实的改善，而且要在怀孕后的前3个月敏感期中坚持服用才能起到最好的预防效果。

孕前3个月，你应该每天补充400微克的叶酸，使体内的叶酸维持在一定的水平，以确保胚胎早期有一个较好的叶酸营养状态。

到了孕期，随着胎儿不断生长发育，胎盘组织与子宫不断增长，叶酸的需求量越来越大。因此，我们建议，孕期的你每天补充400~600微克叶酸，以满足胎儿和自身需要。

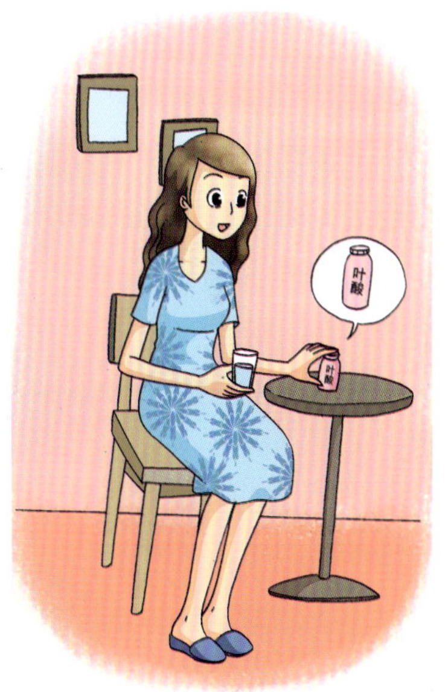

吃啥可以补叶酸

含叶酸的食物很多，下表中所列的食物，都含有叶酸：

蔬菜	莴苣、菠菜、番茄、胡萝卜、青菜、龙须菜、花椰菜、油菜、小白菜、扁豆、豆荚、蘑菇等
水果	橘子、草莓、樱桃、香蕉、柠檬、桃子、李、杏、杨梅、海棠、酸枣、山楂、石榴、葡萄、猕猴桃、草莓、梨、胡桃等
谷物	大麦、米糠、小麦胚芽、糙米等
动物食品	动物的肝脏、肾脏、禽肉及蛋类、牛肉、羊肉等
豆类	食品黄豆、豆制品等
坚果	核桃、腰果、栗子、杏仁、松子等

由于叶酸是一种水溶性的B族维生素，遇光、遇热就不稳定，容易失去活性，如蔬菜贮藏2~3天后叶酸损失50%~70%；煲汤等烹饪方法会使食物中的叶酸损失50%~95%；盐水浸泡过的蔬菜，叶酸的成分也会损失很大。

所以，要想从食物中摄入叶酸，就必须在食物的储存、烹饪上多加注意。在用食物补充叶酸的同时，应该注意补充叶酸制剂。

选择哪种叶酸补充剂

注意，一定要听从医生和保健人员的指导，根据他们的推荐来选择叶酸补充剂，并按照医生的指导来补充，切忌自己滥服药、乱买药。

目前市场上唯一得到国家卫生部门批准的、预防胎儿神经管畸形的叶酸增补剂是斯利安片，每片400微克。我们一般建议选择这种叶酸增补剂来补充叶酸。

市场上还有一种供治疗贫血用的叶酸片，每片含叶酸5毫克，相当于斯利安片的12.5倍。不过你可千万不要觉得这种叶酸片的叶酸含量更丰富，而选择用它代替小剂量叶酸增补剂来补充叶酸哦。长期大剂量服用叶酸片对你和胎儿会产生不良的影响。

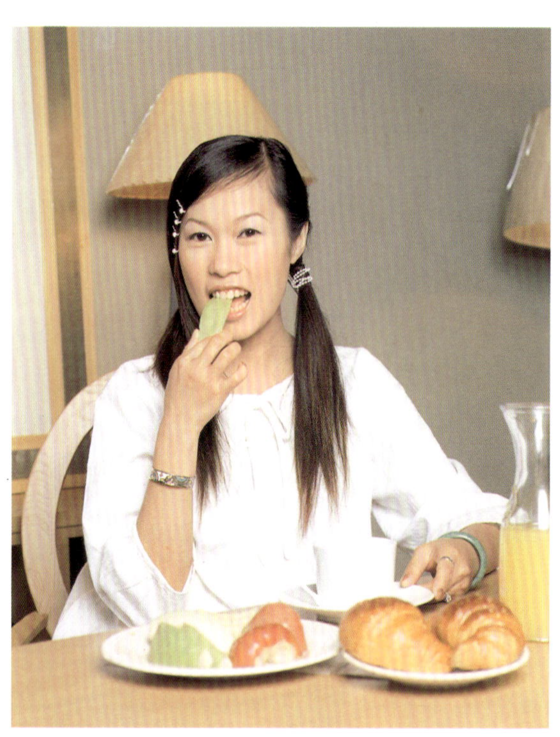

补充叶酸制剂的4条法则

1 一定要在医生的指导下选择、服用叶酸制剂。

2 如果你在怀孕前有长期服用避孕药、抗惊厥药等的用药史，应该在孕前6个月停止用药，并经医生指导后，按医嘱补充叶酸。

3 如果曾经生下过神经管缺陷宝宝，再次怀孕时最好到医院检查，并遵医嘱增加每日的叶酸服用量，直至孕后12周。

4 长期服用叶酸会干扰体内的锌代谢，锌一旦摄入不足，就会影响胎儿的发育。因此，你在补充叶酸的同时，要注意补锌。

有助于提高受孕概率的营养素

怀孕概率到底与哪些营养素有关呢？可以肯定的是，如果能在孕前合理地补充一些营养素，对受孕是有帮助的。

维生素E——提高精子活力

在所有维生素中，维生素 E 与男性生殖系统关系最为密切，主要有防止性器官老化，使空虚的输精管再生，以及增强精子活力的多种作用。准爸爸可在备孕阶段多摄入含维生素 E 的食物，以提高精子活力，利于受孕。、

维生素E的食物来源

植物油是维生素 E 最好的食物来源，如麦胚油、玉米油、花生油、芝麻油等。此外，有芝麻、核桃、瘦肉、乳类、蛋类、花生、莴苣、大豆、动物肝、蛋黄、玉米及黄绿色蔬菜等，均含有丰富的维生素 E。

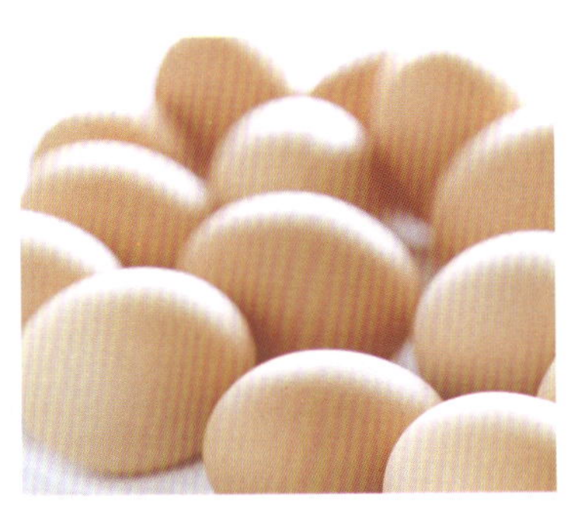

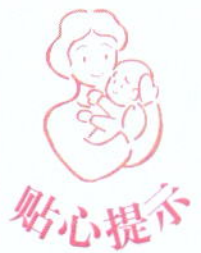

食物中的维生素 E 在加工中容易被破坏，要想尽可能多地获取食物中的维生素 E，就必须调整烹调方式，烹调时温度不宜过高，时间不宜过久。烹调方式越简单、烹调时间越短，保留的维生素 E 就越多。

一般来说，正常饮食就能满足一天所需的维生素 E。准爸爸可在医生的指导下服用维生素 E 制剂，如维生素 E 胶囊等，以每天摄入 100~200 毫克为宜，不可过量服用，若每天服用量超过 800 毫克可出现中毒症状，长期（半年以上）每天服用 300 毫克，会产生不良反应。

能提高精子质量的其他营养素

准爸爸除了要补充维生素 E 外，还应适量补充其他同样有利于提高精子质量的维生素。

维生素	来源
维生素 A	维生素 A 只存在于动物的组织中，蛋黄、奶、鱼肝油及动物肝脏中含量较多
维生素 C	新鲜蔬果，如青菜、韭菜、菠菜、橙子、红枣、山楂、猕猴桃等含维生素 C 较多
维生素 B_{12}	富含维生素 B_{12} 的食物包括动物肝脏、牛肉、猪肉、蛋、牛奶、奶酪等

锌——增加受孕机会

锌是直接与受孕有关的微量元素，因为锌具有影响垂体促性腺激素分泌，促进性腺发育和维持性腺正常机能的作用。

无论准妈妈还是准爸爸缺锌，都会影响受孕。缺锌会导致性成熟迟缓，性器官发育不全，性功能降低，严重的还会导致准妈妈乳房不

发育、没有月经，准爸爸精液中精子数减少。因此，孕前一定要补充足够的锌，以提高受孕概率率。

建议备孕的准爸爸准妈妈增加锌摄入量，也就是多摄入一些含锌的食物，以保证满足身体所需的足够的锌。对于备孕的准妈妈来说，孕前每天补充20毫克锌，便可满足孕期生理对锌的增加需求。

锌的食物来源

含锌的食物有很多，其中储量最多的是牡蛎，其次是肉、肝、蛋等。糙米、黄豆、花生、核桃、大白菜、白萝卜等含锌也多，但人体对其吸收率相对要低一些。

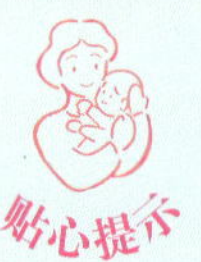

贴心提示

锌会抑制铁的吸收，如果铁摄入正常却发生缺铁性贫血，就是锌在起坏作用，所以，在补充锌的同时也应增加铁的摄入，多吃菠菜、动物血等食物。

注意，营养素并不是百益而无害，补充营养素制剂一定要科学，建议计划怀孕的你先去医院作个体检，然后在医生指导下有针对性地进行补充。

孕前不宜多吃的食物

食物名称	不能吃的原因
油条	油条制作过程中使用的明矾是一种含铝的无机物，铝可通过胎盘侵入胎儿大脑，影响胎儿智力的发育
糖	糖在人体内的代谢会大量消耗钙，孕期钙的缺乏，会影响胎儿牙齿、骨骼的发育
腌制食品	内含亚硝酸盐、苯丙芘等，对身体很不利
罐头食品	含有的添加剂和防腐剂，是导致畸胎和流产的危险因素
含咖啡因的食物	如咖啡、浓茶、可乐及其他含咖啡因的食物。因为咖啡因能影响到女性生理变化，改变女性体内雌、孕激素的比例，从而间接抑制受精卵在子宫内的着床和发育
辛辣刺激性食物	如辣椒、胡椒、花椒等刺激性强的食品，多吃会出现消化功能障碍，引起人便秘
味精	进食过多味精可影响锌的吸收，不利于胎儿神经系统的发育

除了尽量少吃上表所列的食物之外，为了你和未来宝宝的健康，从计划怀孕开始，你和准爸爸就应尽量选用新鲜天然食品，避免食用含食品添加剂、色素、防腐剂的食品。水果要洗净后才食用，以避免农药残留。

你需要改掉的不良饮食习惯

习惯的力量是可怕的。因为，习惯一旦形成，便很难更改。但作为即将为人母的你，就不得不改掉对孕产不利的坏习惯。因为这些坏习惯，都可能给将来的宝宝造成不良的影响，严重的还可导致畸形、流产等。

以下不良饮食习惯，是你最应该戒除的。为了宝宝的健康，也为了你自己的健康，请一定要用自己的毅力与坚持，戒除坏习惯，培养良好的习惯。

偏食挑嘴，不爱正餐爱零食

长期偏食及以零食代替正餐，容易造成孕期营养缺乏，最好在孕前10个月开始纠正。

偏食的人容易发生某些营养的缺乏。这样不仅对身体健康不利，并且还对精子、卵子的产生不利，不能够提供精子、卵子产生所需要的足够原料。而许多零食不仅没什么营养，还含有许多对身体有害的添加剂，对健康不利。

我们建议你和准爸爸多吃新鲜的水果和蔬菜，增加维生素、钙等微量元素的吸收，为受孕作好营养储备，保证身体健康，以形成最优良的精子与卵子，怀上最棒的一胎。

不吃早餐

人体所需要的能量，主要来自糖，其次靠脂肪的分解氧化。早餐与头一天晚餐间隔时间多在10个小时以上，胃处于空虚状态，不吃早餐会使人体血糖不断下降，造成思维混乱、反应迟钝、精神不振。

此外，不吃早餐易引发胆结石。人在早晨空腹时，体内胆汁中胆固醇的饱和度较高，吃早餐有利于胆囊中胆汁的排出；反之，容易使胆汁中的胆固醇析出而产生结石。

所以，如果你以前因为工作繁忙、睡懒觉等理由而不吃早餐的话，那么从现在开始你要改掉这个坏习惯了。

爱喝咖啡与浓茶

计划怀孕的你不能多喝咖啡。因为咖啡中含有丰富的咖啡因，女性过多摄入可致雌激素分泌减少，而体内雌激素水平下降，就有可能对卵巢的排卵功能构成不利影响，使得受孕机会降低。美国的人群调查结果显示，平均每天喝咖啡超过3杯的年轻妇女，其受孕机会要比从不喝咖啡的妇女降低27%；每天喝2杯咖啡的年轻妇女的受孕机会比不喝咖啡的妇女低10%左右。

此外，浓茶中也含有少量的咖啡因，未育女性也不能大量喝浓茶。

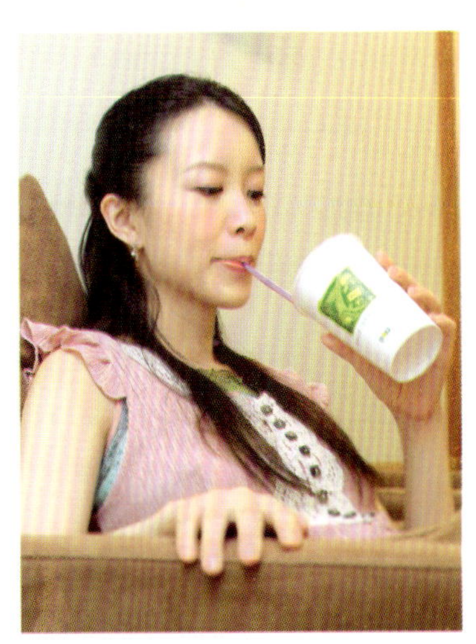

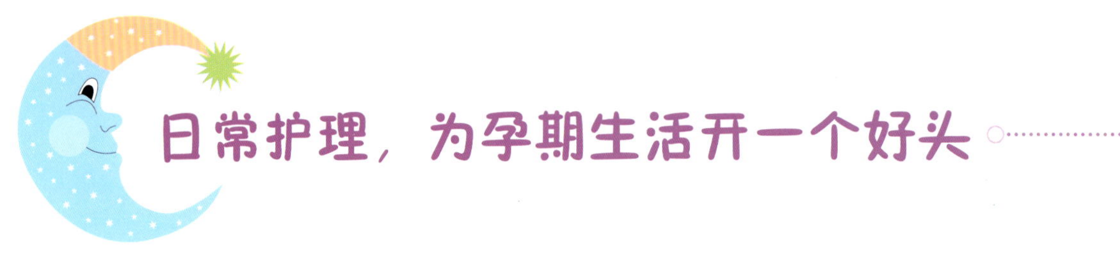

日常护理，为孕期生活开一个好头

作一个大略的孕产规划

在缺乏孕前知识的时代，当许多女性确认自己怀孕时，一般都已经怀孕至少 2 周了，或者更久，她要面临的只是剩下的 9 个月孕期时间而已。但现在，知识更全面、生活更有计划的你，如果还走上这样的老路的话，无疑就是落后于时代了。

计划怀孕的 80 后，对孕前的准备工作越来越重视。而实际上，在职场打拼的你，也更习惯于凡事都作好计划，把事事都安排妥当才足够放心。所以，在孕前至少半年，你需要和准爸爸一起作好整个孕产期的规划。

孕产期规划参考表
确定大致的怀孕时间，并根据这一事件妥善安排好整个孕产期内的事务，如工作、出游等
做好孕前的体检工作，确保自己的健康状况适宜怀孕、生产
戒除某些对孕产不利的坏习惯，以免对胎儿造成不利影响
找个好时机跟公司说明自己怀孕的事实，作好工作调整，以免耽误工作，给公司留下不好印象
制订运动计划，锻炼强健的体魄，为整个孕期和分娩作好充分的身体准备
在营养上作好孕期的储备，给胎儿提供全面的营养
学习比较科学而全面的孕产期知识，远离对孕产不利的因素，做好孕产期保健工作
作好家庭财务规划，不要因为这个问题影响到你的孕期情绪和宝宝的养育
找家妇产科服务良好、技术过硬的医院，找个信得过的妇产科大夫。可咨询前辈加上实地考察来确定。孕前的体检和孕期体检以及分娩可都需要跟他们打交道的，所以不能大意
约请父母或月嫂在月子期内照顾自己，这必须在产前提前作好规划，以免出现意外情况时无法应付

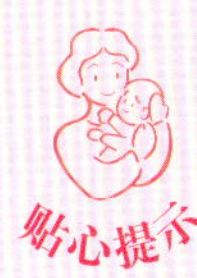

在开心迎来新生命的同时，有许多的困难、烦恼会产生，你们要用幸福、信心和自豪去战胜困难，排除烦恼，为孕育胎儿准备优裕的物质基础和完美的生理心理环境。

算好孕产经济账

生个孩子要花多少钱？你和准爸爸在孕前不得不算本经济账，以做到心中有数，从容不迫。

怀孕期间的费用参考

- **产检费用**：1000~2000 元
- **胎教投入**：500 元左右
- **营养费用**：800 元 / 月 ×7（3 至 9 月）=5600 元
- **孕期培训班费用**：约 1000 元

生产阶段费用参考

- **顺产**：门诊费 + 住院费 + 治疗费≈3000 元
- **剖宫产**：门诊费 + 住院费 + 治疗费 + 药费 + 其他费用≈5000 元

宝宝0~1岁费用参考

- **衣**：以普通品牌为例，一套约 100 元，一季准备 4 套，400 元 ×4 季 =1600 元
- **食**：辅食每月 400 元左右，若是从第 5 个月开始添加；奶粉每月 700 元，从第 1 个月开始算，加起来约 11600 元。
- **住**：婴儿床和床上用品，按照最低标准来算，大约要 1000 元。
- **用**：纸尿片每月 300 元，12 个月共 3600 元。
- 娱乐及学习费用：玩具、书籍、儿童教育类音像制品等 600 元左右。

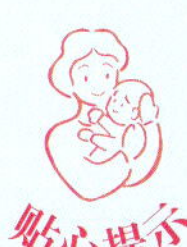

如果准妈妈已购买生育保险，生产期间产生的费用，如住院费、治疗费、药费等可按规定向所在单位或当地社保部门申请报销，这样能节省一部分费用。

孕前需要做的事——孕前体检

生育一个高质量的宝宝，孕前体检是必不可少的，计划怀孕的孕妈妈和准爸爸，最好在孕前去医院作一次专门的体检。小小的一次孕前体检，换来的是更加安全、安心的孕期，何乐而不为！

孕妈妈的孕前体检项目表

检查项目	检查内容	检查目的
生殖系统	通过白带常规筛查滴虫、霉菌、支原体、衣原体感染阴道炎症，以及淋病、梅毒等性传播性疾病	检查是否患有妇科疾病、性传播疾病，如果有最好先彻底治疗，然后再怀孕
脱畸全套	静脉抽血检查风疹、弓形虫、巨细胞病毒	有些女性都会感染上风疹病毒，一旦感染，特别是妊娠头三个月，会引起流产和胎儿畸形
肝功能	肝功能检查目前有大小功能两种，大肝功能比较划算	如果母亲是肝炎患者，处理不好怀孕后会造成胎儿早产等后果，肝炎病毒还可直接传播给宝宝
尿常规	通过尿液检查你的肾脏功能。有助于肾脏疾患的早期诊断	10个月的孕期对你的肾脏系统是一个巨大的考验，身体的代谢增加，会使肾脏的负担加重
口腔	牙齿是否健康	如果牙齿没有其他问题，只需洁牙就可以了，如果牙齿损坏严重，就必须拔牙
内分泌	如果你有月经不调、不孕的症状，需要进行静脉抽血检查卵泡刺激素、黄体生存激素等6个项目	诊断月经不调等卵巢疾病，为受孕和孕期作好健康准备
ABO	溶血女性血型为O型，丈夫为A型、B型，或者有不明原因的流产史的夫妇，应该作血型和ABO溶血滴度检查	避免宝宝发生溶血症
染色体检查	遗传性疾病，有遗传病家族史的夫妇必须作	避免遗传性疾病遗传给下一代

准爸爸的孕前检查项目

准爸爸的健康决定了宝宝一半的健康，不过，跟孕妈妈的孕前体检不一样的是，准爸爸孕前检查的重点是精液检查。医生会根据他精子的数量、活动能力、形态、存活率等指标来作出性功能的判断。由于男性精液检查结果的波动范围较大，加上化验方面的差异，因此一般精液检查至少要进行3次以上，每隔1~2周进行一次。此外，精液检查的结果准确与否，往往与精液的收集方式有关。

精液可以通过手淫或戴避孕套的方法获取，在获取精液时需要注意以下事项：

1 在采取精液的前3~7天应暂停性生活。

2 采集瓶应洁净、干燥。

3 采集的精液必须是全部精液，不可丢失一部分，并于采集后2小时内送检。转运途中应维持于体温状态。

检查前，准爸爸应主动告诉医生自己的健康状况以及疾病史、家族遗传疾病等，医生根据具体情况，可能还会让他进行其他检查，如前列腺液及精囊分泌液的化验，睾丸活组织检查，免疫学检查，尤其是精子抗体的测定等。

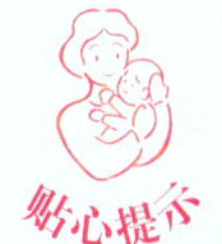

要认识到，一般的体检不能代替孕前检查，一般的体检主要是肝、肾功能，血常规，尿常规，心电图等的检查，是最基本的身体检查。孕前检查的主要检测对象是生殖器官以及与之相关的免疫系统、遗传病史等。

找出你的最佳怀孕时间

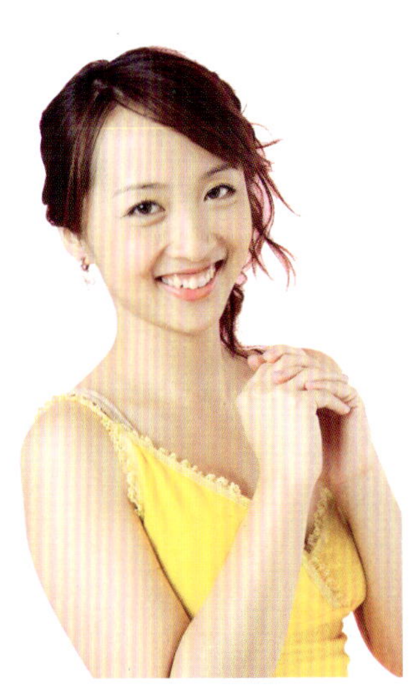

生活不能顾此失彼，却也永远难以两全，因为，我们对生活的期望是无止尽的，所以，在对孕产作出决定的时候，一定要遵循最佳原则，而不是最完美原则，只要找到属于你们的最佳孕产时间，那就是最适合你们的！

最佳怀孕年龄

女性的最佳受孕年龄是24~29岁。男性的最佳生育年龄是27~35岁。当夫妻二人在生育年龄上不能同时符合的时候，应以女方为主。

最佳生育年龄是按人体生理钟推算出来的。在女性的最佳生育年龄，女性全身发育完全成熟，卵子质量高，若怀胎生育，分娩危险小，胎儿生长发育好，早产、畸形儿和痴呆儿的发生率最低。同时，在这期间生育后的女性，产后恢复起来也更快、更好。

同样，在男性的最佳生育年龄，男性精子质量在这一时期达到高峰，而且处于这个年龄的男性不仅智力成熟，而且生活经验较丰富，而且能够懂得和接受胎教知识，特别是会关心爱护妻子，有能力抚育好婴幼儿，从而使胎儿生长发育良好。

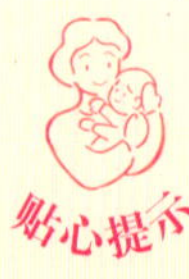

年龄超过35岁怀孕的妈妈为高龄妈妈，相对而言，她们往往需要面临更多的孕期问题和风险，不仅受孕更困难，而且胎儿出现问题的概率也相对较高，此外还面临分娩困难的问题，因此，我们建议，在生育大事上，你不应错过最佳生育年龄，最好不要迈入高龄产妇的行列！

最佳怀孕季节

每年的7~9月是最佳的受孕季节。

在这段时间内怀孕的话，等你有早孕反应的时候，正值秋季，避开了盛夏对食欲的影响，而且夏末秋初水果、蔬菜品种丰富，你可以更好地补充营养。

宝宝出生时正好在风和日暖、气候适宜的春末夏初时节，护理较容易，宝宝洗澡不易受凉，还能到室外呼吸新鲜空气，多晒太阳，可预防佝偻病的发生，迈好成长的第一步。

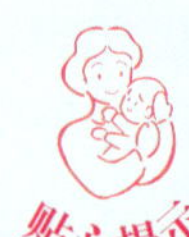

如果想怀孕的话，做爱的最佳时间是下午5~7时。无论是精子的数量还是质量一天中都变化很大，而在下午稍后的这段时间达到高峰——恰好也在此时女性最容易受孕。

该怎样对待你的宠物

在小动物中会隐藏着一种肉眼看不见的小原虫——弓形虫，可通过动物的唾液、痰等途径传染给人。正常人感染弓形虫大多不表现出症状，只有少数人会发低烧、流鼻涕等，并且可自愈。

但如果在怀孕早期感染这种病毒，就可通过你的血液、胎盘、子宫、羊水、阴道等多种途径，使胚胎或胎儿感染，引起很多不良结果：孕早期多引起流产或死胎；孕中期多引起死胎、早产或严重的脑、眼等部位疾患；孕后期胎儿已发育成熟，90%为隐性感染，即出生时表现无异常，但有可能出生数月或数年后出现心脏畸形、智力低下、耳聋及小头等畸形。

孕前养过宠物备孕时要做些什么

感染弓形虫后一般没有症状，难以识别，因此，如果你在孕前一直饲养着宠物的话，那么在准备怀孕前，应该去医院进行弓形虫病毒检查。如果你此前有过不良孕产史、免疫功能低下，那么，抗弓形虫抗体检查就更是必不可少了。

1 如果检验显示你已经感染过弓形虫，并已产生了抗体，你就可以不用担心宠物问题了。

2 如果检验显示你从未感染过弓形虫，则表明你体内还没有免疫力，那么，你就要在整个孕期注意喂养宠物的方式和自己的饮食卫生了。

3 如果化验结果显示你正在感染期间，那么，请暂时不要怀孕，应在治愈之后再怀孕。

为确保安全，我们建议你最好在妊娠早、中、晚期分别进行弓形虫检查的复查。

孕期接触过宠物怎么办

如果你孕前没有作过弓形虫检查，或者孕前检查弓形虫显示为易感染，在孕期不小心接触过宠物，应该及时去医院咨询就诊。医生会对你进行弓形虫检验，如果检验结果显示感染了弓形虫，应立即中止妊娠。

此外，因为从弓形虫感染母亲到传染给胎儿还有一段时间，所以，如果确定弓形虫病是最近感染的，那么在这个时期内还可对疾病进行治疗，一般不会对胎儿有什么危害。

如果不想把宠物送走，最好在孕前给它作血清学检测，如果宠物缺乏弓形虫抗体，或者已经感染了弓形虫，应严格禁止与宠物亲密接触，更不要接触宠物的粪便。在孕期以及宝宝出生后的半年内，应该把宠物限制在一个房间活动，禁止宠物舔你的手、面部、饭碗、菜碟等。

贴心提示

除了小动物，生肉类食物特别是猪肉、牛肉和羊肉也可能带有弓形虫。所以，孕期的你最好不要吃未熟的肉，加工生肉后、吃东西前都要洗手，蔬菜、水果表面也可能隐藏有弓形虫，因此在食用蔬菜、水果前一定要清洗干净。

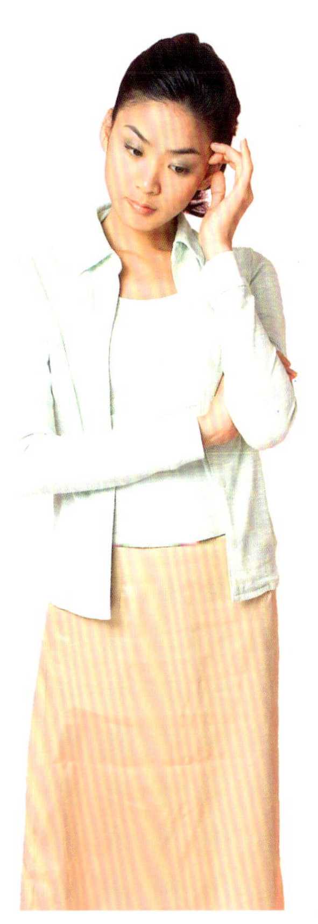

你需要了解的优生保健常识

容易遗传的疾病及应对建议

下表便详细地列出了6种遗传概率较高的疾病，并就该种疾病，给准备怀孕或已经怀孕的你给出了相关建议。

疾病	遗传概率	改变遗传的建议
肥胖症	父母中有一方是肥胖症患者，宝宝超重的可能性是40%；若双方都是肥胖症患者，那么遗传概率就会提高到70%	你和准爸爸应在孕前作好体重调整计划，把体重控制在正常状态
哮喘 过敏症	父母中只要有一方患有哮喘或者对某一种物品过敏的，遗传概率是30%~50%，但如果爸爸妈妈都患有哮喘或者过敏症，概率就会提高到80%	采用母乳喂养能防止哮喘和过敏性皮疹的发生。无法母乳喂养的，一定要为宝宝选择过敏源很少的配方奶粉
高血压 高血脂	父母中有一方患有高血压或者高血脂，遗传概率是50%；若双方都患有高血压或者高血脂，那么概率将提高到75%	有研究表明母乳喂养能够降低宝宝患有高血脂的概率。宝宝过了宝宝期后，应该确保每天营养均衡，每天锻炼身体，避免过多脂肪的堆积。在宝宝5岁时带他去作一次相关检查
耳朵发炎	父母均长期耳朵发炎，遗传概率为60%~70%	家里不能有人抽烟。母乳喂养最少3个月。尽量避免宝宝得流感，因为感冒不仅能够导致耳朵发炎，还会加重病情
糖尿病	父母双方都患有Ⅰ型糖尿病，遗传概率为25%	坚持母乳喂养6个月后才添加辅食
	父母中有一方患有Ⅱ型糖尿病，遗传概率为7%~14%；若父母双方都是Ⅱ型糖尿病患者，遗传概率就提高到50%	确保宝宝的身体得到充分的锻炼，均衡饮食，以免脂肪堆积。限制宝宝食用细加工的淀粉类食品，比如土豆和精白面
		超重的宝宝应在10岁以后通过血液检查来断定他是否患有Ⅱ型糖尿病
视力差	如果父母小时候就近视，那么宝宝出现近视的概率与常人相比要高出6倍还多。如果父母中一方在小时候就是弱视，那么宝宝将来也是弱视的概率是常人的2倍	确保宝宝在宝宝时期就由眼科医生来作常规眼科检查
		如果宝宝是弱视，最好3岁以前就开始治疗

必须在孕前治愈的疾病

● 贫血

孕期如果贫血程度严重，不仅会给你带来痛苦和烦恼，还会造成胎儿发育迟缓，母体产后恢复欠佳。因此，我们建议你在孕前就做好防治贫血的措施。

● 肾脏病

患肾脏病会随孕期的推进而逐渐演变成重症，并且肾脏病对胎儿发育不利，所以，应该治愈后再怀孕。

● 高血压

妊娠期若并发高血压，是比较危险的，严重损害你和胎儿的健康。我们建议你在孕前认真检查自己的血压情况，以免导致高危妊娠。

● 心脏病

患心脏病的人，其怀孕危险性高于普通健康人，因为子宫的增大会进一步压迫到心脏而增加心脏的负担。心脏病患者应在医生指导下进行治疗后再看看是否可怀孕。

● 糖尿病

怀孕可以诱发具有糖尿病遗传因素的人发病。而且孕期发生糖尿病属于高危妊娠。所以，如果你是糖尿病患者，应治愈后再考虑怀孕计划。

● 肝脏病

怀孕会增加肝脏的负担，有肝功能障碍的患者，肝脏负担进一步加重的结果会造成病情恶化，引起严重的怀孕呕吐，甚至发生怀孕中毒症而最终不得不进行人工流产。

● 阴道炎

阴道炎大多由念珠菌感染而引起，如果不加治疗就进行分娩，在产道中会造成婴儿感染，使婴儿患鹅口疮，在口腔黏膜及舌下生白膜。

此外，如果你或者准爸爸患有急性传染病时，如流感、风疹、传染性肝炎、活动性肺结核、病毒性脑炎、伤寒、麻疹等，暂不宜受孕，否则容易造成胎儿畸形。

优生咨询不可少

在怀孕之前，应该就以往的疾病史和生育史向医生作一个详细的咨询，看看自己是否有不利于孕产的状况存在。

如有以下的情形存在，更应该注意孕前向医生做好咨询工作：

1 曾经历过一次流产，甚至经历过几次连续性流产从而形成习惯性流产，曾经生过病因不明的死胎。

2 准父母的亲属中存在染色体变异的人或患有与染色体相关的遗传性疾病，如血友病、进行性肌肉萎缩症等。

3 在不知有孕的情况下，服用过药物，或接受过放射线照射。

你需要改掉的不良生活习惯

以下不良生活习惯在80后中十分常见，而准备怀孕的你们是应该避免的，养成良好的生活习惯将使整个孕期质量更高。

长时间上网

长时间连续上网会让你受到较强的辐射，对你的健康非常不利。打算怀孕的你最好在孕前3个月开始调整这一坏习惯，把每天面对电脑的时间控制到6小时以内。可以不面对电脑时最好不要面对电脑。以免在发现自己怀孕的时候，才后悔自己最近一直面对电脑，担忧会对胎儿产生不良影响。因为一般你发现自己怀孕的时候，都已经是怀上2周以上了。

晚睡晚起

孕前长期没有好的睡眠，大脑会因休息不足而引起过劳，使脑血管长时间处于紧张状态，出现头痛、失眠、烦躁等症状。我们建议计划怀孕的你，每天要保证7~8小时的睡眠时间，并在每天晚上9点到11点入睡，形成规律睡眠的好习惯。

随便吃药

计划怀孕的你，最好在用药之前咨询医生。擅自用药很可能会造成药物在体内残留，影响受精卵的质量。此外，一般情况下，你会在受孕2周之后才发觉自己怀孕的，如果这期间不注意，胡乱吃药的话，对受精卵的影响更大。

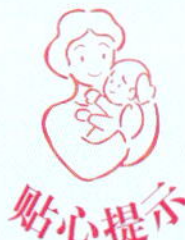

贴心提示

如果在受孕初期吃过不明药物，我们建议你最好去咨询妇产科的医生。你也可以拨打本书封底的专家咨询热线，我们的孕产专家会给你提供热心解答。

吸烟、嗜酒

吸烟可增加流产、死胎、早产概率及致畸等，最好在孕前1年就戒除。而长期大量饮酒可导致胎儿唇裂、腭裂、智力低下等，最迟在孕前10个月戒除。

有研究表明，香烟里的有害物质可以通过吸烟者的血液循环进入生殖系统，可以使精子、卵子发生异变，增加流产、死胎和早产的发生率，或者使宝宝出现形态功能等方面的缺陷。

酒精对胎儿造成的损伤是生理的，后天的治疗几乎很难改变疾病的病程。受孕时饮酒有可能会导致下一代唇裂和腭裂的发生，且还可能导致下一代有牙小而且牙釉质缺损，动作协调性差，智力出现障碍等情况发生，有的还会导致流产等。所以，你最迟要在孕前10个月就戒酒。

吸毒

吸毒可导致胎儿生长迟滞、畸形、流产等，需在孕前1年戒除。

夫妻双方或一方接触毒品，均可影响精子、卵子和胚胎的发育，造成胎儿宫内发育障碍或死胎等诸多问题。戒毒的时间要提前，越早越好，并且要进行定期的身体检查，以确保在身体健康的情况下孕育。

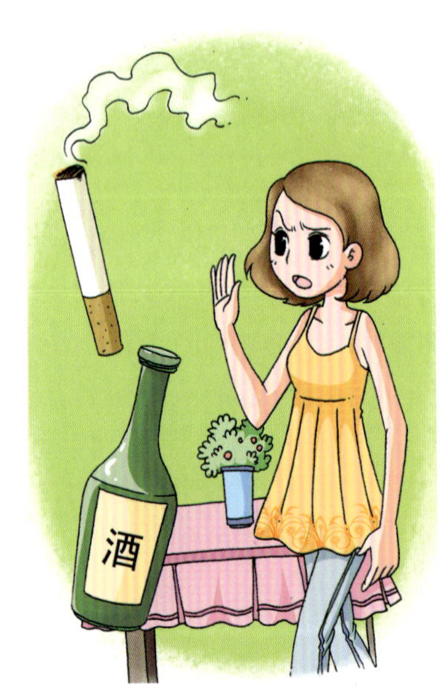

合适的体重会让孕期更顺利

太瘦或太胖都不利于受孕

80后女性往往流行以瘦为美，为了瘦，爱美的80后女性用尽了一切稀奇古怪的方法，殊不知，太瘦是对受孕不利的：腰身纤瘦的女性更容易在怀孕早期流产，尤其是在孕早期的3个月，腰身纤瘦的女性比正常女性流产率高出72%。所以，为了孕期的安产，身材纤瘦的女性最好在孕前开始增肥，让体重达到健康标准。

太瘦不利怀孕，而太胖也对受孕无益，怀孕前身体肥胖的妇女产下有缺陷宝宝的可能性，要比体重正常的妇女大得多。同时，肥胖的女性一旦怀孕后，孕期并发高血压、糖尿病等高危病症的概率也很大，对母婴的安全都带来威胁。

太瘦太胖对于孕育来说都会产生不好的影响。所以，如果你的体重超出了正常的标准，一定要在孕前预先给自己制订一个科学健康的减肥计划，在孕前就把体重减回到标准范围。

准爸爸也要控制体重

体重对于计划怀孕的男性来说，一样非常重要。

合理的体重能提高精子质量和生育能力。与体重正常的男子相比，超重男子的精虫密度降低了24%。肥胖可导致性欲减退和阳痿，影响生育和夫妻性生活的和谐。而且由于体内脂肪大量贮藏，造成阴囊脂肪堆积过多，影响精子生产，影响生育。而体重过轻的男人，他们的精了密度比正常体重的男子降低了36%，精子质量和数量都大大下降。

所以，无论是体重超重还是体重过轻的男性，都要在孕前注意调节饮食、锻炼身体，达到控制体重目的。

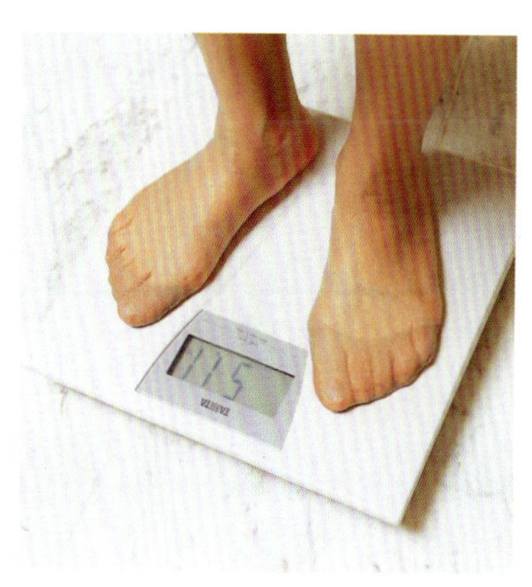

最适宜的受孕体重

什么样的体重才是标准的呢？这个标准可以参考我国常用的标准体重计算公式：

男性：标准体重（千克）＝身高－105（厘米）

女性：标准体重（千克）＝身高－105－2.5（厘米）

如果实测体重占标准体重的百分数上下10%为正常范围，大于10%~20%为过重；大于20%为肥胖；小于10%~20%为消瘦；小于20%为明显消瘦。

如果你的体重在以上标准之外的话，一定要注意开始控制体重了。最好根据营养师为自己制定订合理的营养食谱，采用少食多餐、细嚼慢咽，加上合理的锻炼方法，来达到健康减肥的目的。

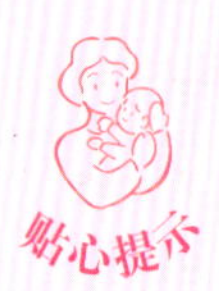

如果过胖需要减体重，注意千万不要采用节食法，节食限制了人体摄入维持身体正常运行的各种营养物质，会影响身体的免疫，节食过度还会引起体内内分泌失调，导致生殖机能紊乱，严重的会影响排卵，致使不孕的发生。

优质精卵保卫战

准爸爸的精子保卫战

避免接触有害物质。科学研究表明，许多物理、化学、生物因素作用于人体，对生殖功能会产生损害，使染色体异常，精子畸形，影响胎儿的正常孕育。

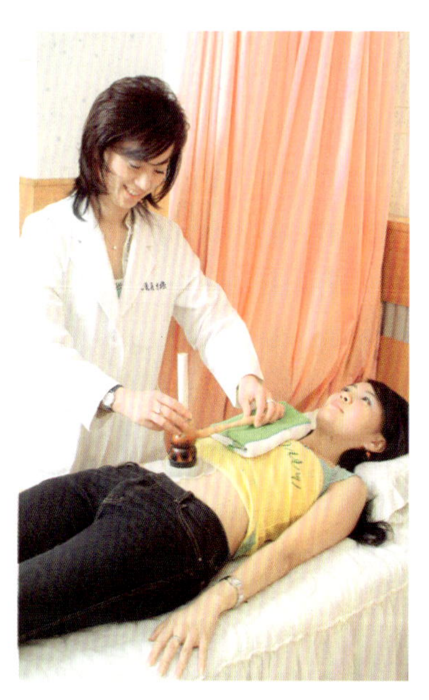

尽少接触电磁辐射。X 射线和 γ 射线是最早被确认能使睾丸生精功能受损的射线，少量的照射可使精子数量降低。

避免不良的气候环境。人在气候寒冷、高原缺氧或有毒物的环境中，由于机体不适应，内分泌的功能必然受到影响，使精子发育受到不良影响，造成精子数量减少、质量下降。

戒除不良嗜好。吸烟、酗酒、吸毒不仅影响身体健康，而且还是优生优育的大敌。

节制性生活。性生活频繁，必然使精液稀少，精子的数量和质量也会相应减少和降低。正常健康男性，以每 3~4 天性交 1 次，精子质量最高。

避免暴露在高温环境中。阴囊温度比体温低 1℃ ~2℃。温度过高就会产生不正常的精子，并且使精子活动力下降，长此下去，会影响睾丸正常的生殖功能。建议准爸爸在孕前避免长时间、经常性洗热水澡。

守护卵子健康

调整内分泌。月经是激素正常与否的信号。痛经、经期提前或推后，排卵期出血，月经血块多，经量过多或过少，可能都是你的孕育能力受到伤害的表现。我们建议，如果你的月经连续 3 个月不正常的话，就应该去看医生。

保持标准体重。太瘦或太胖都会降低怀孕的概率。孕前体重标准以及调整方法，可以参考本书的“孕前控制体重会让孕期更顺利”的内容。

保持身体健康。女性身体越健康，卵子发生染色体变异的概率越低，不仅会如愿受孕，将来流产的概率也小，还要在卵子质量最高的年轻岁月中受孕。

调理好子宫环境。包括子宫、卵巢、附件等女性生殖系统的健康。一旦有月经推迟、月经量少而且颜色黑、有血块、白带量多、夜尿多等症状时，应该积极治疗、调理，然后再考虑受孕计划。

通过饮食改变体内的酸碱度，创造一个适宜精子活动的环境。多吃一些富含钙、镁的食物，如不含盐的奶制品、牛肉、鸡蛋、花生、核桃、杏仁；含钾、钠多的偏碱性食物，如各种果汁、白薯、土豆、栗子。

合理运动，打造最棒的身体条件

孕前做运动的5大理由

1 你和准爸爸都锻炼好了身体，让健康保持在最佳状态，才能提供最优良的精子和卵子，孕育出最棒的宝贝。

2 运动还可增加人的性欲以及对性的敏感性，使夫妻能从性生活中得到更多的乐趣，有益于孕育。

3 适当的运动能促进你全身及腰背部、盆底部肌肉协调均匀地发展，维持子宫的正常位置，有益于受孕。

4 运动可以增强你的心脏功能，提高血液输送氧气和养分的能力，对于孕育及分娩很有好处，比如可避免孕期胎儿在宫内缺氧，还有利于避免分娩时出现意外。

5 适当的运动可以加强你骨盆部的肌肉，有助于以后的分娩。

我们都知道运动有益健康、生命在于运动，然而，晨练时间，在户外锻炼身体的，大部分都是头发花白的老爷爷、老奶奶，80后鲜少有几个能做到坚持锻炼身体的。工作、压力、应酬等，都不是不运动的借口。时间在合理计划后总是能挤出来的。尤其是准备怀孕的你们，一定要改改睡懒觉的习惯，坚持每天锻炼30分钟，为即将到来的孕育准备最佳的身体状态。

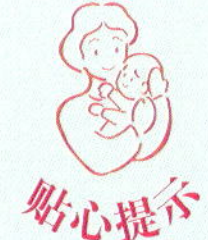

工作忙碌的你，可以先根据自己的时间安排，在确定好受孕的月份后，提前半年制订一套锻炼身体的计划，然后按计划来实施。

给80后的运动建议

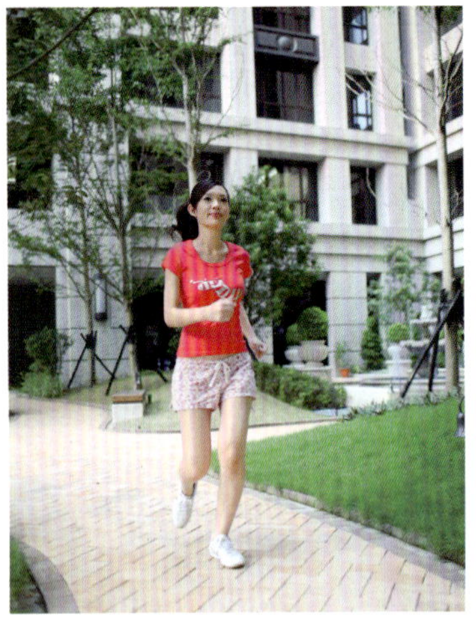

孕前运动的项目不能太激烈，不当的锻炼可能会使肌体受到损伤。因此，你和准爸爸在制订孕前运动计划的时候，应该遵循量力而行的运动原则，避免造成不应有的伤害。步行、慢跑、游泳、健美操、瑜伽等舒缓的有氧运动，都是孕前运动的不错选择。

遵守循序渐进、持之以恒、全面锻炼的原则，不能三天打鱼、两天晒网，更不能选择爆发力强，且易使人疲劳的运动等。要想保证运动的效果，每周至少锻炼 3 次，每次 20~30 分钟，注意把握这个运动量。

运动穿着要舒适。运动服装和运动鞋应符合各运动项目的要求。

运动前进行热身活动，让身体为更强的运动作好准备，避免运动中突然用力而拉伤肌肉。许多其他的损伤也可以通过正确的热身运动来防止。

运动前、运动期间和运动后都需要及时补水，以保持体内的水分平衡。不能渴时才补，因为感到口渴时，丢失的水分已达体重的 2% 。补水不应过度集中，合理补水应以少量多次为原则。

运动结束后不应立即休息，应该先进行有效的放松运动，等呼吸和心跳基本正常后再停下来休息。

运动不只是在健身房才可以做，随时随地都是运动的好场所、好时机！如果备孕的你和准爸爸忙碌在职场，以下建议相信会有帮助：

1 家里就可以是不错的运动场所：早晨醒来后，不要急于起床，可以在床上伸伸懒腰，做些床上运动，比如可高举双腿做“骑车”运动，或是弯腰抱膝在床上做翻滚运动等。

2 如果工作单位不是很远，可以步行或骑自行车去上班，即使乘车，也可以提前一站下车，步行一站。而上楼的时候，如果距离不是很高，最好不乘电梯，可爬楼梯。

3 回家后不要急于吃饭，先干些家务，或找爱人、邻居、朋友打打羽毛球调节一下神经。

4 晚饭后到户外进行适当的散步，这对健身有很好的作用。

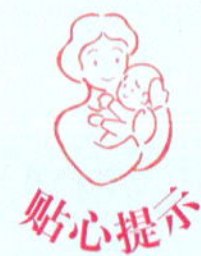

孕前运动，重要的是把自己喜欢的体育运动项目，适量地、定期地加入到你们的日常生活中去，这样才能不至于让你们对生活的安排感到太沮丧，而是以更轻松的心态去进行孕前锻炼或进行孕前的其他的生活保健，为孕育作好准备！

专家热线，给未来胎宝宝最好的呵护

患上妇科病对怀孕有没有影响

妇科病如阴道炎、宫颈炎、盆腔炎等对怀孕是有影响的，不利于受精，容易导致不孕。

为了自己的健康，也为宝宝的健康，怀孕前最好是将妇科病彻底治愈，如果已经怀孕又得了妇科病，最好先到正规医院咨询专业的医生，详细诊断检查一下，然后再作出要不要治疗、该怎样治疗。

备孕准妈妈平时应养成提早预防妇科疾病的习惯：锻炼身体，均衡饮食，不过食含糖量高的食品，养成良好的卫生习惯，不穿化纤内裤。

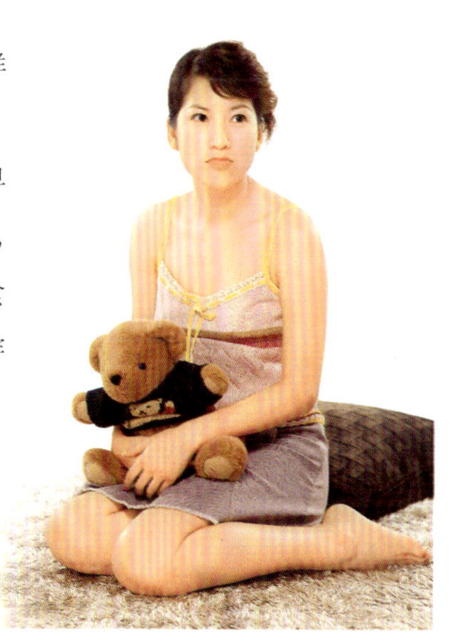

孕前能接种疫苗吗

孕妈妈在孕前可以接种疫苗。

怀孕期间接受疫苗接种，会对胎宝宝产生不良影响，在孕前为了预防某些传染疾病，最直接有效的办法就是注射疫苗。

孕前可接种的疫苗有：乙肝疫苗、甲肝疫苗、风疹疫苗、流感疫苗和水痘疫苗 5 种，原正处于流行期间必须接种外，这些疫苗均应提前至少 3 个月接种，其中乙肝疫苗应提前至少 9 个月。

要注意的是，凡有流产史的备孕准妈妈，为安全起见，均不宜接受任何防疫接种，为安全起见，在有接种疫苗的需求时，应向医生说明自己怀孕的情况，以往、目前的健康情况和过敏史等，让医生决定究竟该不该注射，若接受接种，要问清楚接种多久后怀孕才安全。

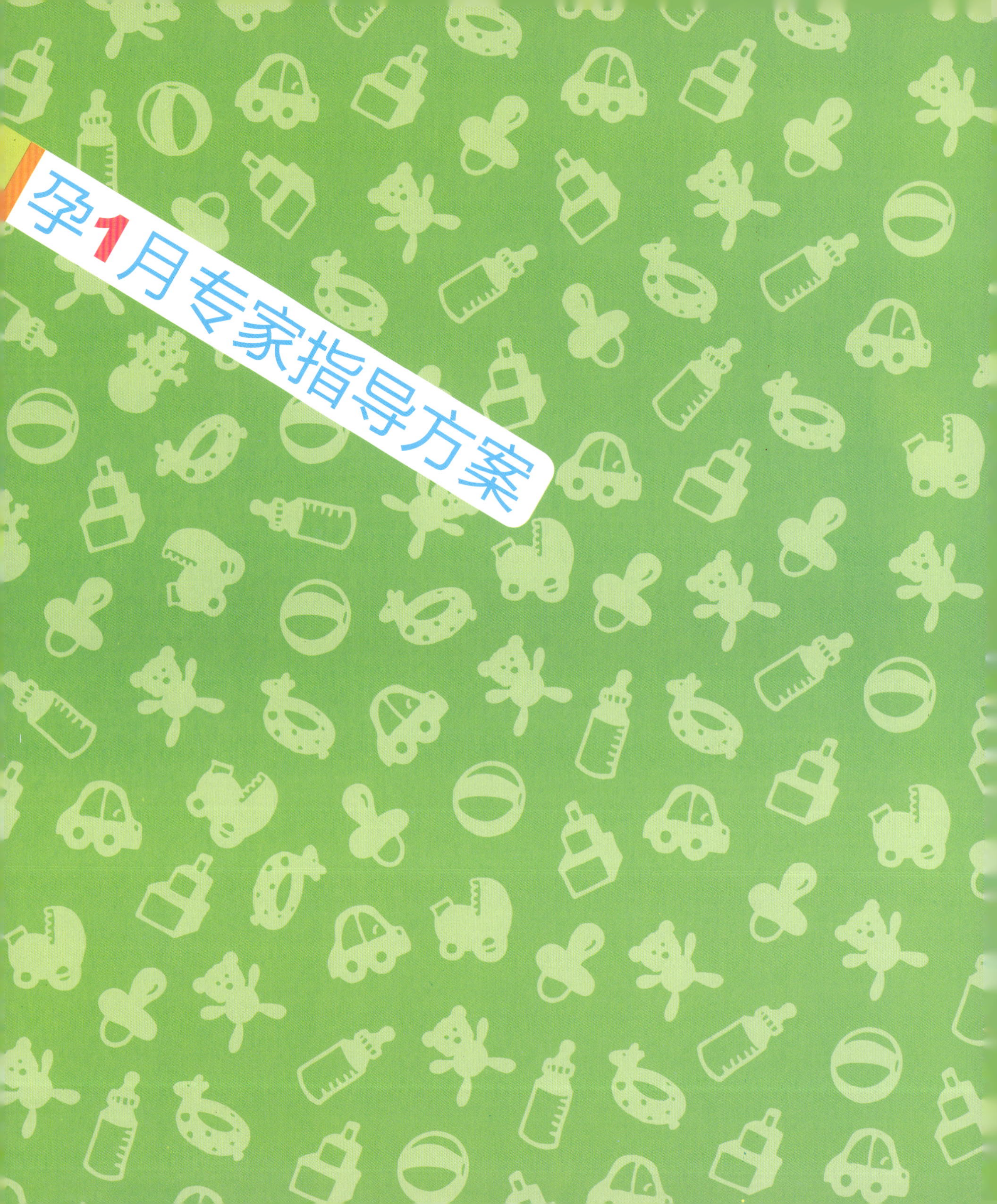

孕1月专家指导方案

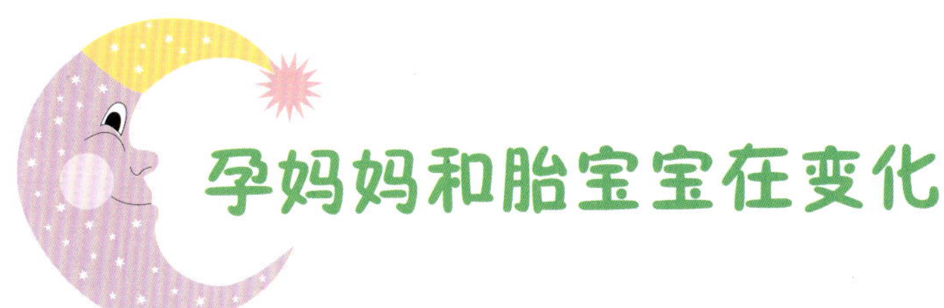

孕妈妈和胎宝宝在变化

第1~2周孕妈妈和胎宝宝的变化

这两周，你还没有怀孕，真正从受精卵形成直到分娩的时间，一般在38周左右。而40周的孕期计算方法是把受精卵形成前的两周都计入在内的。

孕妈妈的变化

刚经历完上个月的月经周期，这两周，你体内的新卵子正在成熟，为即将到来的受孕过程准备好了“弹药”。排卵是生育的最基本要求，有了卵子，才能跟精子结合产生受精卵，才能孕育出一个胎儿。你可以根据事先做好的排卵期时间表，作好迎接新生命的身体准备。

到了第2周周末时，你的“排卵期”就会开始。一般在卵子排出后15~18小时受精效果最好。为了提高受孕的概率，我们建议你在“排卵期”同房，从第1天开始每隔一日同房一次。

胎宝宝的变化

目前还没有胎儿呢，他以精子和卵子的“前体”状态分别存在于你和准爸爸的体内。在受孕的那一刻，精子和卵子的质量就决定了宝宝以后发育生长的许多特质，所以，你和准爸爸一定要作好受孕前的准备。只有播下一颗“最优良的种子”，才能长成一棵“高大的宝宝树”。

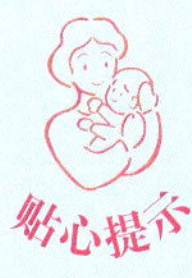

贴心提示

任何一种对于孕妈妈和胎宝宝变化的描述，都不可能符合所有的孕妈妈和胎宝宝，略有差异是正常的，孕妈妈不要紧张。在这本书中，我们也只能提供一个简单普遍的孕期变化和胎儿发育过程参照，如果需要更多的帮助，可以到医院咨询，还可以拨打本书封底的专家咨询热线，我们的专家也会为你提供详尽的解答。

第3周孕妈妈和胎宝宝的变化

到了这周，你才真正算是怀孕了。卵子成功与精子相遇、结合，受精卵已经进入子宫开始发育。

孕妈妈的变化

现在，一颗宝贵的受精卵已经形成了。不过，这会儿你肯定还没有什么特别的感觉，外形更加是看不出什么变化。那颗小小的生命种子，会悄悄地在子宫内着床、成长。从现在开始，你的生命中就会增加一份责任。

最近一段时间，你可能偶尔会有发寒、发热、慵懒困倦及难以成眠的症状，这都是正常的孕期反应。即使没有以上的症状，也都是正常的。

胎宝宝的变化

胎儿还只是一颗未着床的受精卵。但从受精那一刻开始，这颗神奇的受精卵就在你的体内进行着一场巨大的“革命”。

受精30小时后，受精卵即分裂成两个细胞，然后是4个、8个……当它从输卵管到达子宫时已经成为一个小小的球体——桑葚胚（桑胚体）。随后桑葚胚变中空并充满液体，即我们所说的胚泡。在本周结束时，胚泡将到达子宫内膜，子宫内膜将为不断发展的胎宝宝提供营养、转移废物。子宫内膜就是胎盘的雏形，随着时间推移，它会发展成为胎盘。

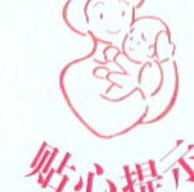

怀孕9周之前的胎儿在医学上还只能称为胚胎或胚芽，9周开始称为胎儿。所以，第3周的胎儿还只能称为胚胎。

胚胎期是人器官分化发育的时期，许多导致胎儿畸形的因素都非常的活跃，科学证明大多数人的先天畸形在胚胎期就已经形成。为了你和胎儿的健康，请你一定要坚持孕期检查，作好孕期保健。

第4周孕妈妈和胎宝宝的变化

距离上次的月经已经3周了，你的内心是否充满了期待与兴奋呢？那颗小小的种子究竟有没有幸运地在子宫安置好了呢？不要着急，保持一份轻松的好心情来期待那个惊喜吧。

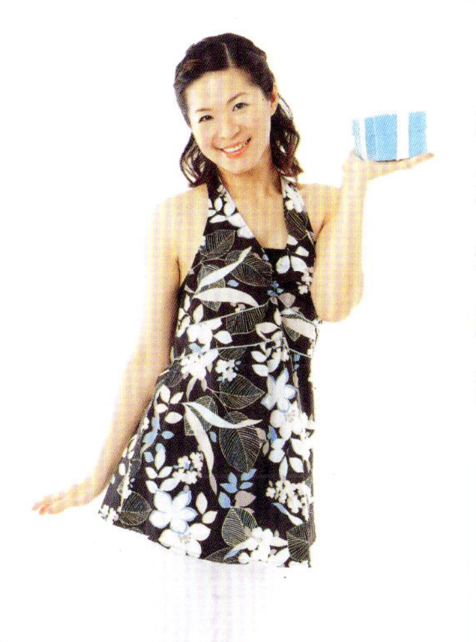

孕妈妈的变化

这周受精卵会完成在子宫内着床的过程，你一般还没有什么自觉症状。从受精卵到达子宫那刻起，你体内的激素分泌水平就已经改变。子宫壁变厚并且柔软而有弹性，为胚胎提供了绝好的发育成长环境。

偶尔，你还会有恶心呕吐、小便次数增多、乳房变软而肿胀等现象，可能还会有轻微的不舒服，有时会感到疲劳。警觉的你是不是已经发现自己怀孕了呢？

胎宝宝的变化

受精卵着床一般在受精后6~7天开始，于11~12天内完成，也就是说，第4周是受精卵着床的关键期。这个时期胎儿的大脑已经开始发育了，在卵子受精后1周，受精卵不断地分裂，其中的一部分形成大脑，其余的形成神经组织。此后，胚胎细胞将以惊人的速度分裂，细胞数量急剧增长，并逐步分化成不同的组织和器官。最激动人心的是，宝宝的心脏开始跳动了。

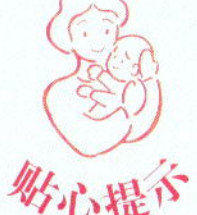

贴心提示

孕期的头3个月（1~12周）是“胚胎成形期”，胎儿的主要器官都是在孕早期成形的，胚胎各器官发育的大致时间，可参考下表：

器官	成形关键期	器官	成形关键期
脑	4~13周	牙齿	8~12周
眼、心脏	5~9周	耳朵	9~14周
四肢	6~10周	腹腔脏器	11~12周
口唇	7~8周	上下腭	12~14周

有实验证明：孕期第4周左右是致畸最高度的敏感期，若胚胎在6~8周前受到致畸因素作用，容易发生中枢神经系统缺陷（大脑发育不全、小儿畸形、脊柱裂、脑积水等）、心脏畸形、肢体畸形、眼部畸形、唇裂等。如果在孕8~12周受损害，则易发生耳畸形、腭裂、腹部畸形等。

我们建议孕早期的你尽量避免对胎儿不利的因素，特别注意保护好成形期胎儿的正常发育，为生个健康聪明的宝宝做好第一步。同时要特别注意加强营养，丰富的营养会给脑细胞和神经系统一个良好的成长环境。

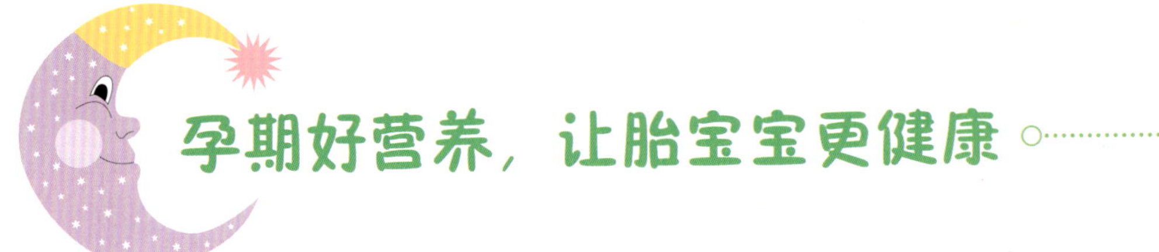

孕期好营养，让胎宝宝更健康

孕1月营养规划

让身体达到最佳营养状态

如果你的身体在孕前就调理得当，这个月的饮食就不需要太花费心思了，仍旧按照以前的饮食习惯，保证自己的食品选择是多样的、充足的就可以了。

如果你以前经常采用控制饮食的办法减肥，或者本身体重较轻、长期素食，甚至有贫血、营养不良等症状，那么，就要及时调整自己的饮食习惯，尽快使自己的身体状况恢复到最佳状态，然后再进行受孕。

养成良好的饮食习惯

营养学家们从临床的个案研究发现，如果母亲怀孕时的饮食习惯不好的话，宝宝出生后易经常表现出没有胃口、不喜欢吃东西、常吐奶、消化吸收不良、偏食等现象。如果你希望日后宝宝能有良好的饮食习惯，一定要注意自己先养成良好的饮食习惯。

食物种类要丰富

营养要丰富全面，保证每天的饮食结构合理，配餐表中要尽量包括主食（米、面或其他杂粮），有色蔬菜（红、黄、绿色）与水果，鱼、肉、禽、蛋、奶及豆制品，食用油，调味品，坚果类食品等。这样才能均衡膳食，保证营养。

每天60~80克蛋白质

这一时期对于你来说，蛋白质的供给不仅要充足还要优质。每天在饮食中应摄取蛋白质 60~80 克，其中应包括来自于鱼、肉、蛋、奶、豆制品等食品的优质蛋白质 40~60 克。每周吃 1~2 次鱼；每天保证 1~2 个鸡蛋、250 毫升牛奶和 100~200 克肉类。

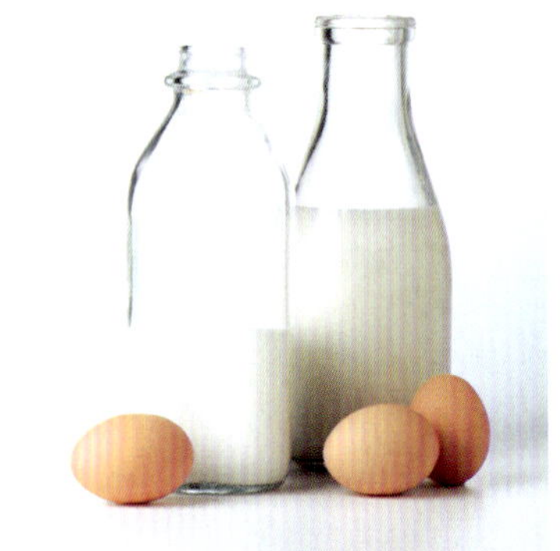

每天150克碳水化合物

受孕前后，如果为孕期提供能量的碳水化合物、脂肪供给不足，你会一直处于“饥饿”状态，可能导致以后的胎儿大脑发育异常，出生后智商下降。因此，你应保证每天摄入 150 克的碳水化合物。同时，考虑到下个月有可能发生妊娠反应而影响你的营养摄入，因此这个月不要节制饮食，以便为以后 2 个月的能量需求作一些积蓄。

补充维生素、矿物质

维生素对保证早期胚胎器官的形成发育有重要作用。尤其是叶酸，应该继续坚持补充，以防止胎儿神经管畸形。补充叶酸的同时，加强多种微量元素的摄取，因为微量元素锌、铜等也参与了中枢神经系统的发育。可以适当地吃一些香蕉、动物内脏，还有瓜子、花生、松子等坚果类食品，这些食品中富含锌元素。

选择植物油

母体和胎儿需要的必需脂肪酸来自于食物中的脂肪，特别是在植物油中含量较高。芝麻油、豆油、花生油等都是不错的选择。

每天8杯水

整个怀孕期间，你体内的液体将大幅增加，因此要保证饮入足够的水。

早饭前先喝一大杯温开水，可以促进胃肠的蠕动，方便排便，防止痔疮。切忌口渴后才喝水，口渴说明体内水分已经失衡，脑细胞脱水已经到了一定程度，应及时地补充水份，最好每天能喝到 8 大杯水分，平均每 2 小时 1 次。从现在开始，你要养成“杯不离手”的习惯，外出办事也别忘了带水。

与宝宝才智息息相关的营养素

人的神经系统是智商的基础，神经系统在胚胎早期开始发育，因此，在整个孕期，你可以多补充神经系统发育所需的营养，帮助宝宝发育得更聪明。

孕期的你需要重点关注的这类营养有：

营养素	食物来源
维生素 A	主要存在于动物肝脏中和绿色蔬菜中
β - 胡萝卜素	又称维生素 A 前体，存在于深颜色的蔬菜水果中，如胡萝卜、南瓜等
DHA	也叫长链多不饱和脂肪酸，在深海鱼的脂肪组织和肝脏组织中含量丰富
磷脂	主要在肝脏和蛋黄里面
碘	也是一种重要的微量元素，孕期缺碘有可能生出呆小儿
铁	主要存在于动物肝脏、动物瘦肉、动物血中

孕期早餐怎么吃更健康

一天中最重要的是早餐，早餐吃好了，孕妈妈会有一个好的营养来度过一整天。孕妈妈在孕期一定要吃早餐，而且要保证质量，孕期早餐的选择要注意：

1 满足热量需要

由于孕期生理等条件的变化，孕妇的早餐相对于正常状态下承担了更多的任务，提供一日饮食中相当的热量是必须的。合理的早餐营养结构中三大产热营养素蛋白质、碳水化合物、脂肪的产热值的比例要合适，不能单独用一种营养素提供热量。

2 承担部分钙质的摄入

孕妈妈每天要保证500克奶制品的摄入，在早餐中选择牛奶及奶制品是必要的，但不要把钙剂和奶制品同时摄入。

3 要有适量水分

水分是孕妈妈较易忽视的一种营养成分，孕期由于血容量的急速增加，水分的需要量最大，早餐前可喝上一杯温开水，早餐时可喝点粥。

4 以温热食物为主

早餐要多选择热稀饭、热燕麦片、热奶、热豆花、热面汤等热食，可以起到温胃、养胃的作用，保护胃气。尤其是寒冷的冬季，这点特别重要。

5 特殊情况特殊对待

对于存在胰岛素抵抗（糖尿病和心血管疾病的成因之一）的孕妈妈，要避免在早餐中选择糖含量过高的食物，比如蛋糕、点心、豆沙包、糖火烧等以及油煎炸食品如油条、油饼等，炸油条使用的明矾含有铝，铝可通过胎盘侵入宝宝大脑，影响宝宝智力发育。

对于有妊娠反应的孕妈妈，应该更重视早餐的摄入，不能不吃早餐，因为大多数孕妈妈会在下午和晚上反应更为强烈，如果早餐营养不足，就无法满足身体所需。

贴心提示

本月末，有些妈妈会有晨起恶心的症状，这往往是由空腹造成的，可以早晨醒来先吃一些含蛋白质、碳水化合物的食物，如温牛奶加苏打饼干，再去洗漱，就会缓解症状。

孕期该怎么喝水

前面我们说到，由于孕期需水量增加，每天你需要喝8杯水。具体说来，在孕期喝水还要注意掌握以下原则，以保障孕期及时补充水分，又可避免受到不良水质的危害。

1 清晨起床后应喝一杯新鲜的温开水

早饭前30分钟喝200毫升25℃~30℃的新鲜开水，可以温润胃肠，使消化液充分分泌，以便促进食欲，刺激肠胃蠕动，有利于定时排便，防止痔疮、便秘。此外，空腹饮水能使胃肠迅速吸收水分，使血液稀释，加快血液循环，补充细胞丢失的水分。

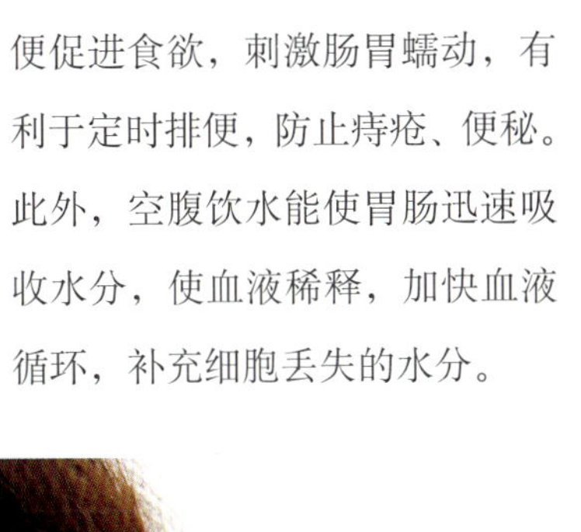

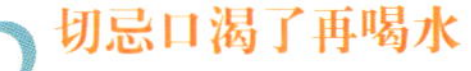

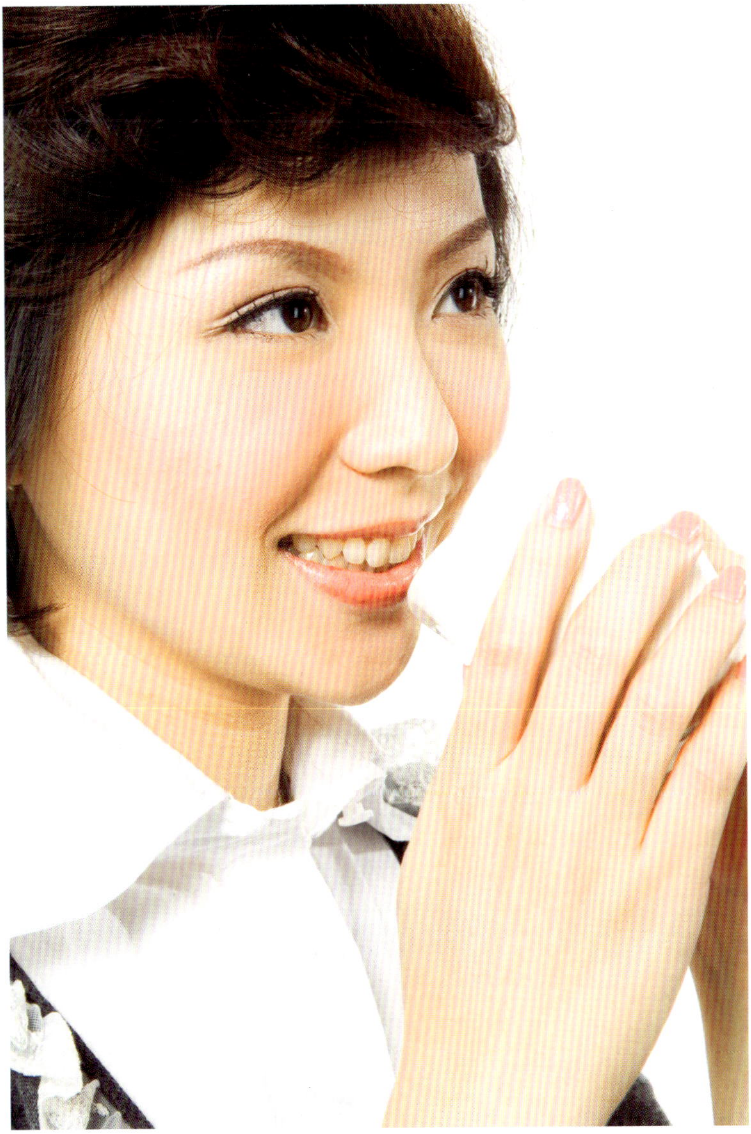

2 切忌口渴了再喝水

口渴说明体内水分已经失衡，脑细胞脱水已经到了一定的程度。孕期你应每隔2小时饮水一次，每天的饮水量达到1600毫升。

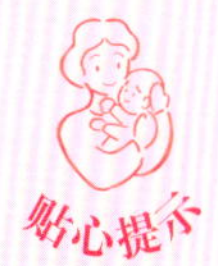

在孕早期，孕妈妈每天摄入的水量最好在1000~1500毫升，孕晚期则要适当减少饮水量，每天摄入的水量在1000毫升以内为宜。

3 自来水一定要烧开再喝

自来水中的氯与水中残留的有机物相互作用，会对身体不利，煮沸自来水可令氯分解。

4 不要喝久沸或反复煮沸的开水

水在反复沸腾后，水中的亚硝酸根离子以及砷等有害物质的浓度相对增加。喝了久沸的开水以后，会导致血液中的低铁血红蛋白结合成不能携带氧的高铁血红蛋白，对健康不利。

5 不能喝在热水瓶中贮存超过24小时的开水

因为开水在热水瓶中贮存

时，水温会不断下降，这会使得水中含氯的有机物不断地被分解成一种有害的物质——亚硝酸盐，对孕妈妈身体的内环境极为不利。

6 不要喝保温杯沏的茶水

茶叶浸泡在保温杯的水中时，会令多种维生素被大量破坏，茶水苦涩，有害物质增多，饮用后易引起消化系统及神经系统的紊乱。

好孕美食推荐：山药

山药含淀粉质、黏液质、脂肪和蛋白质，极易消化，所含营养素可为人体所吸收，能有效改善体质虚弱与消除疲劳。并具有滋阴补肾、益脾润肠的功效，比较适合贫血、白带多或习惯性流产的孕妈妈食用。你在孕早期食用山药类食物，会有利于安胎。

美食推荐

山药芝麻大米粥

功效：安胎、治便秘。

准备：大米100克，山药50克，黑芝麻一小把，鲜牛奶一包（250毫升）。

做法：1. 大米淘净；山药去皮洗净，切成细粒；黑芝麻炒香。

2. 把大米、山药、黑芝麻一起倒入搅拌器内，加适量水和鲜牛奶搅碎，去渣留汁。

3. 锅内放适量水，大火烧沸后倒入预留的汤汁，慢慢搅拌，至熟透即可。食用时可加入糖或盐来调味。

美食延伸

山药营养丰富，自古以来就被视为物美价廉的补虚佳品，既可做主粮，又可做蔬菜，还可以制成糖葫芦之类的小吃。山药种类不少，但无论购买什么品种，都要以表皮是否光洁为依据。表皮光洁无异常斑点，才可放心购买。发现异常斑点绝对不能买，这些山药可能已经感染病害，食用价值降低了。

山药去皮切块后极易氧化发黑，你可在去皮的山药上抹少许盐来防止氧化。

美食变化

山药排骨汤、清炒山药、山药炖羊肉。

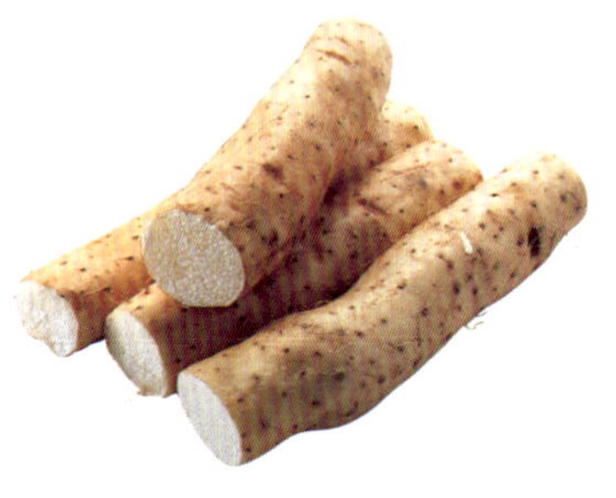

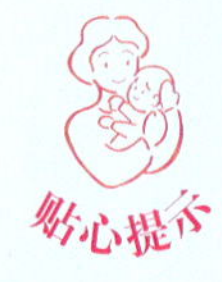

山药有收涩的作用，如果你经常会出现便秘的状况，建议不要多吃山药类食物。

孕期日常护理，步步跟进

孕早期安胎、保胎的10条建议

1 有遗传性疾病家族史或不良妊娠分娩史的应在孕前作咨询和检查。

2 孕期保持心情愉快、情绪稳定。

3 不要做过重的体力劳动，尤其是增加腹压的负重劳动，如提水、搬重物。做家务时也要避免危险性动作，如登高。充分休息。

4 孕早期尽量不要外出旅游。

5 出门最好穿平底鞋。

6 避免震动的工作环境。

7 清淡饮食，不吃辛辣的食品，尽量少食多餐，必须保持大便通畅，避免肠胃不适。

8 摄取均衡的营养。可在医生指导下补充一定的维生素。研究显示，孕早期每日服用维生素的妇女流产率比不服用维生素补品的低50%。

9 生殖道炎症也是诱发流产的原因之一，所以你要注意保持身体特别是会阴部的清洁。每晚都应坚持清洗外阴。

10 谨慎性生活。孕早期，胎盘的附着尚不牢靠，宫缩非常容易导致流产，所以孕早期性生活应谨慎。如果有流产征兆的话，应禁止性生活。

需要远离的7种致畸因素

妊娠3~8周是致畸敏感期，因此，孕早期的你一定要注意远离致畸因素，你需要特别留心的致畸因素有：

1 高温

包括发烧导致的体温上升，桑拿、热水盆浴等导致的体温上升。热度越高，持续越久，致畸性越强。

因此，孕早期要注意冷暖，调离高温作业环境，不要洗桑拿和热水盆浴，并避免接触发热患者，少去空气不洁、人员拥挤的公共场所等，尽量避免患发热性疾病。一旦发烧应马上去医院及早降温治疗。

2 烟熏环境

吸烟或被动吸烟都会影响胎儿发育，容易造成生出低体重儿、发育迟缓儿。

孕期要避免接触吸烟环境，晚上不要接近烧烤店，尤其是露天烧烤摊。

3 酒精

酒精是公认的致畸物，孕期饮酒导致胎儿畸形的概率极高。

孕早期的你应绝对禁酒。

4 药物

用药不当是胎儿致畸的一大因素。

一旦生病之后，你应及时去医院治疗，并向主治医生说明自己已经怀孕，在医生指导下进行康复治疗，千万不要擅自用药。

5 有毒、有害的物质，如放射线、农药、铅、汞、镉等

你若在工作和生活中接触的物质性质不明时，可向医生咨询，以便能控制接触时间、剂量等条件，做好防范工作，可不致贻害胎儿。

6 精神刺激，如恐怖电影等

保持愉快、轻松的心情，避免惊悚、高度紧张的情绪，对胎儿的生长发育有利。

7 营养缺乏

如果你的早孕反应比较严重，应该避免偏食。在进食量减少的情况下，增加进餐次数，尽量保证平衡膳食，保持起码的营养。必要时去医院检查，如尿酮体、血色素等。发现异常情况，应及时处理，减少疾病发生概率，否则容易影响胎儿发育。

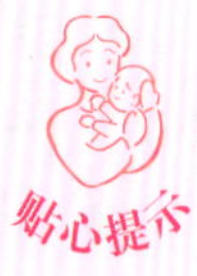

贴心提示

你若在工作或生活中接触到不明物质，可向医生咨询，以便及时作好防范，避免可能给胎儿造成的伤害，你也可以拨打本书封底的专家热线，我们的专家将给你提供专业的指导。

如何与辐射“和平共处”

自然环境中有许多的天然辐射，这些天然产生的电磁辐射对人体是无害的。但是现代社会有很多人工辐射对孕妈妈的健康产生了威胁，比如手机、电脑等，这些辐射源又无法完全从我们的生活中剔除，因此，你要学会正确地应对这些辐射，做到与辐射“和平共处”，安然度过孕期。

手机

手机是我们平时必不可少的通信工具，给我们的生活带来了很大的方便，可手机也是一个强力的辐射源，尤其是当手机未接通时的辐射是接通时的20倍。而手机只剩一格电时的辐射也要远远超过满格时。

应对建议

尽量减少使用手机的机会，并且长话短说，也尽量避免将手机挂在胸前或腰间。

电脑

电脑在开机时辐射最强，它放射出的电磁辐射有X射线、紫外线、可见光、红外线、特高频、高频、中频及极低频电磁场，还有静电场。不过其中X射线，很大一部分会被电脑外面玻璃罩吸收，所以，真正辐射到人身上射线照射量很小。不过电脑产生的低频电磁场，却能够在细胞膜水平上干扰细胞代谢与增殖，从而使胚胎正常发育受到影响。

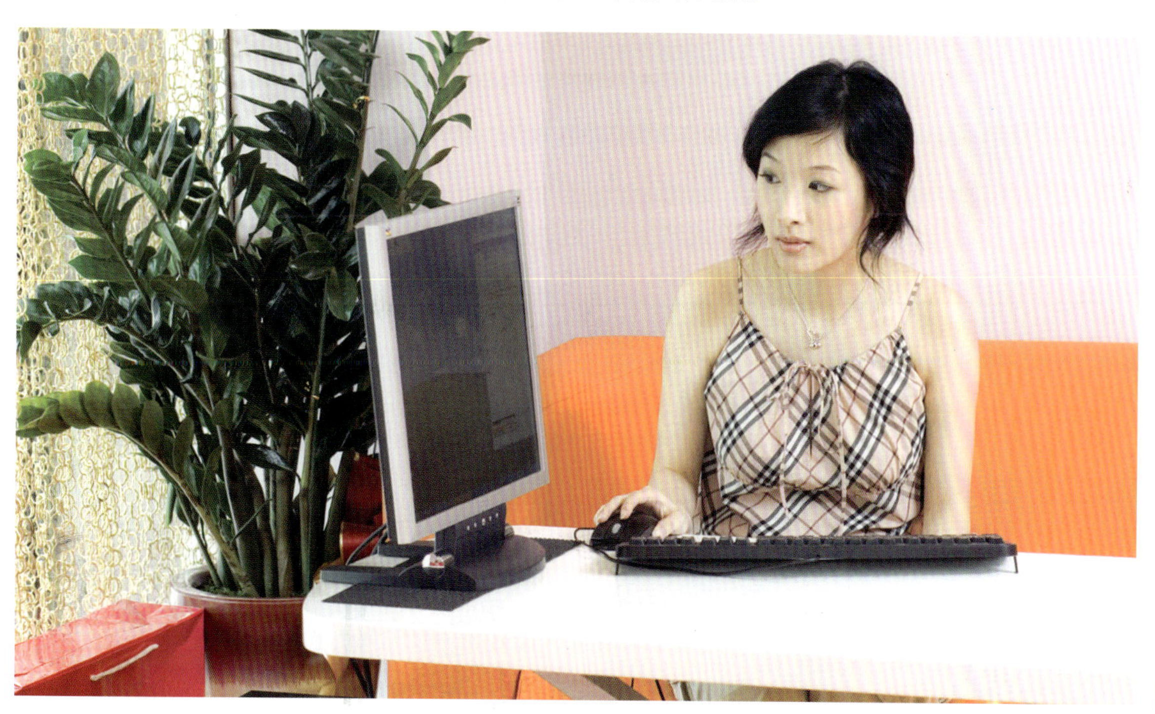

应对建议

如果你是上班族的话，要尽量避免坐在电脑背后。将后方电脑的朝向往旁边移，或改用笔记本电脑。此外，每日使用电脑的时间最好控制在2~4小时之内。

家用电器

包括电视、电冰箱、洗衣机、空调等家电，同样可以产生X射线，不过它们的辐射强度总的来说不如手机和电脑。

应对建议

应该挑选正规厂家的名牌家电产品，保持一定的安全距离。同时，不要把家用电器摆放得过于集中。特别是电视机、电脑、冰箱等更不宜集中摆放在孕妇卧室里。还要注意缩短使用电器的时间。

微波炉

在所有辐射源中，微波炉的辐射危害是最大的，微波炉的辐射要低于12伏/米才是符合国家标准的产品。

应对建议

在挑选微波炉时一定要注意看说明书上的辐射标准，尽量不独自使用微波炉，如果需要使用，要远离微波炉至少1米以外。

其他辐射较大的家用电器：吸尘器、电熨斗、吹风机、电源接线板。

吸尘器、电熨斗、吹风机在使用时都会放射出较强的辐射，电源接线板在通电时也会放射出较强的辐射。

应对建议

平时应该避免用吸尘器来清洁房间；使用电熨斗熨衣服时最好能把温度一次加热到位，切不可一边加热一边熨衣服，那样会增加辐射；洗了头之后最好先用毛巾擦一下，之后自然晾干，若是一定要使用电吹风，最好调到低挡；电源接线板要远离床。

抽油烟机

抽油烟机的辐射也不小，超过了电冰箱和电视机。

应对建议

孕早期应尽量避免做饭，在厨房炒菜时最好打开窗户来除油烟，必须使用抽油烟机的情况下尽量缩短炒菜时间。

装修材料

室内装修材料由于化学的因素，也具有辐射性，是辐射的一个重要来源，有的家庭选择用大理石铺地或筑墙，殊不知大理石是个辐射源，质量越差的大理石产生的辐射也越大。

应对建议

可以对房屋进行辐射检查，对辐射源加以屏蔽或调整家具位置，避免近距离接触辐射材料。

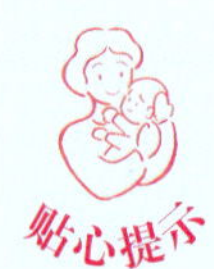
贴心提示

最简单的防辐射方法就是拉大与辐射源的距离！因此对于辐射源的正确态度不是让辐射源从生活中消失，而是设法离得远一点，在安全距离内使用。

此外，隔离也是防辐射的一个方法，最简单的隔离方法是穿防辐射服，如果需要的话，可以从现在开始就穿上它，但防辐射服不可能100%有效，还是要注意拉大与辐射源的距离。

孕期常见不适，注重防治

孕期感冒怎么办

怀孕期间，你的鼻、咽、气管等呼吸道黏膜肥厚、水肿、充血，抗病能力下降，所以容易感冒。一旦感冒了，要及时去医院就诊，分清是普通型的小感冒，还是病毒性的流行性感冒。如果是一般的小感冒，建议用物理治疗的方式，如通过多喝白开水、保持睡眠充足、多吃水果和绿色蔬菜、注意保暖等方式来治疗。但如果患的是流行性感冒，并伴随出现发烧等现象，则要在医生指导下进行针对性的治疗，以免胎儿受影响。

此外，孕期不同时间的感冒也要区别对待。

孕早期感冒

一般来说，孕早期是胚胎形成的关键时期，要禁用一切药物。可以在医生指导下，采取非药物疗法来进行治疗。

孕中期感冒

要慎用药，像庆大链霉、链霉素、卡那霉素等对听神经有损害的药物应慎用，最好不用。

孕晚期感冒

到了孕晚期，药物一般对孕妇、胎儿没有太大的影响了。如果感冒的话，可以在医生指导下按常规方法治疗。不过一般不要使用抗生素之类的药物。

孕期乏力、没精神

孕早期，很多孕妈妈会出现浑身乏力、疲倦，没精神，什么事情也不想做的情况，这是正常的早孕反应，大多数孕妈妈在怀孕3个月之后就会自然好转，不用太介意。

随着胎儿的不断长大，子宫也在增大，为了给胎儿提供一个好的成长环境，孕妈妈的体内的激素会发生变化，身体也会出现一系列的变化，这是在所难免的。

感到困倦的时候就尽量休息，以保证充足的睡眠，不要刻意地坚持，也不要整天睡在床上，如果是在上班，可以抽空小憩一下，多吃些水果，也可以在办公室里放些小零食，比如苏打饼干、话梅等来提提神，还可以适当补充些蛋白质粉，令精神更好一些。

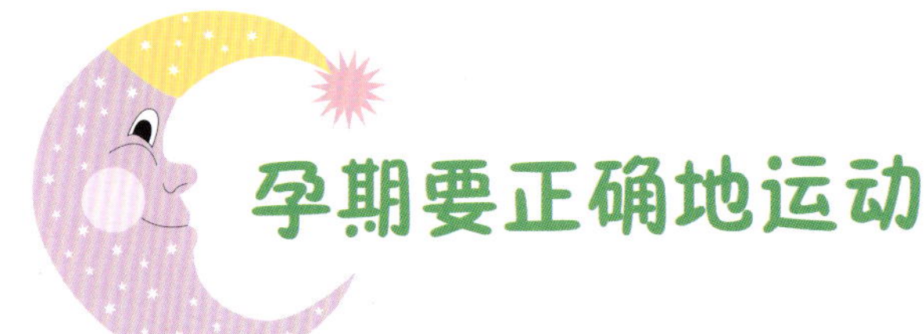

孕期要正确地运动

孕早期运动要“慢”

适当的运动可以促进母体及胎儿的新陈代谢，保证你和胎儿的营养吸收，并刺激胎儿的大脑、感觉器官、平衡器官以及胎儿和呼吸系统的发育，对你保持良好的情绪以及分娩都很有好处。

怀孕的前3个月内，由于胎宝宝还只是一个正在发育阶段的胚胎，特别是胎盘和母体子宫壁的连接还不紧密，很可能由于动作的不当使子宫受到震动，使胎盘脱落而造成流产。如果你一切健康，可选择慢一些的运动，原来运动强度不大的，且孕前习惯的运动仍可继续进行。但如果你自我感觉不太好的话，在怀孕的前3个月最好不要做运动。

以下的不安全运动和动作则要注意避免：

1 过多直立的运动，如剧烈运动，跳跃、扭曲或快速旋转的运动。

2 增加腹压和导致心理状态过分恐惧紧张的运动。

3 下肢用力的运动（如骑车等）。

此外，孕早期的运动不能时间过久，否则会影响胎儿摄取足够的氧，影响胎儿发育。孕早期的运动一般以自我不感到疲劳为度；也可在运动停止后15分钟之内心率能恢复到运动前的水平作为衡量运动量适度的标准。

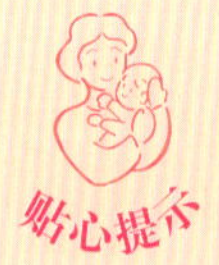

贴心提示

运动时衣着要宽松舒适，要穿运动鞋、戴胸罩，运动前先做准备活动，使全身关节和肌肉活动开，多喝水，这样活动时出汗多，体热散得快，体温不会升高。

运动过程中，如眩晕、恶心、局部疼痛、极度疲劳，应立即停止活动。如出现阴道分泌物增多或出血，须立即去医院。

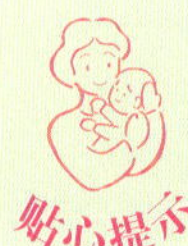

贴心提示

运动前最好先向医生咨询，了解自己能否做运动，如果能，何种运动适合自己。

散步是适用于整个孕期的好运动

散步温和、舒缓，是一种很安全的运动方式，整个孕期都可使用。

不过，散步要注意速度，最好控制在 4 公里 / 小时，每天一次，每次 30~40 分钟，步速和时间要循序渐进。刚开始时最好步子放慢一些，逐渐增加距离。

散步好处多

双脚上有很多的神经末梢与大脑密切联系，且同身体内的各个器官有脉体连接，另外脚踝以下有 60 多个穴位，孕妈妈经常散步能够刺激穴位，调理脏腑，疏经通络，进而改善身体各个器官组织的功能。散步不但能够锻炼身体，还能够促进睡眠、改善消化功能。

怎样让散步质量更高

散布场所宜选择空气新鲜、人少的地方，在阳光充足、气候适宜的时候出行，阳光的照射可以促进身体对钙、磷的吸收，有助于胎儿骨骼的发育，并可防止缺钙引起的小腿抽筋。注意，天气太热时，不宜在上午 10 点至下午 3 点之间去散步。每天散步的时间总和最好不要超过 2 小时，一次半小时或者 1 个小时比较好。

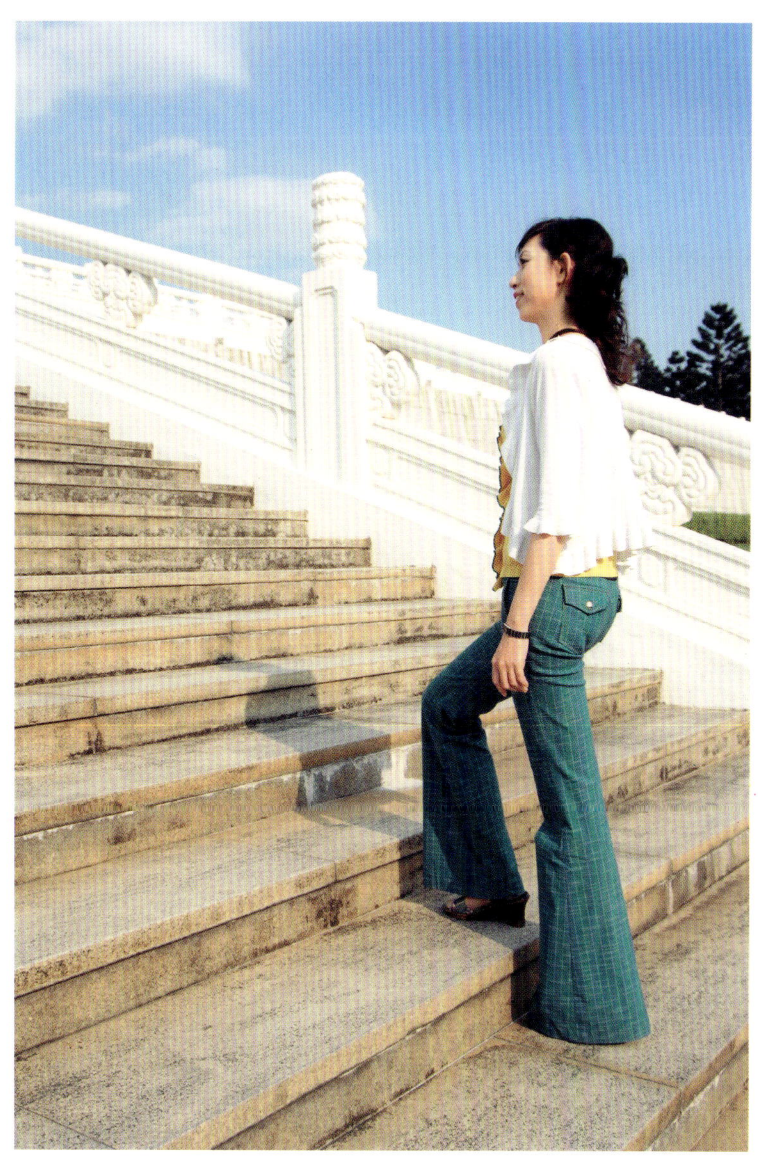

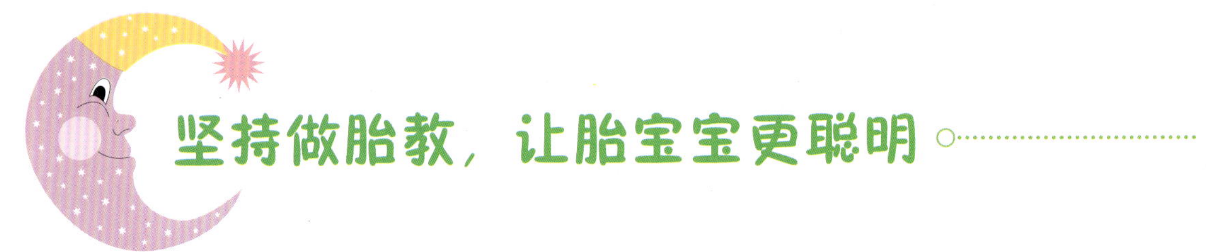

坚持做胎教，让胎宝宝更聪明

胎教能给胎宝宝带来什么

不论是打算怀孕，还是已经怀孕，相信你的心中肯定都或多或少地有这样的疑问：胎教后的宝宝跟没有经过胎教的宝宝真的有区别吗？

根据以往的胎教经验来看，胎教过的宝宝确实会与不经胎教的宝宝不一样，那么，胎教能给胎宝宝带来什么呢？以下是胎教过的宝宝所具有的特点：

胎教过的宝宝不那么爱哭

虽然宝宝在饥饿、尿湿和身体不适时也会啼哭，但得到满足之后啼哭就会停止。此外，受过胎教的宝宝，他们的感音能力比较好，当听到妈妈的脚步声或是说话声后就会停止啼哭。

胎教过的宝宝能够较早地与人交流

受过良好胎教的宝宝出生后的2~3天，便会用自己的小嘴张合同大人“对话”，2个多月就可以认识自己的父母，3个多月时你叫他的名字他就能听懂了。

胎教过的宝宝学习语言的能力较强

受过胎教比没受过胎教的宝宝能更早地学会发音，2个月时会发几个元音，4个月时会发几个辅音，5~6个月时就能发出能表达一定意思的声音了。

胎教过的宝宝能更早地学会说话

受过胎教的宝宝在9~10个月时，就会有目的性地叫爸爸妈妈了，20个月左右就能背诵整首儿歌，还可以背数了。这样的孩子入学后成绩也会更优异一些。

胎教过的宝宝能更早地学会理解

受过胎教的宝宝在4个半月时就可以认出第一件东西了，6~7个月时就能辨认手、嘴、奶瓶等。他们还能更早地理解大人的语言，更早地学会各种手势语，如“再见”的手势，看起来格外聪明可爱。

你可以怎样做胎教

怎样做胎教并没有一个严格的范式，你要知道，胎教的目的首先是给胎宝宝传递爱，因此所有的胎教行为都应以表达爱意为主，保持快乐的情绪，采用的胎教形式只是辅助的形式，具体来说，你在孕期可采用的胎教形式有：

音乐胎教

有两种产生效果的方法。一是准妈妈自己从音乐中感受美好，从而将良好的心绪传递给胎儿；二是直接通过音波来刺激胎儿听觉器官的神经功能。

抚摩胎教法

适度而有规律地抚摸腹部，能够刺激胎儿的触觉，激发胎儿活动的积极性，有利于胎儿大脑功能的协调发育。

对话胎教法

指父母亲通过动作以及声音和腹中的胎儿进行对话的胎教法。在对话过程中，胎儿可以通过听觉与触觉感觉到父母对他充满爱的呼唤，非常有利于胎儿的身心发育。

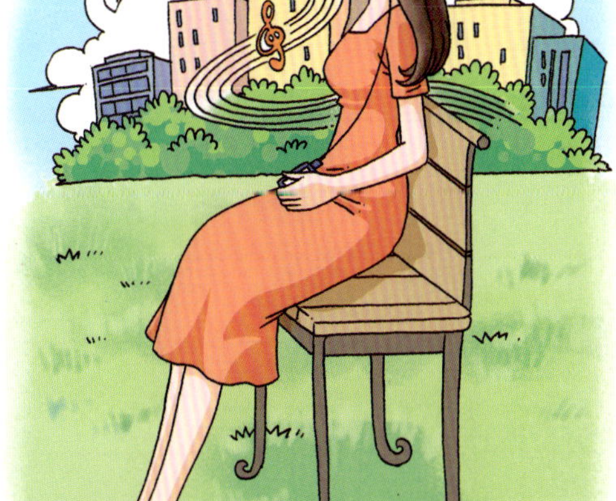

触压、拍打胎教法

准妈妈从可以在腹部明显地触摸到胎儿的头、背以及四肢时起定期轻轻拍打或者抚摸胎儿，这样能够让胎儿建立起有效的条件反射，强健四肢。

心理胎教法

心理胎教法又叫清静法，包括清静操和冥想。清静法不但是一种很好的胎教法，而且对准妈妈的分娩、产后休养也有帮助。

营养胎教法

指根据准妈妈怀孕各个时期胎儿发育的特点，指导准妈妈如何通过饮食来补充各个时期所需要的营养，防止孕期疾病。

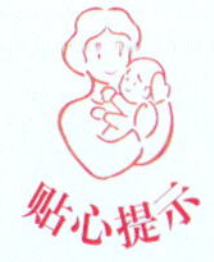

至于胎教应从什么时候开始，严格地说，胎宝宝要在孕12周时才具有触觉，而触觉也是他最早具有的能力，此时可以开始抚摸胎教，但是，我们建议胎教从孕前就应该开始，保持良好的情绪也是胎教内容之一。

好情绪孕育优生宝宝

如果你和准爸爸在进行受孕时情绪状态良好的话，不仅受孕的概率高，受精卵的质量也更高。根据现代心理学和人体生物钟理论，女性可因情绪不好而致性欲低下，使阴道酸性较高，不利于精子的存活而不孕。不良情绪也会使男子出现阳痿、早泄或无性欲，以致无法交合不孕。即使受孕后也会因情绪的刺激而影响母体的激素分泌，使胎儿不安、躁动，影响生长发育，甚至于流产。

而当人体处于良好的精神状态时，精力、体力、智力、性功能都处于高潮，精子和卵子的质量也高，此时受精，易于着床受孕，胎儿素质也好，有利于优生。因此，受孕之前，夫妻双方的心理状态都必须是良好、稳定、向上的。在准备受孕时，夫妻双方感情融洽，近期内未经受大的精神创伤，预计在未来一段时间内也不会有忧愁、烦恼和焦虑的事情发生。

如果你在孕前、孕期情绪过分紧张，会影响到胎儿的正常发育，严重的还有可能会阻断胎盘和子宫的供血，致使胎儿缺氧。如果你对孕期的情绪问题有任何困扰的话，可以拨打本书封底的专家咨询热线，我们的孕产专家会给你提供详尽的建议。

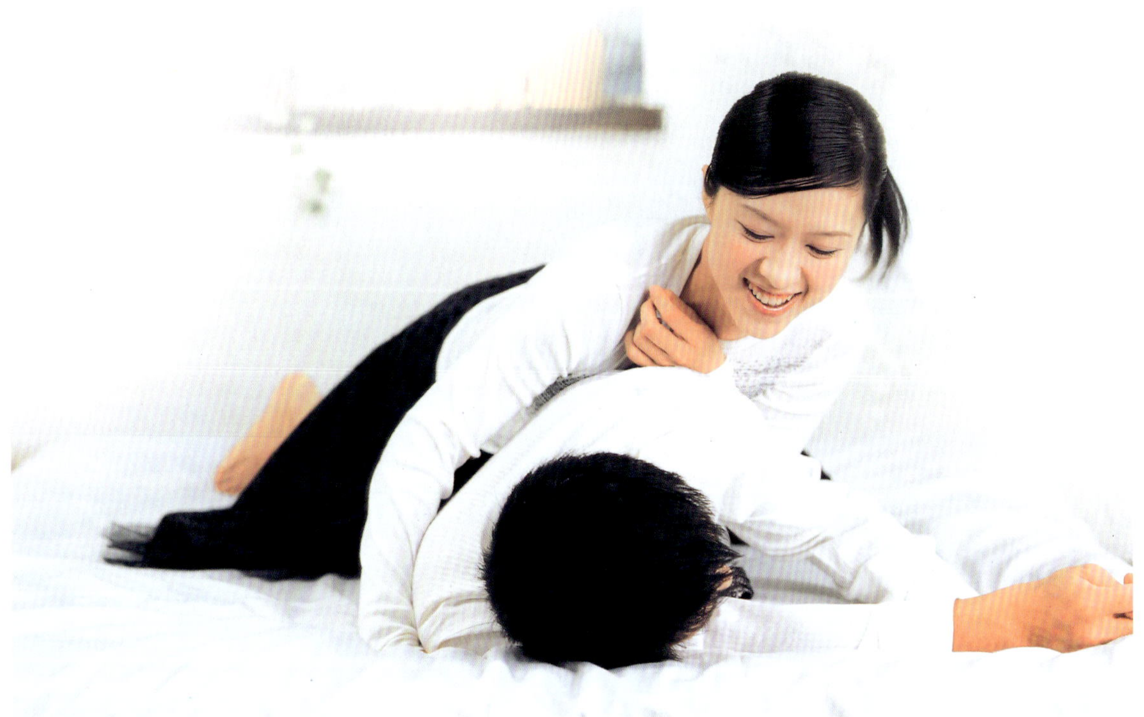

80后妈妈孕产新经

将来会出现在宝贝身上的特点

从受精卵诞生的那一刻起，宝宝的身上已经凝聚了你和准爸爸身上的遗传特征，将来在他身上就会出现你们身上的某些特点，那么，宝宝一般都会遗传到哪些特征呢？

五官

五官多为显性遗传，只要父母中有一人有大眼睛、大耳垂、高鼻梁、长睫毛、双眼皮等特征，这些特征遗传给宝宝的可能性就比较高。

肤色

宝宝将来的肤色会遵循“中和”色的自然法则，将你和准爸爸的肤色“平均”后的肤色将成为宝宝的肤色，但也有更偏向一方的情况发生。

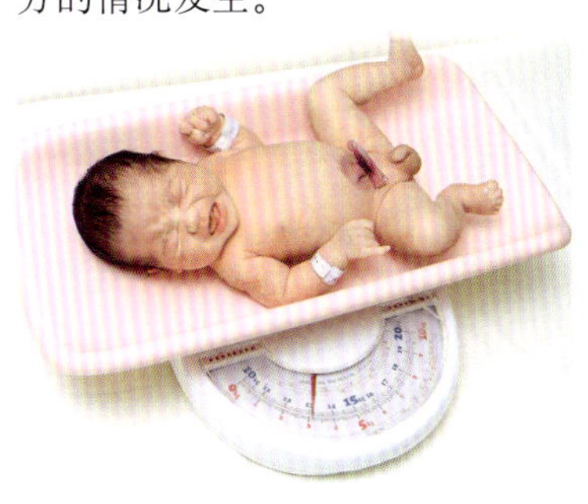

下颚

下颚是显性遗传，即使父母任何一方有突出的大下巴，子女们常毫无例外地长着酷似的下巴，“像”得有些离奇。

身高

身高的遗传成分占70%，决定身高的因素的35%来自准爸爸，35%来自孕妈妈，后天因素只占30%。

胖瘦

宝宝的胖瘦有一半可以由人为因素决定，父母都胖的，那么子女胖的概率有53%。而如果父母只有一人肥胖的，概率便下降到40%。因此，胖瘦可以通过合理饮食、充分运动使子女体态匀称。

智力

宝宝的智力有60%会来自遗传，从胎儿开始，脑细胞发育的第一高峰出现在10~18周，可以多注意摄取营养，用剩余40%的概率来改善宝宝的智力，第二高峰出现在宝宝出生后的3~6个月，此时要注意进行母乳喂养，会使宝宝的智力更好地发育。

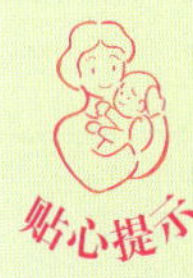

贴心提示

准爸爸的双眼皮，大多数会留给子女们，有些宝宝出生时是单眼皮，到长大后又“补”上像爸爸那样的双眼皮。

怀孕vs工作，能做到鱼与熊掌兼得吗

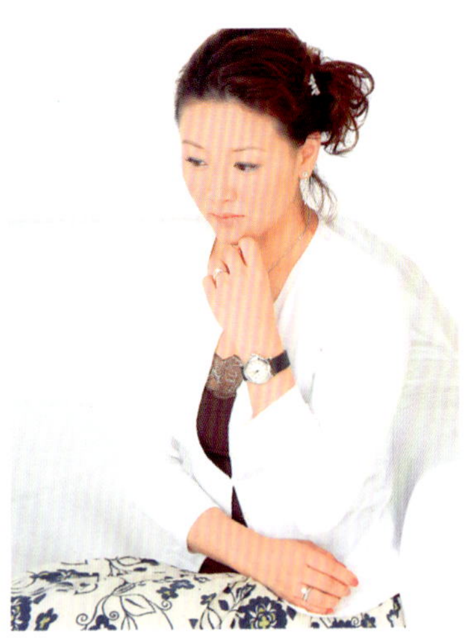

80后一代对宝宝的教育都很重视，而且国家政策规定，每个家庭只能要一个孩子，年轻的爸爸妈妈自然希望自己的下一代能有最好的先天条件。准妈妈怀孕后难免会犹豫到底要不要做全职孕妈妈，但是工作也很重要，不舍得就这么丢下，那么，能将怀孕与工作完美结合吗？

其实，事情并没有想象的那么困难，怀孕并不一定就要待在家里，只要从事的工作不是很繁重，工作时间不是太长，并维持适当的工作量，适当地休息，孕妈妈是可以继续在职场发挥自己的才华的。

边怀孕边工作的好处

1 能缓解早孕反应，工作能让孕妈妈保持良好的生活习惯，将大部分精力放在工作上，能够很好地缓解早孕反应。

2 有利于保持好的心态，工作时能有更多的机会与人交流，周围人的生机与活力，尤其是人们的宽容、友善、体贴都能让孕妈妈拥有良好的心情，此外，工作能让孕妈妈避免胡思乱想。

3 有利于分娩和产后的恢复，坚持上班，有利于锻炼准妈妈的骨盆、加强腹部和腿部的韧劲，体重和体形也更容易保持，产后也能够更好地恢复。

要作好沟通和事前安排

不过，要两者兼顾的前提条件是，一定要作好沟通和安排，事先将不必要的麻烦解决，你需要做的事情有：

1 将怀孕的事情告知领导，取得支持

孕妈妈一旦确诊怀孕，要尽早将事情告知自己的领导和同事，以便领导安排工作，也能避免日后告知时，领导觉得你有意隐瞒，造成不好解决的矛盾。

2 工作之余要保证休息

孕妈妈每天的工作时间不能超过8小时，工作量也不能太大。再忙碌也要抽出一点时间来休息一下。工作1~2个小时之后要放下手中的工作，走动一下，工作3~4个小时之后，要抽空闭目养神15分钟，中途不妨改变一下姿势，伸伸胳膊动动脚来缓解疲劳。

另外，不要加班和上夜班。回到家中要尽可能早点休息，以保证充足的睡眠以及第二天有个好的工作状态。

3 上下班避开高峰期

如果是乘坐公共交通工具上下班的话，一定要避开高峰期，这需要孕妈妈能提前半个小时上班，并且推迟半个小时下班，以避免拥挤。

4 做一个孕期工作生活简略安排表

由于怀孕会带来很多琐碎的事情，需要照顾胎宝宝，同时又

需要兼顾工作，尽管每天的生活很充实，但很容易顾此失彼，这就需要孕妈妈事先将以后的生活作一个切实可行的计划和安排。

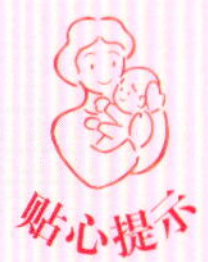

虽然经过必要的沟通和周密的安排，孕妈妈可以兼顾工作和怀孕，但不得不说的是，有一些工作岗位是孕妈妈必须尽量回避的：接触电磁辐射；频繁弯腰、长时间下蹲或高空作业；高温、震动剧烈、噪声过大；接触有毒物质及放射性物质；接触病毒或病人。

要学会推算你的排卵期

计划怀孕时，掌握自己的准确排卵日期是很重要的。如果在排卵日当天或提前1天同房，那么受孕的概率最高，因为精子的寿命为2~3天，而卵子在排出大约6小时后就开始老化。那就来算算你什么时候最有可能制造出小生命来吧。

排卵周期

这种测算法适用于月经周期一向较规律的女性。从月经来潮的第一天算起，倒数14±2天就是排卵期。例如，月经周期为28天，如果这次月经来潮的第一天是在7月28日，那么这个月的12、13、14、15、16日就是可能排卵日。

基础体温法

基础体温指在没有发生饮食、运动、情感波动等足以改变体温的行为的前提下测量的体温。

女性体温在月经期和月经后的一个星期会保持相对的低温，称做低温期（36.5℃以下），然后中途过渡到高温期（36.5℃~36.8℃）后，再返回低温期。从低温期过渡到高温期而成为分界点的那一天，基础体温会特别低，甚至会低到36℃以下。以这一天为中心，前两日和后两日一般为排卵日。

坚持每天测量。尤其是刚开始记录的两三个月，务必找出两次月经间的体温变化曲线，如果有哪一天没记录到，也要记下来与之前做过的表格比较以作为参考。将量过的体温记录做成一目了然的图表，才能发挥它的最大作用。

下腹疼痛

排卵时，下腹部尤其是下腹部的右侧隐隐作痛。有些女性在卵子从卵巢中排出的瞬间会感到剧烈的疼痛。这种疼痛的感觉就是排卵的信号，这一天也正是排卵日。

生男生女你在意吗

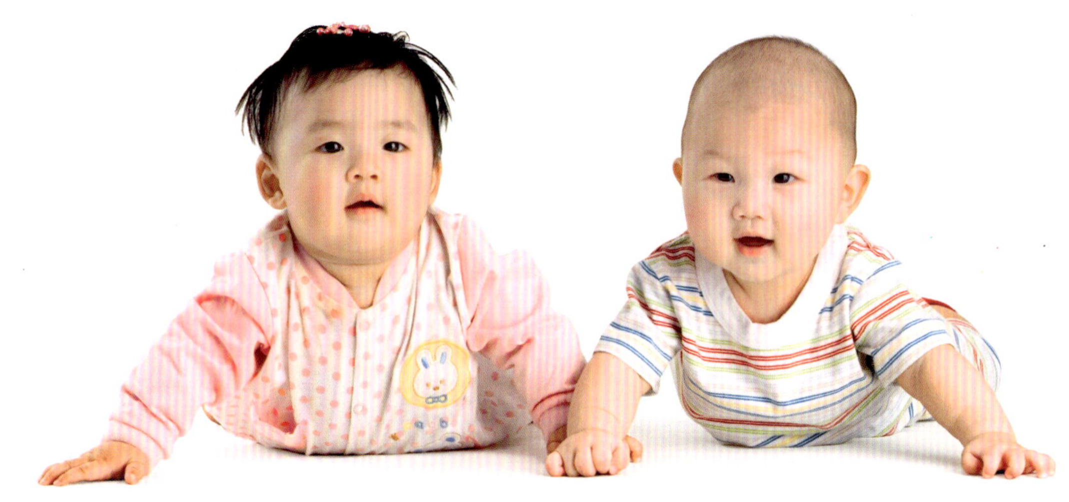

大多数情况下，虽然父母有生男或生女的期待，即使不能如愿，也只是失望一小会儿，很快就能接受宝宝的性别。那么生男还是生女，即将成为准父母的你在意吗?

生男生女是爸爸决定的

虽然妈妈是“生产商”，但是爸爸却是“老板”，宝宝的性别完全取决于爸爸。男女各有一对主管性别的染色体，女性的这对染色体全部都是X，而男性的则既可能是X，也可能是Y。如果是XX结合，那么将来生出来的就是女宝宝；如果是XY结合，将来生出来的就是男宝宝。

想要男宝宝的心理

迷信思想，老人要儿媳妇为自己家延续香火、传宗接代。

养儿防老，生女孩将来早晚要嫁出去，是给别人养的。

男孩独立性强，将来少操心。

想要女宝宝的心理

我不知道对于女孩的向往，是不是一种自恋。我常以自己是一个女性为幸，因此我需要某种形式的延续和发展。

生儿子将来买房买车，压力巨大。

女儿贴心，是妈妈的小棉袄。

可以把她打扮得漂漂亮亮的，像个小公主。

专家热线，给胎宝宝最好的呵护

怎样快速判断是否怀孕

一方面可以通过一些明显的怀孕征兆能判断：

1 月经超过10天以上没有来。

2 常常疲惫无力，对什么事都提不起兴趣，这是妊娠初期激素分泌的影响。

3 出现呕吐、恶心等妊娠反应。

4 如果基础体温持续保持高温两个星期以上，甚至看起来像有轻微的感冒的症状，很可能是喜讯。

另一方面，可以积极验孕，具体验孕方法有：

验孕方法	验孕时间	注意事项
早孕试纸	月经过期当天或同房后7~10天	最好还是在月经推迟2周后再作检测，而且用早起第一次排出的尿液检测，测出结果最准确。如果检测结果说明你怀孕了，最好再去医院检查检查，确认这一结果
B超检查	最早在孕5周时	验孕的结果比较准确，你可从屏幕上看见子宫里幼小的胚囊。对宫外孕也能准确诊断，非常方便
妊娠试验	最早可在受孕后10多天检测	作妊娠试验时最好结合B超结果等考虑，以免误诊

即使在你发现了种种怀孕迹象确定你怀孕了，也应当及早去医院确诊，这是最保险的办法，而且去医院检查时还可以及时发现异常状况，及早采取防护措施，另外，去医院检查时还能从医生那里获得更多的保健建议。

孕期能化妆吗，需要化妆时怎么办

孕期你可以化淡妆，但绝不能浓妆艳抹，不过，化妆品的配方难以说清，所以为了确保孕期安全，尤其是敏感关键的孕早期，还是尽量少化妆的好。

如果需要化妆时，你可以多关注以下建议：

1 选择透气性好、油性小、安全性强、含铅少、不含激素且品质优良的产品，否则天气热时不利于排汗，会影响代谢功能。

2 最好使用同一品牌。像高科技生化产品、祛痘祛斑的特殊保养品、含激素及磨砂类产品，不要使用。

3 在挑选适合的化妆品的时候，尤其要谨慎使用下表中的化妆品：

染发剂	据调查，染发剂不仅会引起皮肤癌，而且还会引起乳腺癌，导致胎儿畸形
冷烫精	冷烫精会影响孕妇体内胎儿的正常生长发育，少数妇女还会对其产生过敏反应
口红	口红中的油脂会让空气中的一些有害物质容易被吸附在嘴唇上，并随着唾液侵入体内，使腹中的胎儿受害。口红还含有铅等对胎儿不利的化学物质
香熏精油	部分精油对胎儿的发育不利，还可能使孕妇流产。要尽量少用香熏美容护肤，孕早期最好不用。在使用精油前，一定要咨询相关的专业人士和自己的妇产科大夫
脱毛剂	脱毛剂是化学制品，会影响胎儿健康
祛斑霜	很多祛斑霜都含有铅、汞等化合物以及某些激素，长期使用会影响胎儿发育，有发生畸胎的可能
指甲油	指甲油里含有一种叫“酞酸酯”的物质，这种物质若被人吸收，不仅对人的健康有害，而且容易引起流产及胎儿畸形

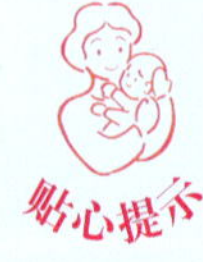

如果你在孕期不小心使用了上表中的化妆品，也不必过于紧张。可以拨打本书封底的专家热线，我们会对你和胎儿的健康作一个评估，然后给你提供可行的保健建议。

敏感性皮肤在孕期该怎么打理

敏感性皮肤的孕妈妈在孕期打理皮肤要从以下方面入手：

1 生活要有规律，保持充足的睡眠。

2 皮肤要保持清洁，经常用清水洗脸。

3 尽量避免在炎热的空气中长时间停留，避免尘埃、汗水的过多刺激。

4 要保持皮肤吸收充足的水分，避免夏日炎热引起的皮肤干燥。

5 避免过度的日晒，否则会引起皮肤受到灼伤，出现红斑、发黑、脱皮等过敏现象。

6 选用敏感系列护肤品。

7 忌用产热的护肤系列用品，不对面部作大面积按摩，切勿选用磨砂膏。

8 使用同一牌子护肤产品，选择不含浓烈香味、不含酒精等刺激性的护肤品。

9 尽量不化妆，更不要化浓妆。

10 如果出现皮肤过敏后，要立即停止使用任何化妆品，对皮肤进行观察和保养护理。

万一怀上多胞胎怎么办

怀上多胞胎以后，你孕期的风险将比普通孕妈妈高一些，最重要的是，你要多熟悉怀孕和早产的征兆，及早发现怀孕，及时发现多胞胎情况，如果能早些确认你怀有多胞胎，医生就能有足够的时间来观察和治疗任何突然出现的并发症。

此外，你还需要确保营养全面、多喝水，不要错过孕期的每一次产检，一些特殊的情况，你能从医生那里了解到更多宝贵的信息。

你还需要多了解一些多胞胎妊娠相关的知识，以及常见的风险和并发症，但不要过于焦虑可能出现的问题，在没有发生前，所有的可能并发症都在假设阶段，过于担忧反而对宝宝的健康无益。

怎么推算出预产期

一般情况下，如果你孕前月经规律的话，就可以按照以下的方法来推算出自己大致的分娩日期：

最后来月经的月份 + 9 个月 = 分娩的月份

最后一次月经的第一天 + 7 天 = 分娩的日期（如果得数超过 30，减掉 30 以后得出的数字就是预产期的日期）

如果你属于经期紊乱或排卵延迟的话，则可以在妊娠第 8 周左右，去医院用超声波来测量胎儿的“头臀径”（从头顶量到屁股），根据这些数据，医生可估算出正确的预产期。

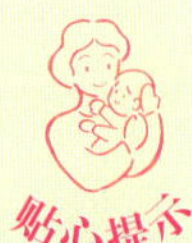

不要将预产期看得太严肃，我们推算预产期并不是为了确定真正的分娩日期，而是为了让你能及时作好各项孕期计划和心理准备，这对你和腹中的宝宝都会有帮助。

宫外孕发生的概率高吗，得注意些什么

一般来说，反复人流或者曾经有过宫外孕病史的孕妈妈更加容易发生宫外孕，人工流产次数越多，宫外孕的危险越大。

此外，一些疾病如盆腔子宫内膜异位症、慢性输卵管炎、输卵管发育不良或畸形也使得宫外孕发生的概率增加。

要注意的是，抽烟的孕妈妈患宫外孕的概率也相对高，抽烟的数量越多，患宫外孕的风险越高。

预防宫外孕的发生要注意的事情有：

1 孕早期进行 B 超检查，排除宫外孕可能。

2 一旦疑似宫外孕，应住院观察，作腹腔镜明确诊断。

3 对未破裂的宫外孕应早治疗，避免大出血。

4 注意经期、产期和产褥期的卫生，防止生殖系统的感染。

二手防辐射服还能起到防辐射的作用吗

建议怀孕初期尽量不要使用二手防辐射服。

防辐射服是有使用寿命的，现在市面上的防辐射服大多是将合金丝织到棉纤维里面，经过长时间穿着、摩擦、洗涤，金属丝会出现断裂现象，可能会导致防护的效果越来越差。

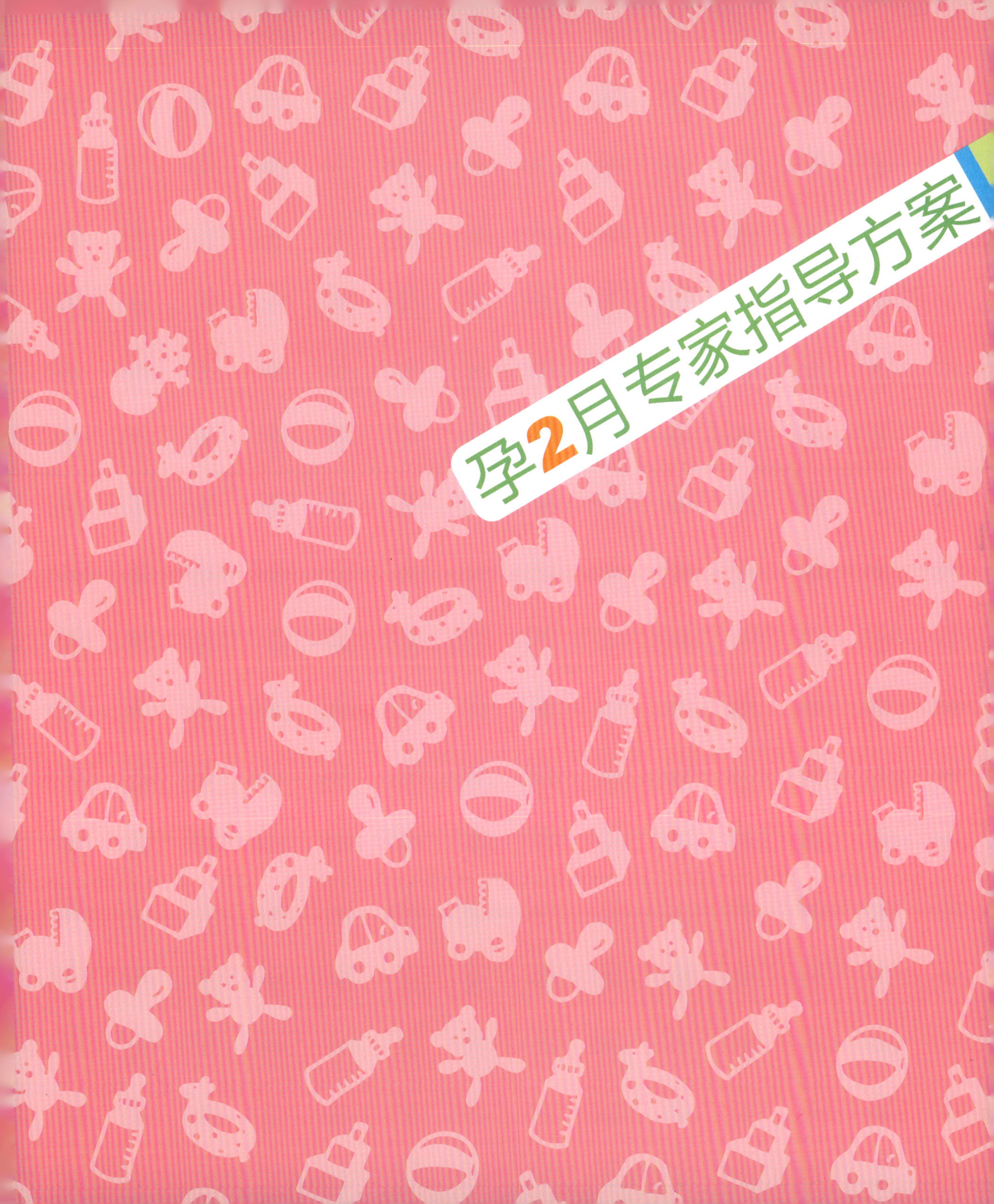
孕2月专家指导方案

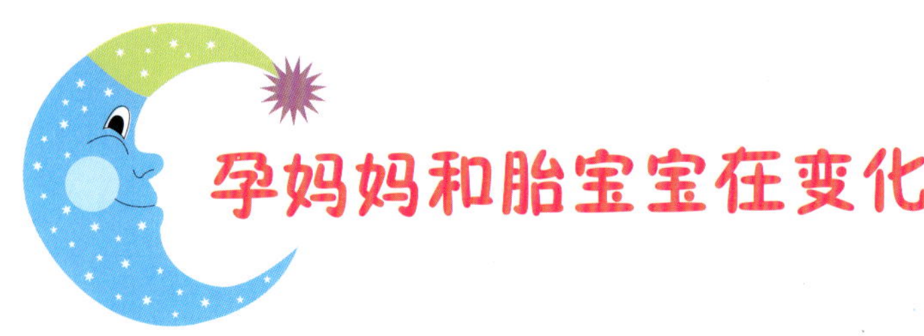

孕妈妈和胎宝宝在变化

第5周孕妈妈和胎宝宝的变化

月经还没有如期而至，你却在每天早晨起床后，有明显的恶心、呕吐的症状，并且易疲劳……那么，恭喜你，你怀孕了！快去医院作个检查，或者自己去购买验孕棒检查一下吧。

孕妈妈的变化

看上去你似乎还是没有什么明显的变化。你可能还会感到食欲旺盛、饭量增加；或者会觉得有轻微的恶心、呕吐，还会感到乳房发胀。这是正常的孕早期妊娠反应，不必担心。

胎宝宝的变化

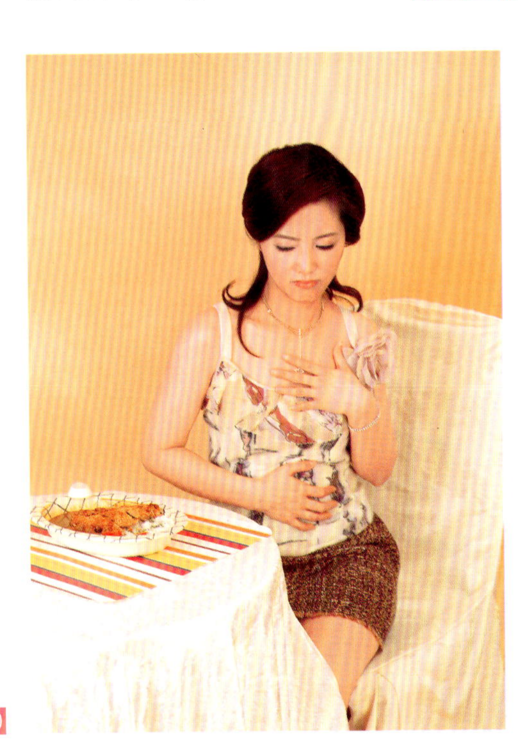

到这周，从外观上看，小胚胎很像个“小海马”，宝宝的各个感官在这个阶段形成雏形。

宝宝的四肢处开始形成肢体的幼芽。面部的器官也开始形成：小小的嘴巴初具雏形，嘴巴上的两个黑点，就是鼻孔了，视网膜及耳朵的组织结构、骨架均正在形成。宝宝主要的内脏如肾脏和肝脏开始生长，连接脑和脊髓的神经管也开始工作，原肠开始发育。宝宝的心脏开始有规律地跳动并开始供血。

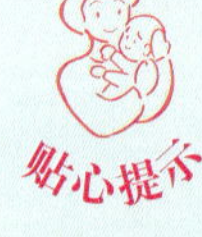

贴心提示

本周是胎宝宝大脑发育的关键期。到本周末，胎儿的中枢神经管从胚胎的底部伸展到顶部，它将形成脊髓和大脑。大脑的发育需要大量的叶酸，因此，你应该继续补充叶酸，不能间断。

如果你此前还没有开始补充叶酸，那么从现在开始也必须要大量补充叶酸了，具体补充量你可以咨询医生，也可以拨打本书封底的热线，我们的专家会根据你的具体情况给出合理的意见。

第6周孕妈妈和胎宝宝的变化

到这周，估计你已经可以确定已经怀孕的事实了。不过，兴奋之余，一定要记得作好孕期的保健，多学习孕期的营养、运动及分娩、产后护理等知识，从容自信地度过整个孕期。

孕妈妈的变化

50% 的孕妈妈在第 6 周开始会有晨起的不适，这种不适可能持续一整天。同时可能变得嗜睡及容易疲惫，会时常犯困，孕妈妈要适当调整自己的生活，增加休息的时间。

你还会出现一些怀孕的症状：如胸部开始感到胀痛、乳房增大变软、乳晕有小结节突出等症状。激素水平的改变及其他因素如肾脏的额外工作也会令你上卫生间的频率大增。

你可能会注意到体重稍有增加，不过你也可能因为早孕反应反而导致了体重减轻。

胎宝宝的变化

到本周末，胚胎会逐渐从一只“小逗号”长成一颗“蚕豆”。

胎宝宝的面部和五官在继续发育，看起来形状更明显了。四肢的幼芽更加突起，大脑及中枢神经系统以极快的速度继续发展和形成它们的复杂部分。脑下垂体腺、肺和肌肉纤维开始发育。宝宝的心脏已经开始划分心室，并进行有规律的跳动（已经可以跳到 150 次 / 分钟）及开始供血。

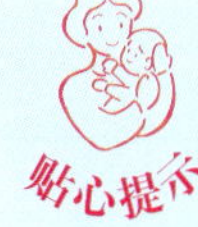

贴心提示

这个时期，孕妈妈可能会发生出血现象（内裤有血迹或便后有血），如果出血严重，像月经来潮一样，要立刻咨询妇产科医生，这很可能是流产先兆。

孕早期是流产发生率较高的时期，一定要注意安全，尽量少乘坐公交车或骑自行车，最好不要外出旅行。

第7周孕妈妈和胎宝宝的变化

你的情绪可能会变得糟糕起来，刚才还是眉开眼笑、十分甜蜜，转眼就乌云密布了，脾气不好点的还会大发脾气，对什么都不满意，你知道吗，其实这一切都是孕期激素捣的鬼哦。

孕妈妈的变化

你早晨起床后恶心的症状可能会加重，而且嘴里有一种说不清的味道；还有可能常常有饥饿的感觉，而且饥不择食地吞咽各种食物。这些都是正常的现象。

胎宝宝的变化

胎宝宝已经具有人的雏形，宝宝的脸在慢慢形成，头发、眼皮、舌头、耳朵这些“小零件”都在悄悄地发展和形成。胳膊肘和脚趾更加明显了，从B超上看，宝宝的四肢的形状看上去就像划船的桨，非常可爱。

此外，宫颈管口处已经形成了宫颈管黏液栓，开始封住颈口以保护娇弱的胎儿。连接孕妈妈与胎宝宝的生命纽带——脐带也已经形成，它将负责传送氧气和养分供宝宝生长发育。宝宝的心脏、脑部、消化系统、肌肉纤维和肺都在继续发育。一切都那么生机勃勃。

第8周孕妈妈和胎宝宝的变化

从现在开始到20周，胎儿将进入迅速成长期，并且在几个星期内就会有明显的轮廓。迫不及待的你在最近的产检时，可以通过B超看到宝宝的模样了。

孕妈妈的变化

恶心、呕吐等妊娠反应还在继续，你可能没什么胃口吃东西，但是现在不是控制饮食的时候，你还是应该尽量吃些有营养的食物，以此来保证有足够的养分为胎宝宝的成长做后盾。

你的乳房更加胀大，腰围也可能开始增大。子宫也增大了且变得很软，由于子宫的扩张压迫到膀胱，你去卫生间小便的次数可能会大大超过平时。

胎宝宝的变化

本周的胎儿可分出胎头、身体及四肢了，不过头部较大，与身体不成比例。手指和脚趾之间隐约出现了少量蹼状物。

现在的宝宝，皮肤还像纸一样薄，血管清晰可见；但所有的骨头和关节现在已经开始硬化了。奇妙的是，由于宝宝的骨髓还没有形成，所以目前只能由肝脏代替骨髓来产生大量的红细胞。

宝宝体内各种复杂的器官都开始成长，并逐渐具备了明显的特征。宝宝的生殖器也略显雏形——当然这会儿还看不出宝宝的性别。有趣的是，由于宝宝的腹部没有足够的空间，所以，到12周之前宝宝的小肠还只能突挤在脐带里。

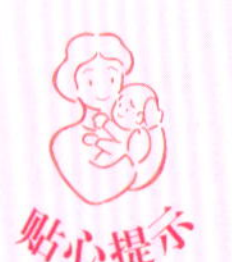

如果你在整个孕期都能保持一份良好的情绪，这将对你的产后恢复、宝宝的健康发育起到非常关键的作用。

从这周开始到孕期的第12周期间，你可以跟医生预约体检时间，并作好相应的体检准备，第一次产检时你可能需要照B超，以确定胎宝宝的胎龄，为生长发育速度提供依据。

孕期好营养，让胎宝宝更健康

孕2月营养规划

不能忽视的发育关键期

受孕后的3~8周是宝宝生长发育非常关键的时期，宝宝的神经系统、内脏、五官、四肢等器官，都会在这个月内形成雏形，你在这个月尤其要注意补充叶酸及其他维生素、矿物质、蛋白质、脂肪等营养素，并避免化学、物理、生物等可能致畸的因素。

我们建议你根据自身的体质状况来安排饮食。如果你孕前的营养状态很好，体质亦佳，一般说来，就无须再特意去加强营养。如果你孕前营养状况已欠佳，体质又较弱，就应该及早改善营养状况，把增加营养当成孕早期保健的一项重要内容。

少量多餐，克服孕吐

有了早孕反应的你应选择易消化、易吸收的食物，如烤面包、饼干、大米或小米稀饭及营养煲粥等。正餐时若没有胃口可以少量多餐，一天5~6餐，甚至可以想吃就吃。一定要吃早餐，而且要保证质量。恶心时吃干的，不恶心时吃稀汤。

如果你呕吐剧烈，可以尝试用水果入菜，如利用柠檬、脐橙、菠萝等做材料来烹煮食物的方法，来增加食欲；也可食用少量的醋来增添菜色美味。还可以试一试酸梅汤、橙汁、甘蔗汁等来缓解妊娠的不适。如果你发生了剧烈的早孕反应，频繁呕吐，不要掉以轻心，应该及早向医生请教，也许输液或其他医疗干预手段可以帮你渡过难关。

每天80克左右的蛋白质

可以考虑以植物蛋白代替动物蛋白，豆制品、蘑菇、坚果等食品也可以多吃一些。对于蛋白质的摄入，不必刻意追求一定的数量，但要注意保证质量。今天想吃就多吃一点，明天不想吃就少吃一点，或者不吃也可以，顺其自然。

保证碳水化合物和脂肪供给

碳水化合物及脂肪是为人体提供能量的重要物质，缺乏的话容易造成低血糖、能量不足、体重下降。如果实在不愿吃动物脂肪，也可以多吃些坚果、奶类来补充脂肪。

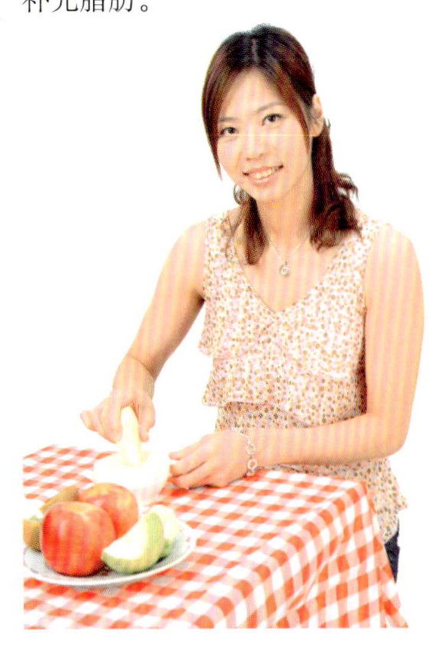

水果不能代替蔬菜

各种新鲜的蔬菜、谷物、水果等都可以提供各类维生素，但注意不要用水果代替蔬菜来补充维生素。维生素和矿物质如钙、铁、磷等微量元素不足时，可用保健药物补充。整个孕期要保证足量叶酸的摄取。这些都有利于胎儿的发育，预防畸形。

烹调中注意减少营养素流失

烹调过程中要尽量减少营养素的损失，洗菜、淘米的次数不能过多，不能用热水淘米。不要切后洗菜、泡菜，蔬菜在烹调过程中应急火快炒，与动物性食物混合烹调时应加少量淀粉，因淀粉中有还原型谷胱甘肽，对维生素C有保护作用。

警惕“异食癖”

许多孕妈妈会在孕期的头3个月有恶心、呕吐的症状，食欲不佳；但也有一些孕妈妈在孕早期有很强的吃东西的欲望。我们建议你偶尔可以屈从一下这个愿望，但千万记着营养均衡饮食，不可乱吃。如果你渴望的是“非食品”如冰块、黏土、颜料、头发或沙砾等，请立刻咨询医生，你很可能患了“异食癖”，意味着体内缺乏某种矿物质。

多摄维生素C，增强抵抗力

对孕妈妈来说，维生素C能够增强机体的免疫力，提高抗病能力，维生素C还可以促进钙和铁的吸收，能有效防止孕妈妈缺钙和铁。此外，维生素C还是很好的肌肤营养素，有助于肌肤的美白和保湿。

对胎宝宝来说，维生素C有助于皮肤、骨骼、牙齿以及造血器官的生长发育，如果在胎儿牙齿的形成时期缺乏维生素C，胎儿的牙质就无法正常形成，从而影响到牙基质的发育，并且导致宝宝出生后牙齿容易受到损伤、产生龋齿。

孕妈妈每天需摄入维生素C 100~130毫克，千万不要摄入过量，如果每天超过1000毫克，就会影响胚胎发育，长期过量服用就会导致胎儿在出生后发生坏血症。

补充维生素C的最佳方式是通过蔬果进行，含维生素C丰富的蔬果有：番茄、青椒、黄瓜、菜花、大枣、草莓、柑橘、猕猴桃等。

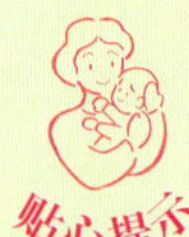

贴心提示

蔬菜要先洗再切，这样可以使溶于水中的维生素C的量减少；洗之前不要浸泡得太久；烹调时用热油急火快炒能够减少维生素C的流失，但不要煮得过久；能生吃的尽量生吃，以最大限度保留维生素C，如番茄、水萝卜。

如果食用蔬果仍然无法满足身体需求，可以服用维生素C制剂，不过一定要遵医嘱。

孕期怎么吃水果

孕妈妈在孕期吃水果很重要，水果可以帮助补充维生素，但是吃水果一定要适量，而且食用方法也需要注意，孕期吃水果的原则是：

1 每天食用水果最多不要超过500克，而且要尽量选择含糖量低的水果，不要无节制食用西瓜等高糖分水果。

2 吃水果最好在两餐之间。

3 水果中含有发酵糖类物质，因此吃后要漱口。

4 进食瓜果一定要注意饮食卫生，生吃水果前必须洗净外皮，不要用菜刀削水果，避免将寄生虫卵带到水果上。

建议非常喜欢吃水果的孕妈妈，最好在怀孕第24周到第28周时，去医院进行定期血糖测定，随时监控，避免妊娠糖尿病的发生。过量吃水果是导致妊娠期糖尿病的最大诱因，妊娠糖尿病如不及时控制，容易引发孕期感染、流产、早产，增加难产、产后出血的概率。

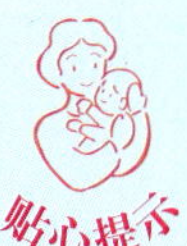

贴心提示

很多孕妈妈由于妊娠反应剧烈，于是依靠吃水果来减轻妊娠反应，或者在没有胃口的时候，选择用水果代替正餐，这样是不合适的，容易引起贫血。孕妈妈应尽量吃各种不同种类的食物，均衡营养。

有助于缓解孕吐的营养方案

孕吐反应会让孕妈妈变得没有胃口，食量骤减，为了照顾好胎宝宝，孕妈妈不能放弃营养，有什么方法既能保证营养，又不会引起孕吐呢?

1 多喝水

孕妈妈要每天保证1600~2000毫升的饮水量，最好早上起床后饮用1杯水（250毫升），上午、午餐后、下午、晚餐后、睡前各饮1杯，保证饮水量才能避免因呕吐造成的脱水。

孕妈妈在喝水的时候，还可以在水中加少量食盐，以预防孕吐造成的低钠现象。

2 吃些酸味食物

酸味食物能够开胃消食，减轻妊娠呕吐。建议孕妈妈适量吃一些番茄、杨梅、石榴、樱桃、葡萄、橘子、苹果等新鲜带酸味的蔬果。

特别要注意的是，孕妈妈要少吃山楂及其制品，山楂会加速子宫收缩，甚至引起流产。同时，人工腌制的酸菜、醋制品，营养成分基本遭到破坏，而且易产生致癌物亚硝酸盐等，对孕妈妈和胎宝宝的健康都不利，也要不吃或少吃。

3 准备一些开胃点心

由于胃口不好，孕妈妈正餐可能吃得很少，所以应该多准备些自己喜欢吃的开胃点心，只要妈妈觉得饿的时候可以随时吃一些。推荐的零食点心有：瓜子、红枣、板栗、巧克力、苏打饼干、烤面包、新鲜开胃的水果等。

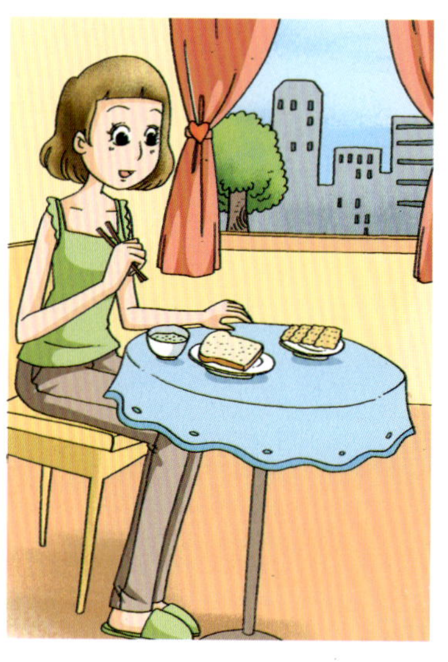

4 少食多餐

孕妈妈不必强制自己进食，能吃的时候尽量吃，想吐的时候就吐出来，吐完可以再吃，但一定不能不吃东西，可以少食多餐。

5 多吃一些清淡食物，尽量少吃煎炸等油腻的食物

选择的食物要易消化、易吸收，同时能减轻呕吐，如烤面包、饼干、大米或小米稀饭及营养煲粥，干食品能减轻恶心、呕吐症状，稀饭能补充因恶心、呕吐失去的水分。

孕吐期间一日营养食谱推荐

● **早餐：** 豆包或蒸饼 50 克，二米粥 1 碗（大米和小米 50 克），煮鸡蛋 1 个，蔬菜或咸菜适量。

● **加餐：** 牛奶 300 毫升，苹果 1 个。

● **午餐：** 面条 150 克，瘦肉 50 克，黄瓜 50 克，其他调料适量。

● **加餐：** 烤馒头片 50 克，橘子 1 个。

● **晚餐：** 米饭 100 克，鱼 100 克，番茄 100 克，胡萝卜 50 克，其他调料适量。

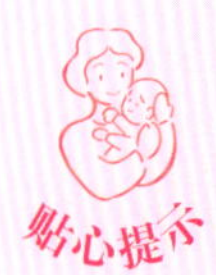

贴心提示

一些外形吸引感官的食物可能会令你获得意外的收获，如番茄、黄瓜、彩色柿子椒、鲜香菇、新鲜平菇、新鲜红果、苹果等，它们色彩鲜艳、口感清爽、富有营养，可诱发食欲。

素食孕妈妈怎么吃更营养

素食可以给身体带来一些好处，比如素食的孕妈妈血清中的高密度脂蛋白胆固醇高，低密度脂蛋白胆固醇低，这是有益健康的，此外还能摄取较多的维生素 A 和维生素 C，也能摄取较多的纤维质，防止便秘。

不过，素食也会带来一些坏处，由于长期不吃肉，通常会缺乏肉类中含量较多而素食中含量较少的营养素，如维生素 B_{12}、维生素 B_2 和维生素 D、钙、铁、蛋白质等，而这些营养素通常对胎宝宝的生长发育起着至关重要的作用。

素食孕妈妈的营养方案

吃素的孕妈妈如果掌握了一定的饮食原则，也能让肚子里的胎宝宝健康发育成长：

1 如果是全素者，就要采取氨基酸食物营养互补的方式，例如豆类、绿叶蔬菜与全谷类配合食用，或者豆类及其制品与坚果类食物（如花生、核桃）配合食用等。

2 广泛地食用各种食物，选择种类不同的蔬菜，尤其是要多食用深绿色蔬菜，以保证维生素 A、钙、铁的摄入量。

3 每天固定吃两份坚果类食物，以保证不饱和脂肪酸的摄入量。如有需要还得吃些微量元素以及矿物质等营养素片。

4 一日三餐要保证摄入水果，特别是维生素 C 含量丰富的水果，如猕猴桃、橙子等。

5 每天摄入一定量的粗粮和根茎类食物，例如糙米饭、全麦面包、红薯等，以保证热量、铁质及 B 族维生素食物摄入量。

6 不要食用加工和腌制食物，如腌萝卜、烟熏豆皮、榨菜等。

好孕美食推荐：芦笋

芦笋中含有丰富的叶酸，大约 5 根芦笋就含有 100 多微克，已达到每日需求量的 1/4。孕期的你多吃芦笋能起到补充叶酸的目的。

美食推荐

芦笋炒大虾

功效：补钙、助消化、促进神经系统发育。

准备：芦笋 250 克，明虾 8 只，虾皮 1 小把，蒜蓉、盐各少许。

做法：1. 芦笋洗净，切成小段；明虾洗净，去头尾，保留身体部位；虾皮拣去杂质，洗净后切成末备用。

2. 锅内放油烧热，放入蒜蓉爆炒，再放入明虾炒至表面颜色由透明转为红色，然后加入芦笋、盐，继续炒至芦笋变得翠绿，即成。

美食延伸

在西方，芦笋被视为上等珍贵、药食兼用的蔬菜，素有“菜中之王”的誉称。

选购时，以嫩茎新鲜、质地细密、顶端紧凑、色泽纯正为标准，不必追求精细。可鲜食、炒食、做汤等，尽可以根据自己的喜好来制作。

美食变化

清炒芦笋、上汤芦笋。

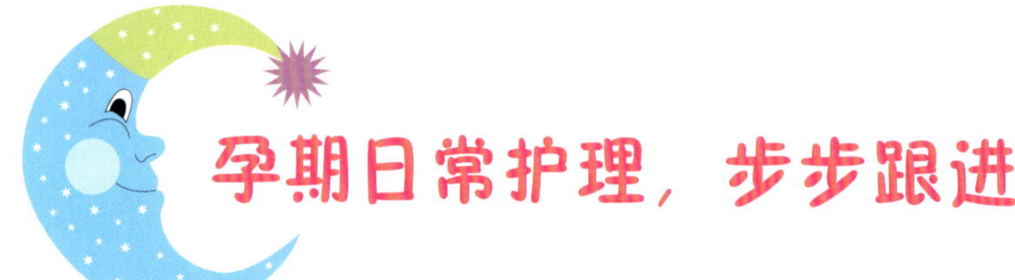

孕期日常护理，步步跟进

怎样防止先兆流产的发生

孕早期，胎盘的附着尚不牢靠，宫缩非常容易导致流产（在28孕周前或胎儿体重在1000克以下终止妊娠者都是流产）。

这里指的流产是自然流产，即因某种原因胚胎或胎儿自动脱离母体而排出。临床上以12周为界，将流产发生在孕12周前者称为早期流产；发生在12周后者称为晚期流产。

导致流产的原因很多，遗传基因缺陷、免疫因素、母体疾病因素甚至是环境因素，都可能引起自然流产。其实自然流产是一种淘汰缺陷胎儿的一种机制，不是完全有害的。因此，你不必为此忧虑。

孕期怎样做可防止先兆流产发生

1 生活有规律。起居应以平和为上，如早晨多呼吸新鲜空气，适当地活动，每日保证睡眠8小时，条件允许可以午睡一会儿。既不要过于贪睡，也不要太过劳累。养成每日定时大便的习惯，保证大便通畅，但避免用泻药。

2 注意个人卫生。多换衣，勤洗澡，但不宜选择盆浴。因为脏水和细菌会进入阴道引发感染。特别要注意阴部清洁，防止病菌感染；衣着应宽大，腰带不宜束紧；平时应穿平底鞋。

3 避免使腹部紧张或受压迫的动作，如弯腰、搬动重物、伸手到高处去取东西及频繁的上楼下楼等活动。

4 不要乘坐震动很剧烈的交通工具，如坐汽车时尽量坐在前排。

5 保持心情舒畅。自然流产是因为孕妈妈大脑皮层下中枢兴奋亢进所致，实验证明神经系统的机能状态对流产起着决定性的作用，因此妊娠期精神要舒畅，避免各种刺激。

发现先兆流产征兆怎么办

孕早期的你一旦发现以下先兆流产症状，应及时到医院就诊：

1 腹部一阵一阵疼痛，伴阴道不等量流血。

2 腰酸，并伴有下坠感。

如有组织块排出要带到医院检查，以区别排出的妊娠物是否完整，再决定是否需要刮宫。

此外，你还可通过阴道检查及B超检查，查看子宫大小是否与妊娠月份相符。如果检查时发现子宫内未见胚胎，说明胚胎发育不良，迟早会出血，需早作处理。

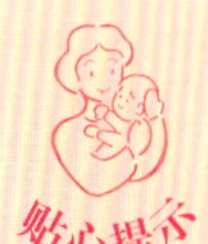

贴心提示

对有自然流产史的孕妈妈来说，怀孕3个月以内、7个月以后应避免性生活，习惯性流产的孕妈妈此期应严禁性生活。

怎样洗澡更安全

妈妈怀孕以后，由于机体内分泌的改变，新陈代谢逐渐增强，汗腺及皮脂腺分泌也会随之旺盛。因此，孕妈妈比常人更需要洗澡，以保持皮肤清洁，预防皮肤、尿路感染。

不过，孕妈妈洗澡时更需要注意安全，孕期洗澡安全要注意的几点是：

1 最好采取淋浴方式

怀孕后，阴道内乳酸含量降低，对外来病菌的杀伤力大大降低，泡在浴缸内洗澡容易引起病菌感染。

2 尽量避免到公共浴池洗澡

如果实非得已，应掌握好时间，尽量选择在人少的早晨去，此时水质干净，浴池内空气较好。孕后期就一定不要去了。

3 洗澡时间不要超过15分钟

时间过长不但会引起自身脑缺血，发生昏厥，还会造成胎儿缺氧，影响胎儿神经系统的正常发育。

4 在自家浴室洗澡时不要锁门

洗澡时要注意室内的通风，避免晕厥，最好不要锁门，以防万一晕倒、摔倒可得到及时救护。

5 水温应控制在38℃左右

水温过热易使母体体温暂时升高，破坏羊水的恒温，对胎儿的脑细胞造成危害。水温过凉可能会有流产的危险。

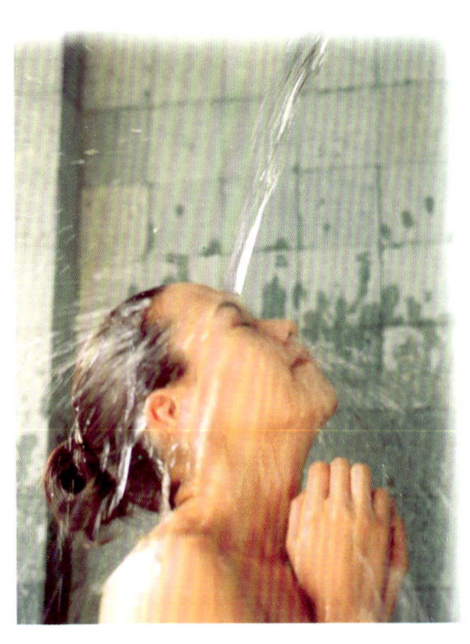

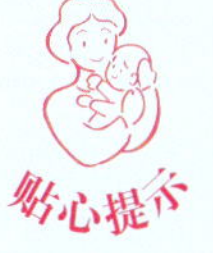

贴心提示

孕妈妈清洗乳头要用温水，不可用力牵拉乳房及乳头，不可用力搓揉，可在浴后抹些橄榄油，可使乳房皮肤滋润而有韧性。会阴部应每天都用清水冲洗，大便后最好清洗肛门，洗去肛门皱褶中的污物，这可有效防治痔疮。

孕期夏季该怎么正确地防晒

进入孕期之后，你体内的新陈代谢加快，皮肤的血液循环增加，同时也会变得脆弱，很可能会因为紫外线的影响而令皮肤的色素沉着加重，面部出现色斑、雀斑、妊娠性肝斑等明显的色素沉着。如果注意防晒，可以在一定程度上防止这些色斑的颜色加深。

防晒应以物理性的为主，外出时可撑把遮阳伞、戴顶帽子、穿薄长袖，或配合擦上防晒系数15左右的防晒乳液，防晒系数太高可能会使皮肤产生黏腻感，一般不建议孕妈妈使用。

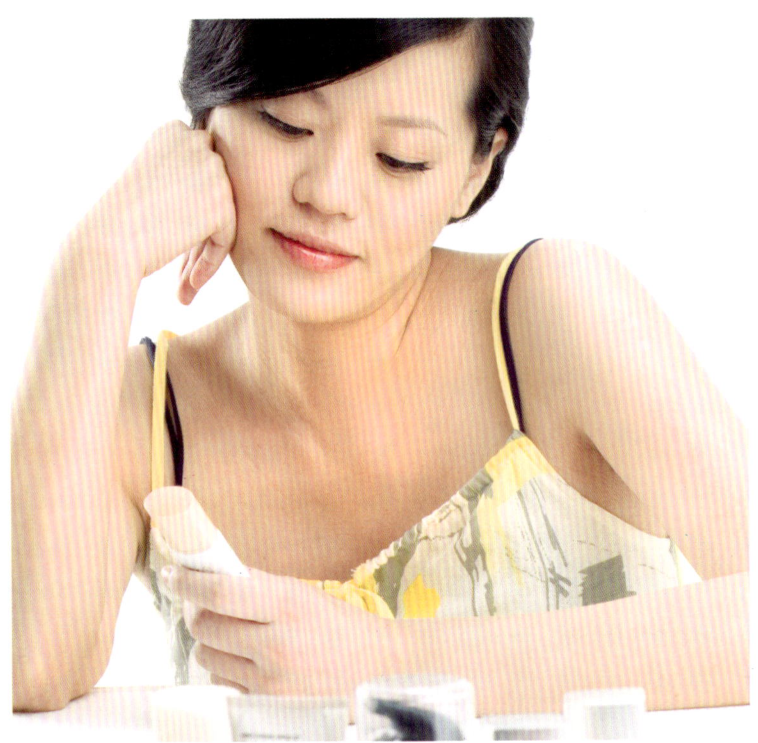

市面上防晒产品琳琅满目，为安全起见，孕妈妈可事先与医生讨论。

一般来说，要挑选合适、安全的防晒品，首先就要避免以下不安全的防晒产品：

1 含防腐剂、芳香化合物、色素的防晒品

它们是引起皮肤过敏的三大物质。香料成分越复杂，用量越大，刺激越重，越容易引起皮肤过敏和光敏反应。

2 具有美白功效的防晒品

因为一些具有美白功能的防晒品中添加了有害金属元素如汞、铅、砷或使用了大量研细的钛白粉，对你和胎儿的健康都不利。

3 具有速效嫩肤功效的防晒品

这种防晒品很可能添加有激素，长期使用激素防晒产品，会使细胞受损，皮肤就离老化越来越近。

最后，不要选择防晒值高的防晒品。SPF值越高防晒的效果越好，但SPF值越高，刺激性就越强，容易导致肌肤干燥。

如果你对所有的防晒产品都不放心，那么我们建议你平时做好脸部的清洁工作，同时每日摄取足够的维生素C也很重要，减少黑色素细胞的活动。这同样可以起到美白皮肤的作用。

孕期冬季取暖二三事

刚刚送走酷热的夏季，寒冷的冬天便虎视眈眈而来，孕妈妈如何做好冬天的安全保暖工作呢?

在大风、寒潮的冬季，孕妈妈要尽量避免出门，如果出门，一定要做好防寒保暖工作，由于身体比较笨重，所以孕妈妈防寒保暖的装备一定要轻便：

首先，应该为自己挑选一套保暖效果好的内衣，相比于厚重的棉质内衣，羊毛保暖内衣的保暖效果好而又轻便，更适合孕妈妈。

其次，外套应选择羽绒服，不仅轻便柔软，防风保暖效果也好。最好选择中长款能盖住腰身的羽绒服。

另外，围巾也是不可少的，因为人体大部分的热量是从头部和颈部散发出去的。所以，孕妈妈一定要系上围巾，减少热量的散发。

俗话说，寒从脚起，冬季孕妈妈最好选用平底并且减震效果好的短靴子，从室外进入室内时，及时更换柔软的棉拖鞋。

在室内时，孕妈妈也要注意取暖设备的正确使用，确保安全：

1 使用空调取暖时，应该时不时地开窗通风换气，如果使用空调的时间较长，要经常将窗户留一个3~4厘米的缝隙。

空调的温度不要调得太高，保持室内温度在21℃~23℃就可以了，建议孕妈妈买一个温度计。如果采用煤炉取暖，更要保持室内空气畅通，以免煤气中毒。

2 不要采用电热毯取暖。一方面电热毯会放射出强烈的电磁辐射，另一方面电热毯的持续高温，会导致胚胎中的蛋白质发生变形，影响胎宝宝的健康。

3 睡觉时如果觉得冷，不妨用热水袋来取暖，随着热水袋温度的不断下降，人体会不停地产生更多的热量来维持温度，以提高抵御寒冷的能力。

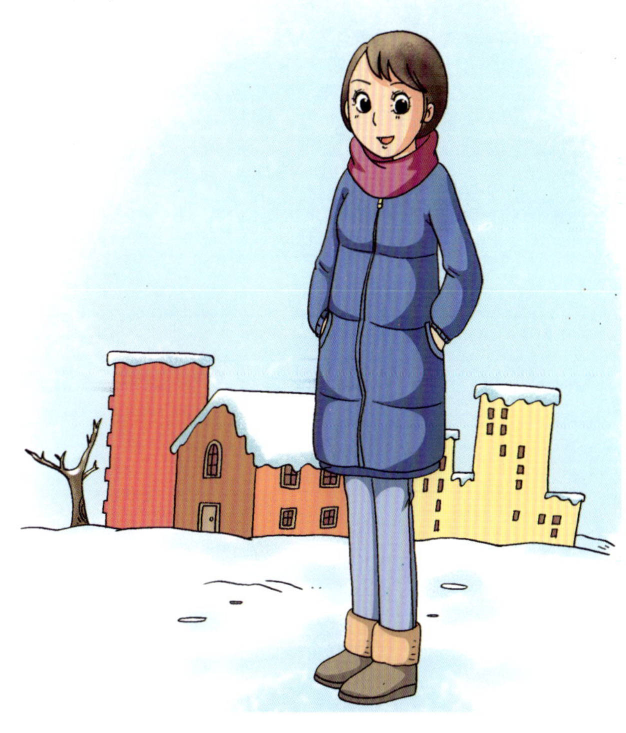

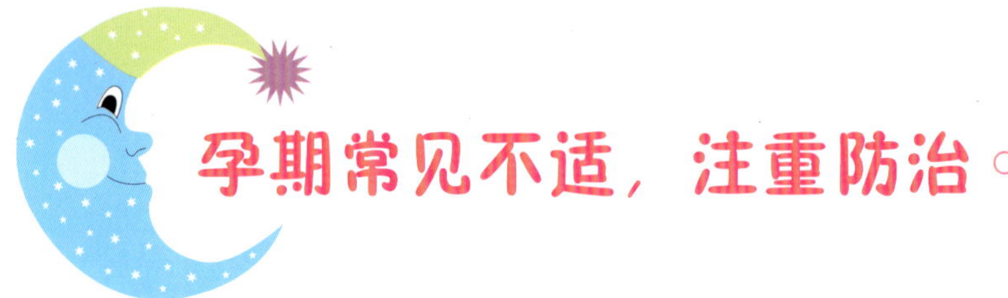

孕期常见不适，注重防治

克服早孕反应

约一半的孕妈妈都会有早孕反应，一般表现为早晨起床后感到恶心、呕吐，部分孕妇的早孕反应可能会持续一整天。孕早期的呕吐主要是由于绒毛膜促性腺激素的升高、黄体酮增加引起胃肠蠕动减少、胃酸分泌减少引起消化不良等原因造成的。有时也会受精神上的不良影响，可能会发生在一天中的每一个时刻，是怀孕的正常表现。

以下几点建议可帮助孕妈妈缓解和克服早孕反应：

1 远离厨房的油烟味，那种气味会加重孕妈妈的早孕反应，如果情况允许，让家人为你准备一日三餐。如果需要自己做饭，建议在做饭时加强厨房的通风状况，打开窗户或排风扇。或者干脆改用无油烟厨具烹调。

2 适当参加一些轻缓的活动，如室外散步、做孕妇保健操等，都可改善心情，减轻压力，缓解早孕反应。相反，如果活动太少，恶心、食欲不佳、倦怠等症状就会更为严重，常此以往便形成恶性循环。

3 起床或站起来时动作要慢，刚吃完饭时不要马上躺下。饭后刷牙。清晨刷牙经常会刺激产生呕吐，不妨先吃点东西再刷牙。

4 尽量避免待在温度过高的地方，因为太热的空气会增加恶心的感觉。

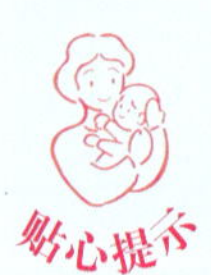
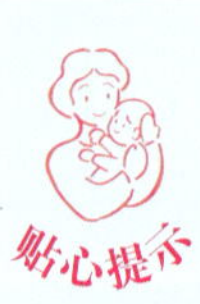

贴心提示

孕妈妈在孕吐期间不要做一些剧烈的运动，否则会加重孕吐，孕吐期间要少做点家务，多点休息时间，在床边放些营养饼干或其他干粮，醒来之后就可以吃点东西。

妊娠剧吐的防治

在孕早期，将近一半的孕妈妈会出现食欲不振、轻度恶心、呕吐、头晕、倦怠等症状，这是妊娠反应。早孕反应是一种生理现象，一般对生活与工作影响不大，不需特殊治疗，多在怀孕第12周前后自然消失。

然而，也有一部分孕妈妈妊娠反应严重，出现恶心、呕吐频繁，不能进食，这称为妊娠剧吐，妊娠剧吐是一种病理情况，会影响你的身体健康，并造成胎儿生长发育不良，甚至威胁到母婴生命安全，因此你要引起重视。

妊娠剧吐的表现

1 呕吐频繁，不能进食，呕吐物中有胆汁或咖啡渣样物。

2 由于长期饥饿，你会明显消瘦、极度疲乏，皮肤、黏膜干燥，眼球下陷，脉搏增快，体温轻度升高，甚至血压下降。

妊娠剧吐的防治

如果你在孕期发生的妊娠剧吐，一定要及时就医，并在医生指导下积极治疗。此外，防治妊娠剧吐你还需要注意的是：

1 发生妊娠剧吐后，在积极治疗的同时，进行一些必要检查，排除葡萄胎、急性病毒性肝炎、胃肠炎、胰腺炎或胆道疾患的可能。

2 你要解除思想顾虑，保持情绪平稳、愉快，并注意休息。必要时需住院治疗。

3 适当改变饮食时间，少量多餐，多换花样。

4 如积极治疗仍无好转，可考虑终止妊娠。

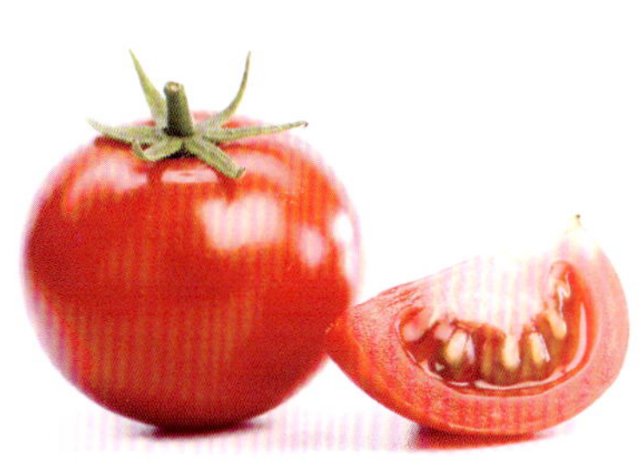

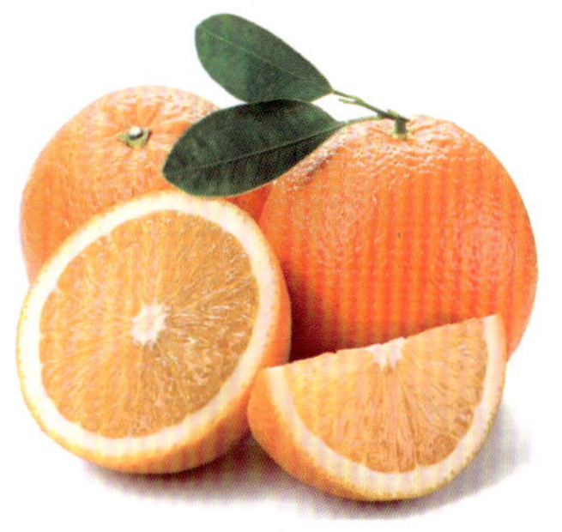

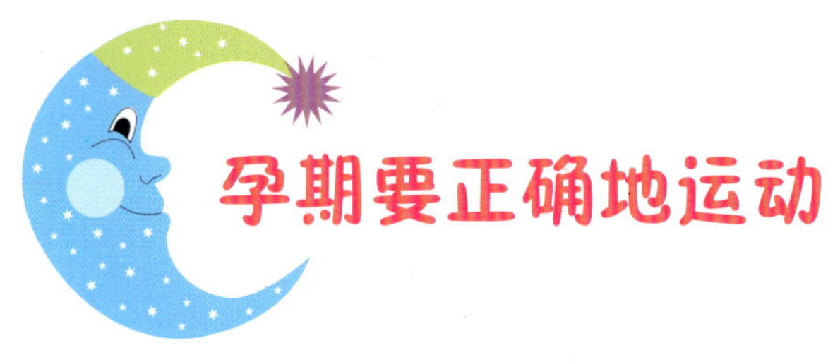

孕期要正确地运动

做些低强度有氧运动

低强度的有氧运动对孕妈妈来说比较安全，还可以帮助孕妈妈改善妊娠期间的各种不适症状。

除了游泳，慢跑、快步走、跳简单的韵律舞等一些有节奏性的有氧运动可以每天定时做一两项，孕妈妈可以在家跟着DVD进行运动，也可以选择专门为孕妈妈量身开设的健身班，和其他准妈妈一起做运动。如果孕妈妈参加的是普通的有氧训练班，一定要让指导老师知道你已经怀孕了，指导老师可以照顾你的情况，调整那些对于你来说太剧烈的动作。

低强度的有氧运动，全过程中没有高踢腿、跳跃、单脚着地等动作，将关节的受压降到最小，孕妈妈可以在整个孕期坚持锻炼，并随着孕晚期的临近而逐渐减少直到停止。

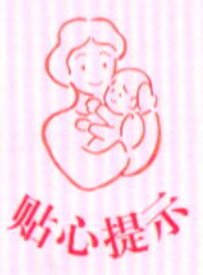

贴心提示

如果孕妈妈的盆底功能不好，即使是低强度的有氧运动也可能导致漏尿，在运动时，准妈妈要收紧盆底肌肉，以避免发展成小便失禁。

在运动过程中，可能会加大关节的负担，这里有一些可以帮助孕妈妈避免压迫关节的技巧：

1 不要突然性地快速改变方向。

2 做弯腰的动作（动作不要太大）时，保持盆骨的稳定和重心。

3 做抬膝盖的动作时，臀部保持水平，腹部向后收。

4 不要在高举手臂时抬膝盖，这个动作会给准妈妈的下背部和骨盆关节造成不必要的压力。

加强肌肉群力量的练习

由于初期容易孕吐，体力较差，所以，你的运动应该从缓和方式入门，然后慢慢锻炼自己的体力。下面的两套动作就是专门为孕早期的你设计的，可以很好地锻炼到你的手部、腿部以及骨盆附近这些平时不容易锻炼到的肌肉群。

1 坐在地板上，双手并拢，手臂与身体成90°，然后用力向外扩张，期间保持手臂与身体垂直，最后双手回来并拢。可重复练习6~8次。

2 躺在地上，单腿膝盖弯曲，接着膝盖往侧下压，然后缩回原状，可重复练习6~8次。然后换另一条腿练习6~8次。

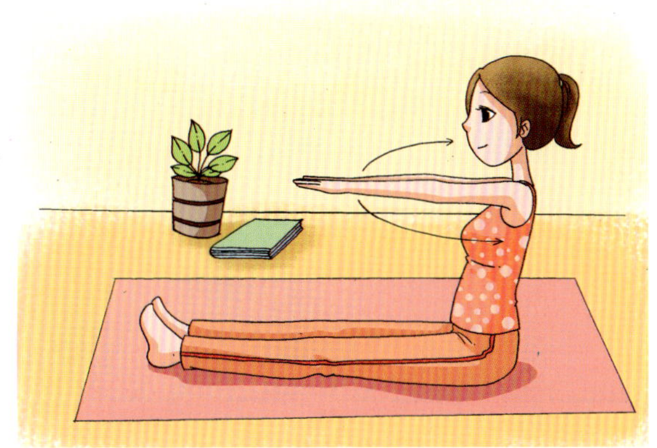

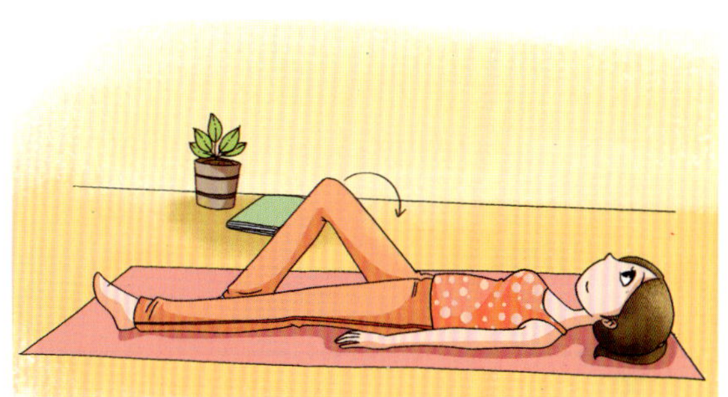

增加会阴肌肉力量的凯格尔运动

凯格尔运动也叫骨盆底收缩运动，是一套可以用来增强骨盆底肌肉力量的练习，还会增强阴道的弹性，让产后的性生活更加幸福。

见效时间

至少要持续6周。

练习频率

每天做几次，并逐渐增多肌肉收缩次数和收缩强度，长期坚持。

练习步骤

1 找到双腿之间的耻骨、尾骨肌——收缩直肠与阴道时可以感受到这两块肌肉的存在。

2 洁净双手，仰卧于床上，将1根手指轻轻插入阴道，此时尽量将身体放松。

3 主动收缩肌肉夹紧手指，在收缩肌肉时吸气，你能够感到肌肉对手指的包裹力量，当放松肌肉时呼气。

反复几次，每次肌肉持续收缩3秒钟，然后放松3秒钟。做10个3秒钟后拿出手指，继续练习放松收缩肌肉，同时集中精力感受肌肉的收缩与放松。练习时如果能够收缩与放松自如，可以进行从收缩到放松的快速转变练习，达到1秒钟内可以收缩放松各1次。

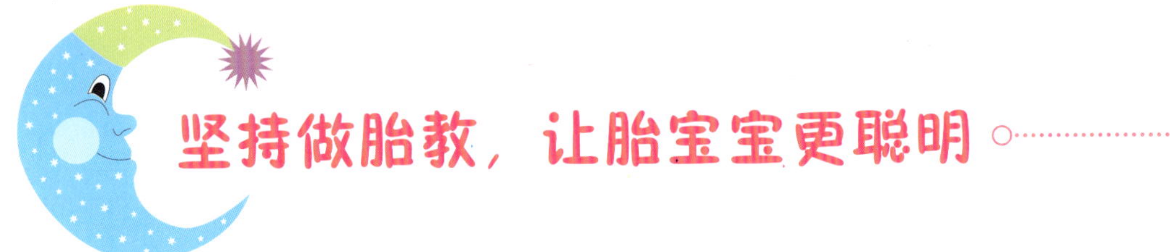

坚持做胎教，让胎宝宝更聪明

可行的建议：做个胎教教案

胎教是一项需要贯穿于整个孕期的计划，一些需要你坚持的好习惯也可纳入胎教范围。在孕期，由于激素的原因，你的记性可能没有孕前那么敏锐了，常常会忘记一些事情，那么，何不将每天的主要胎教内容做成方便记忆的教案形式呢？也很方便对照执行。有利于自我监督及效果的检测。

下面我们给孕妈妈制作了一个参考教案，你可以直接采用或根据自己的需要制作更合适的教案：

胎教时间		胎教计划
上午	7:00	起床
	7:00 – 7:30	出去散步
	8:00 – 9:00	吃早餐、饭后休息
	9:00	进行音乐胎教：上午可以听一些让人神清气爽的音乐。例如民族音乐《江南好》；之后听一些对开发胎儿大脑有好处的音乐，例如贝多芬的《献给爱丽丝》
	10:00	进行语言胎教和抚摸胎教：一边抚摸胎儿一边向胎儿问好，或者朗诵诗歌给胎儿听
下午	3:00 – 4:00	再进行一次音乐胎教，下午可以选择一些抒情性很强的民族音乐，如《春江花月夜》《平沙落雁》等
晚上	7:00 – 8:00	出门散步，一边散步一边将自己的所见告诉胎儿，是一种很好的语言胎教
	8:00 – 10:00	和家人一起看电视聊天，和谐愉快的气氛是一种很好的情绪胎教
	10:00 – 11:00	准时睡觉，同时进行抚摸胎教和语言胎教，一边抚摸胎儿一边讲童话故事

给孕妈妈的情绪调节建议

首先，你应该接受自己怀孕的事实，将妊娠纳入自己的生活计划，多学习一些孕产方面的知识，对妊娠过程中出现的各种生理现象有正确的认识，并为进入母亲角色作好心理准备。

对于孕期出现的各种问题，应该重视避免惊慌。有疑问时可以问一问有妊娠经历的前辈、朋友或者查阅书本，还可以向医生咨询。

如果你发生了与别人不一样的妊娠现象，只要不会危及你和宝宝的健康，也不要过分担心。因为人与人之间存在个体差异，在正常范围内出现小小的差异是不足为奇的。

日常生活中要多看积极的、高尚的、乐观的事物，给胎儿以有利的影响。

多和准爸爸、父母作良好的沟通，把你的需要明确地告诉他们，争取到你最需要的家人的关心和帮助。

必须独自面对问题时，可以用记孕期日记的方法，把自己的身体变化，准备做母亲后的心路历程，怀孕各期的心情、烦恼和感受，把胎儿的成长、变化，包括她（他）的胎动、踢腿、打嗝、游戏都记录下来，这也是排解你忧虑情绪的好方法。

善用音乐平复焦虑情绪

音乐对于平复焦虑情绪十分有用，它不但能够让人的肌肉松弛，也可以使人的精神放松，心情变得愉悦、平和，压力得以释放。

研究表明，如果孕妈妈每天听30分钟轻松愉快的音乐，能够使孕期紧张、焦虑的情绪得到有效缓解，使心境变得美好，并将这种信息传递给胎儿，让胎儿能够健康生长。

适合孕妈妈听的音乐有

1 柔和平缓、带有诗情画意的音乐能够镇静情绪，如《春江花月夜》《平沙落雁》。

2 旋律欢快、优美的音乐，尤其是描写春天的曲子，能让人看到希望，感受到活力，解除忧郁，如《喜洋洋》《春天来了》《春之声圆舞曲》。

3 清丽的抒情音乐能够消除疲劳，如《假日的海滩》《锦上添花》《水上音乐》。

4 曲调激昂、引人向上的音乐具有振奋精神的作用，如《娱乐升平》《步步高》。

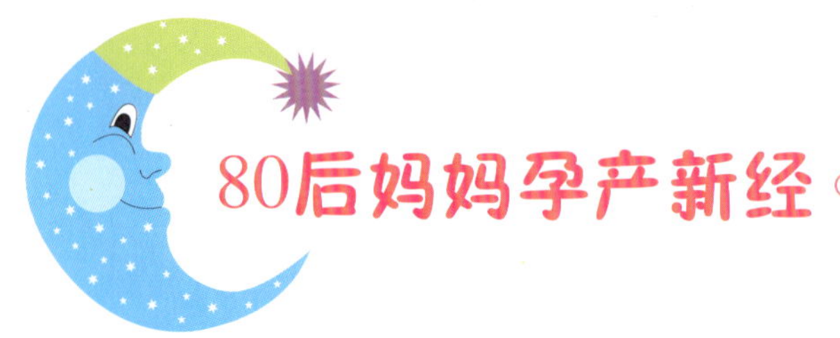

教你怎么给孕期护肤品把关

让自己在孕期拥有好气色，必要的护肤品是不可缺少的，孕妈妈要学会给自己使用的护肤品把把关，下面我们给孕妈妈介绍几个比较有用的测试方法：

洗面奶的测试

通常而言，碱性太强的洗面奶都有很好的清洁力，可是对皮肤却有很强的刺激性，容易造成皮肤角质层变薄，变敏感，孕妈妈要择酸碱适度的洗面奶，因为这样的洗面奶性质比较温和，不会刺激皮肤。

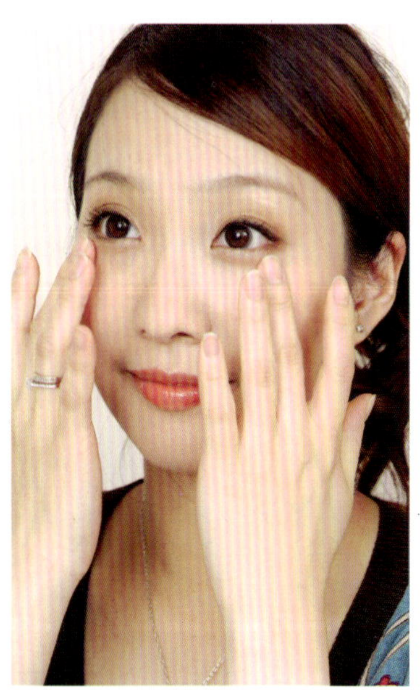

测试洗面奶是否酸碱适中的方法

可以拿一张 pH 试纸，取少量洗面奶涂在试纸上，若是试纸在几分钟之后变成了蓝色，就表示此产品碱性很强，怀孕时不能再使用；如果试纸未变颜色，说明此产品的酸碱度适中，怀孕时可以继续使用。

贴心提示

如果洗面奶说明上写有“有丰富泡沫”字样，也表示该产品碱性较强，因为含碱性成分的洗面奶在洗的时候通常都有比较丰富的泡沫。

化妆水的测试

看化妆水是否适合怀孕时使用。与测试洗面奶的原理和方法差不多。

测试方法

借助于 pH 试纸，滴 1~2 滴化妆水到试纸上，测试结果若是接近皮肤的酸碱值 5.5，就说明此产品温和无刺激；如果测试结果大于 7，就表示此产品碱性成分很多，对皮肤有很强的刺激。

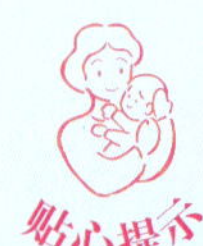

贴心提示

挑化妆水时可以打开瓶盖闻一下，如果闻到一股明显的酒精味或香味浓烈，说明其中含碱性成分较多或添加了很多香精成分，不宜购买。

一些适合孕妈妈的护肤用品

1 甘油

甘油温和无刺激，安全性也好，就算是敏感性皮肤的孕妈妈也可以放心使用，它不会对胎儿产生不良影响，而且它的滋润、保湿效果非常好。不过在使用时要将甘油进行稀释，通常是用甘油和纯净水按 1 ∶ 20 的比例混合就可以了。

怀孕时孕妈妈既想护理皮肤，可又怕护肤品对胎儿不利，不妨用甘油来代替护肤品。

2 橄榄油

橄榄油有很好的保湿、防晒的作用，并且不含香精成分，被称为“液体黄金”，孕妈妈可以放心使用。平时出门的话，也可以在洗完脸后抹一点，能保湿防晒。

3 婴儿用护肤品

婴儿用的护肤品专门针对皮肤娇嫩的婴儿设计，几乎没有什么刺激性，很温和，孕妈妈在孕期使用婴儿用的安全皮肤护理品也是比较好的选择。

孕期洗脸美容经

怀孕后的你应该尽量少使用化妆品，尤其不要浓妆艳抹，以免这些化妆品中的有害物质影响宝宝的健康。不过，还是应该挑选一些安全的护肤品，在孕期做好皮肤护理工作的。专家指出，孕期护肤最重要的环节，就是做好脸部的清洁工作——洗脸。

以下是我们给出的 3 点洗脸建议：

1 水温控制在 34℃左右。将开水凉至 34℃左右洗脸。此水的性质与生物细胞内的水十分接近，不仅容易透过细胞膜，溶解皮脂，开放汗腺管口使废物排出，而且有利于皮肤摄入水分，使面部柔软细腻富有弹性。

温度过低（低于 20℃）对于皮肤的滋养不利，可以引起面部血管收缩，使皮肤苍白，枯萎多皱。如果高于 38℃，则可引起血管和毛孔张开，使皮肤松弛无力，容易出现皱纹，使血管的弹性减弱，导致皮肤淤血，脱脂而干燥。

2 洗脸要用软水，而不能用硬水。软水是指河水、溪水、雨水、雪水、自来水。硬水是指井水、池塘水。因为地下的硬水富含钙、镁、铁，直接用硬水洗脸，可以使皮肤脱脂，变粗糙，毛孔外露，皱纹增多而加速皮肤衰老。硬水要通过煮沸使之软化后再用。

3 为保持脸部的清洁，应该每天多洗几次脸。

快速帮胎宝宝推算出血型

你一定对自己未来的宝宝充满了好奇心吧！你可能已经学会怎么推测宝宝会遗传你和准爸爸的哪些身体特征了，其实，宝宝的血型也是可以大致推算出来的遗传特征。

血型的遗传规律形成了一个固定的遗传模式，已知你和准爸爸的血型，就可以推测出宝宝的血型。

人的血型按ABO系统可分为A型、B型、O型和AB型四种。A型者的红细胞上有A抗原，B型者有B抗原，O型者无抗原，AB型者有A抗原和B抗原。如果母子血型不合，可使母体产生抗体，达到一定量时会导致胎儿及新生儿发生溶血症。这也是前面准妈妈检测血型的目的所在。

当准爸爸准妈妈的血型一样时，宝宝的血型与爸爸妈妈一样。不同血型的准爸爸妈妈，可以按照下表对宝宝的血型作一个推测：

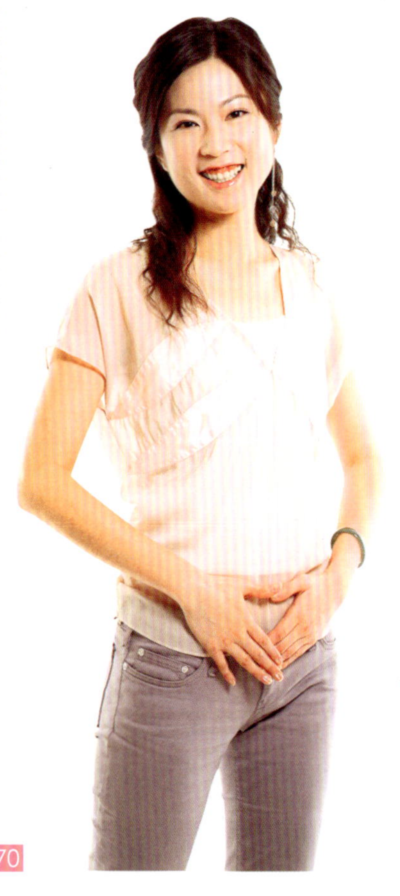

父母血型	子女可能血型	子女不可能血型
A*A	A，O	B，AB
A*O	A，O	B，AB
A*B	A，B，AB，O	
A*AB	A，B，AB	O
B*B	B，O	A，AB
B*O	B，O	A，AB
B*AB	A，B，AB	O
AB*O	A，B	AB，O
AB*AB	A，B，AB	O
O*O	O	A，B，AB

专家热线，给胎宝宝最好的呵护

孕吐会影响胎儿吸收营养吗

这个担心是多余的。胎儿真正需要营养是在孕28~36周，而怀孕初期，胚胎主要处在细胞分化阶段，并不需要额外增加热量的摄取，只要体重没有减轻太多，或没有出现脱水、电解质不平衡或酮酸中毒的现象，就不会影响到胎儿的生长。

和宝宝的血型可能不合，怎样预防溶血症

在1~12周内，去医院作一次常规的产检，产检时医生会检查你的血型，以备生产时输血，并为可能的胎儿宫内死亡、新生儿核黄疸或新生儿溶血症情况作准备。

溶血症往往发生在怀孕初期发生过先兆流产，或者怀第二胎的孕妈妈身上，所以，如果以前有不明原因的死胎、流产、新生儿重度黄疸史的话，打算再要宝宝的时候，应该提前去大型的医院进行血型检查，检测体内抗A抗B抗体的情况。

属于高危情况的孕妈妈怀孕后，应定期检测，一般一个月就要进行一次复查。

如果妈妈属于容易导致溶血病类型的，可在孕前根据医生的指导先进行中药治疗来降低抗体，在孕期也要按照医生的要求定期检查，并做好相应的防治工作。

孕早期可以有性生活吗

最好禁止。

孕早期胎盘的附着尚不牢靠，性生活引起的宫缩非常容易导致流产。如果你有流产先兆，孕早期最好避免性生活。即使你一切健康，性生活也要以安全为第一守则。

总是担心上班时孕吐尴尬，怎么办

当你开始出现早孕反应时，可以事先跟领导同事说明一下，好让他们有一个心理准备，当你突然出现恶心、呕吐时，他们才不至于觉得莫名其妙，而你也不至于很尴尬。

平时要在办公室的抽屉里准备好塑料袋和毛巾，漱口水，以备孕吐时使用；开会前可以吃个苹果，带上手帕，当感觉到恶心时，拿出手帕来闻一闻。如果卫生间离办公室比较近，发生孕吐时也可以立刻去卫生间，以避免尴尬。不妨在办公室里放一些苏打饼干，苏打饼干能够中和胃酸，减轻孕吐的不适感觉，当感觉不舒服时就吃一些，以缓解不适的感觉。

听说搪瓷杯含铅，用它喝水会伤害到胎宝宝吗

严格地说，孕妈妈可以用搪瓷杯喝温水，但不能喝热水、热饮料、热汤、酸性饮料或进食其他酸性食物，以防各种有毒金属元素对母体和胎儿造成危害。

搪瓷器皿表面的瓷是由硅酸钠与金属盐组成的，其中铅含量很多，还含有铋、镉和锑等有毒金属元素。搪瓷器皿经4%的醋酸浸泡，即可渗出一定量的铅、镉等有害元素。经过100℃温度和一定时间煮沸，也可溶出一定量的铅和镉。铅可引起人体中枢神经系统的损害，从而导致行为改变，还能引起小细胞性贫血。镉能抑制并破坏体内许多酶系统的活性，并有致癌危险。此外，搪瓷所含的铬、锡、铋、锑等均属有毒金属。

由于胎儿目前正处在发育阶段，孕妈妈若接触铅等有害物质，很容易造成畸胎，甚至死胎，因此建议孕妈妈最好是在孕早期改用玻璃杯喝水，另外，塑料杯也容易将有害物质释放到热水中，不建议孕妈妈使用。

怕宝宝听不到音乐，可以把收音机、音箱贴在肚皮上给他听吗

这样是不行的。

其实，现在胎宝宝还没有听力，不需要听音乐，主要是孕妈妈来听，到第5个月才是听音乐的时机，即使是给胎宝宝自己听音乐，也不能贴在肚皮上给他听，这样会损害胎儿的听力，收音机、音箱要放在距离准妈妈1米外的地方，音量也不能太大，调到总音量的1/4处就可以了。

要提醒孕妈妈的是，音乐胎教的宗旨是要让音乐来唤起准妈妈的美好情感，从而将这种情绪传达给胎儿，对胎儿造成积极的影响，而不是一定要让胎儿听到音乐声。

多吃水果会对宝宝皮肤好吗

这种想法是不对的。

胎儿的皮肤颜色是受父母遗传基因影响的，与父母皮肤好坏有直接关系。宝宝的皮肤在怀孕的那一刻已经决定好了，并不见得是由妈妈孕期吃的水果多少决定的。

此外，大量无节制地吃水果会增加妊娠期胰岛素的负担，导致后来代谢异常的可能。

但不可否认，水果中富含维生素，多吃水果确实对你和胎儿都是有很大好处的。水果中丰富的维生素更是对宝宝大脑的发育起着关键作用。因此，你在孕期若能坚持适量食用水果的话，对胎儿的先天素质发育是有利的。

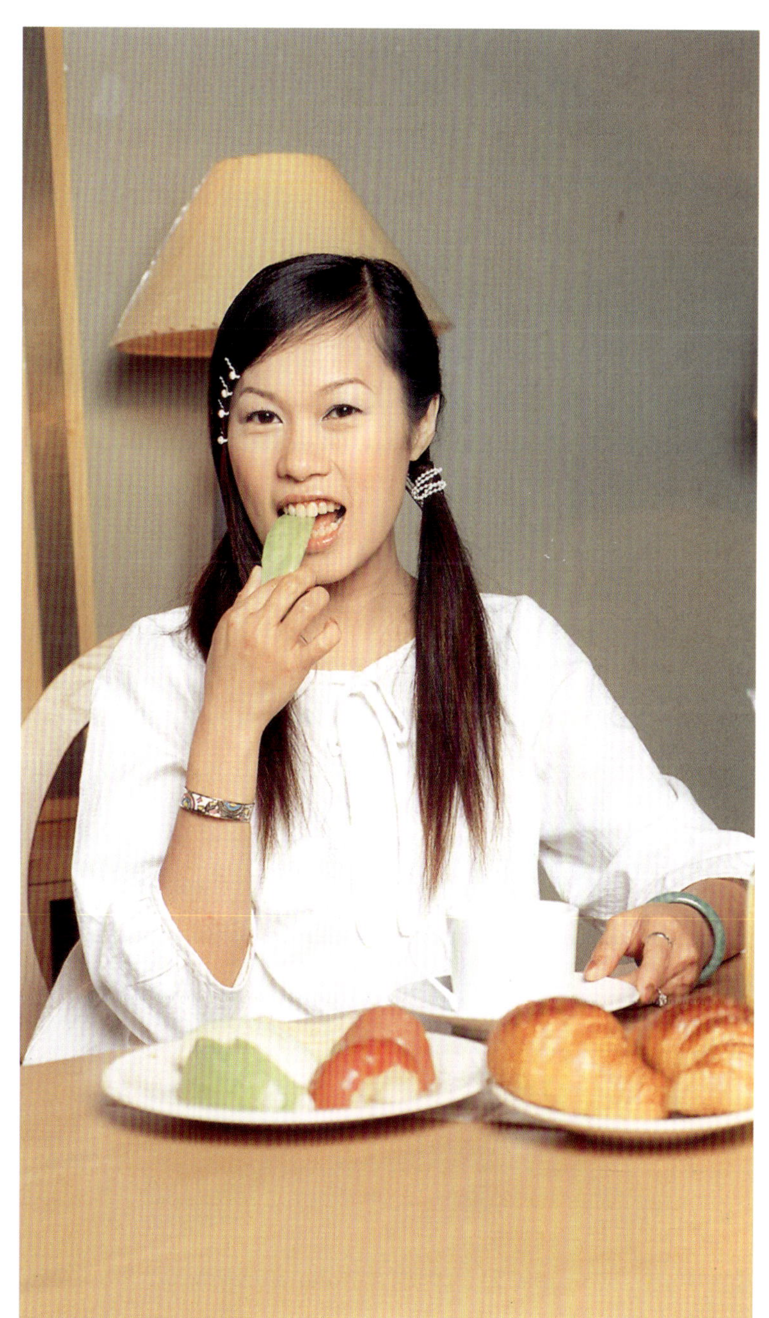

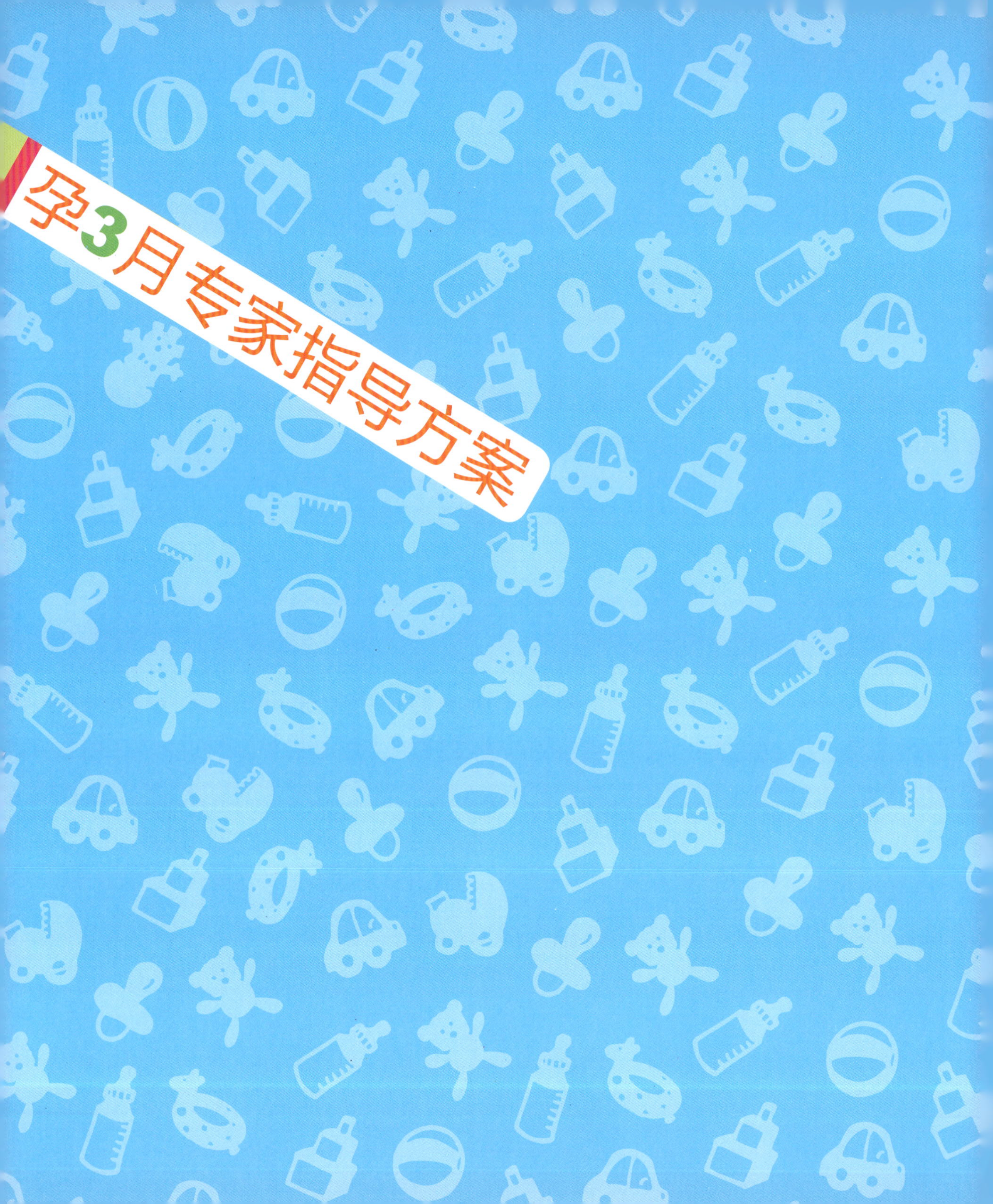
孕3月专家指导方案

孕妈妈和胎宝宝在变化

第9周孕妈妈和胎宝宝的变化

到本周末，宝宝将正式从一颗小胚胎发育为一名真正意义上的胎儿。这段时间是胎儿身体各器官的成形期，你应该多注意营养摄入。

孕妈妈的变化

你的乳房更加膨胀，乳头和乳晕色素也逐渐加深；腰围也开始变大，以前的裤子可能已经穿不上了。我们建议你换大的内衣和宽松的衣服。

你体内的血液量也在随着孕期不断增加，多出的血液是为了满足胎儿的需要。到孕后期，你会有比孕前多出 45%~50% 的血液在血管中流动。

胎宝宝的变化

宝宝胚胎期的小尾巴消失了，从外形上看宝宝更像一个小人儿了，头颅开始钙化——相对于小小的身子而言，头部仍然显得很大，它蜷伏在宝宝的胸前。

宝宝的手部在手腕处有弯曲，手臂更加长了，臂弯处肘部已经形成。手已经握成拳头，甚至会吮吸大拇指了。两脚开始摆脱蹼状的外表，可以看到脚踝。所有的神经肌肉器官都开始工作了。

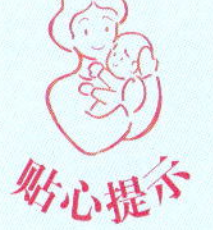

贴心提示

本周依然是胎儿腭部发育的关键时期，所以，要注意各种致畸因素，并保持良好的情绪，以免影响胎儿的发育，导致腭裂或唇裂。

8~12 周是宝宝牙齿发育的关键时期，所以，这期间，你要注意补钙，保证胎儿的牙齿和骨骼的发育。

第10周孕妈妈和胎宝宝的变化

你的腰部变得圆润起来，甚至肚皮也微微隆起，千万不要对这些变化感到沮丧，美妙的“大肚婆”时期刚刚开始。

孕妈妈的变化

你原本苗条的腰身正在逐渐消失，身体变得圆润。不过，外人依然看不出你有什么明显变化，如果你是初次怀孕的话，现在就更加看不出腹部的变化了。不过，毕竟每个人的孕期状况都是不一样的，如果看到自己腹部开始突出，也不要惊讶，这是正常的。

胎宝宝的变化

宝宝的头部与身体依然不成比例，大大的脑袋估计占了身体的一半长度，那种可爱的外形看上去就像一个扁豆荚。调皮的宝宝现在已经可以活跃地吞咽羊水以及蹬踏小腿了。

宝宝的基本器官已经全部形成，而且开始分工合作了。在面部，耳朵的塑造工作已经完成。不过眼皮仍然黏合在一起，直到27周以后才能完全睁开。宝宝的牙床也正在形成。而外形上，宝宝的手指、脚趾已经分开，不再是以前的蹼状；手腕和脚踝发育完成并清晰可见；手臂更加长，肘部更加弯曲。指甲、毛发隐约可见。

子宫内的胎盘在本周已经成熟。胎盘具有五大功能，即气体交换、供应营养、排泄废物、防御及内分泌作用。因而它可以说是胎儿营养的大本营。足月妊娠的胎盘重500~600克，大约是新生儿体重的1/6，直径达16~20厘米，厚约2.5厘米。

专家指导

如果你对自己的孕期身体变化不放心，可以拨打本书封底的专家咨询热线，我们的孕产专家会为你提供热心的解答。

第11周孕妈妈和胎宝宝的变化

现在，借助多普勒仪器，你已经可以听到胎儿心脏快速跳动的声音了。多么令人激动的心跳声！而再过30周，你就可以将耳朵贴伏在宝宝胸膛，更真切地听到宝宝的心跳了！

孕妈妈的变化

现在的你已经基本摆脱了怀孕初期情绪波动大、晨吐、身体不适等症状的困扰。你的子宫在慢慢增大——从外形和大小上看都像个柚子，位置也上升到了骨盆以上，用手触摸你的耻骨上缘时，会摸到子宫。

跟大部分孕妇一样，你的体重会稍微有所上升，大概会比孕前增加0.45~0.9千克。不过，如果你由于妊娠反应的困扰，仍然食不知味的话，体重也可能会减轻。

胎宝宝的变化

宝宝继续以惊人的速度成长着。宝宝的手指甲、手指、脚趾以及绒毛状的头发，这些细微的地方都在持续明显化。不过，宝宝的皮肤看起来仍是透明的。

维持宝宝生命的器官如肝脏、肾、肠、大脑以及呼吸器官都已经开始工作了。宝宝的骨头也越来越强壮，骨骼细胞发育加快，肢体加长，随着钙盐的沉积，骨骼变硬。通过B超，你甚至能够清晰地看到胎儿脊柱的轮廓了。此外，宝宝的生殖器已经完全形成，但还要过几周才可以分辨宝宝的性别。

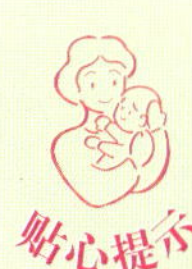

由于胎儿骨骼迅速地生长，对钙的需要加大，所以，如果你夜间有小腿抽筋的症状，最好能在医生指导下补充钙剂，或者拨打本书封底的专家热线，请我们的孕产专家对你和胎儿的健康作一个评估，然后给你提供可行的保健建议。

你依然处于容易流产的孕早期，直到12周以后，你才会进入相对安稳的孕中期，所以，你依然要注意出行的安全。

第12周孕妈妈和胎宝宝的变化

过了本周，孕早期就结束了，你将顺利度过敏感的妊娠早期，并逐渐告别折磨人的妊娠反应，进入相对平稳的孕中期。

孕妈妈的变化

随着子宫的增大，你的小腹越来越明显了，可能有些衣服已经不怎么合身了。你的面部可能还会出现褐色的斑块，这些斑块是孕期的特征，会随着分娩的结束逐渐变淡或消失。

你的乳房更膨胀了，乳头和乳晕的色素也更深了。你可能还会惊奇地发现，你的小腹部从肚脐到耻骨出现了一条垂直的黑褐色线，不要惊讶，这是一条妊娠线，完全正常。除了这些变化外，你会发现你的阴道会有乳白色的分泌物流出。这些都是正常的妊娠现象。

胎宝宝的变化

从外观上看，宝宝已经初具人形。头部虽然未达到出生时的大小，但基本结构已经一致。相对于以前，胎儿眼睛在头的额部更为突出，虽然眼睑仍然紧紧地闭合，但两眼之间的距离拉近了。

在外形上，宝宝的手指和脚趾完全分开，手指开始能与手掌握紧，脚趾与脚底也可以弯曲。随着宝宝腹部的生长，原来挤在脐带里的小肠开始逐渐回到腹部。

这段时间是宝宝神经系统的快速发育期，宝宝的神经元在迅速地增多，神经突触也正在形成，宝宝的条件反射能力逐渐加强。

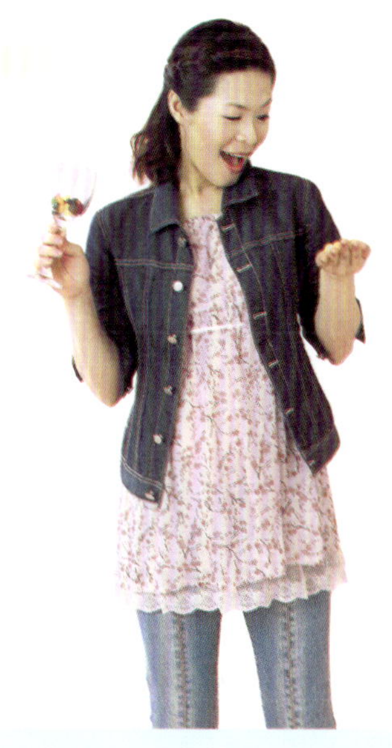

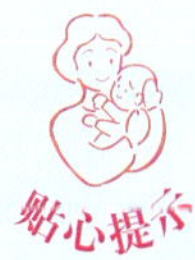

本周依然是孕早期的流产危险期，我们提醒你一如既往地注意出行安全。

如果你还没有去医院作过产检，那么本周请去医院作怀孕后的第一次产检。通过B超观察，本周已经可以对胎儿的明显畸形进行诊断了。这对你和胎儿的健康都至关重要。

孕期好营养，让胎宝宝更健康

孕3月营养规划

胎儿进入快速生长发育期

到了这个月，宝宝的骨骼、大脑、心脏、眼睛、口唇、四肢等器官，开始进入快速生长发育期，你在这个月仍然要注意补充叶酸及其他维生素、矿物质、蛋白质、脂肪等营养素，满足胎儿生长发育的需要。如果你妊娠反应比较严重，并因此造成体重减轻的话，一定要在医生指导下补充维生素D，以促进钙的吸收。

补充优质蛋白质

植物蛋白和动物蛋白都可以。喜欢吃肉的你，可以选择猪肉、牛肉、鸡肉等做成红烧肉等来食用；或者选择鱼、虾或各种肉馅做成清蒸鱼、清炒虾仁、蒸肉饼等清淡点的菜肴来食用。如果什么肉都吃不下去，还可以选择豆制品及菌类，来补充蛋白质。

补充维生素D

继续补充叶酸等维生素。早孕反应严重的，现在尤其要注意加强钙和维生素D的补充，以促进体内钙质的吸收。但过多的维生素D则会导致胎儿的大动脉和牙齿发育出现问题。所以，你在补充维生素的时候不可擅自妄为，最好咨询自己的妇产科大夫，或者拨打本书封底的专家热线，请我们的孕产专家对你和胎儿的健康作一个评估，然后给你提供可行的保健建议。

每天800毫克钙

现阶段，你每天钙的补充量应在800毫克左右。多喝牛奶，1袋250毫升的牛奶可补充250毫克的钙。我们建议你每天喝2袋牛奶即可。其中1袋应该在晚上睡前喝，这样可以维持半夜血钙正常，防止腿抽筋。

乳糖不耐受的，可以改喝酸奶，也可以补钙。一袋150毫升的酸奶的含钙量，相当于一袋250毫升的牛奶。严重缺钙的应该在医生指导下服用钙片补充钙质。

注意补碘

应在食物里增加碘的含量——胎儿脑的发育必须依赖母体内充足的碘，碘是制造甲状腺素的主要原料，而甲状腺素是促进大脑、身体发育的重要原料。缺碘的胎儿出生后智力低下，个子矮小，有可能得克汀病。你每天需碘量应在175微克左右，最好食用加碘盐。

少喝饮料多喝水

这个月每天应保证水的供应，养成定时喝水的习惯。不要喝久沸的水。

市售的饮料要少喝或不喝，特别是含有糖或糖精、食品添加剂制作的饮料，对你有害无益。你也可以自己榨制果汁饮用，现榨现喝，不要煮沸。还可以自制保健茶饮用，如用西洋参、枸杞子、杏仁泡茶等，不仅可以补充微量元素，而且具有增强肌体的免疫力、滋肾润肺、美白作用。

每日5~6克盐

调整自己的食盐量，控制在每日 5~6 克为宜。因为盐中含有大量的钠。在孕期，如果体内的钠含量过高，血液中的钠和水会由于渗透压的改变，渗入到组织间隙中形成水肿。因此，多吃盐会加重水肿并且使血压升高，但是长期低盐也会有副作用。

警惕8种易导致流产的食物

现在是孕早期的最后一个阶段，依然容易流产，你要多留心，除了生活起居注意安全外，还要注意饮食安全。一些对保胎、安胎不利的食物要避免，如果有流产先兆的话，更应禁止食用这类食品。

以下 8 种食品是孕早期甚至整个孕期你都应该规避的：

芦荟	芦荟含有一定的毒素，中毒剂量为 9~15 克。普通人可能会在食用后 8~12 小时内出现恶心、呕吐、剧烈腹痛、腹泻、出血性胃炎等中毒反应。而怀孕中的妇女若饮用芦荟汁，会导致骨盆出血，甚至造成流产。产后也不宜饮用芦荟汁，否则会通过乳汁刺激宝宝，引起下痢
螃蟹	性寒凉，可用于活血祛淤，也因而对你不利，尤其是蟹螯，易引发流产
甲鱼	性寒，有滋阴益肾的功效，但同时还有着较强的活血散淤作用，孕期的你若误食容易造成流产
薏米	对子宫平滑肌有兴奋作用，可促使子宫收缩，因而有诱发流产的可能
马齿苋	性寒凉而滑利，对于子宫有明显的兴奋作用，能使子宫收缩次数增多、强度增大，易造成流产
桂圆	性温味甘，极易助火，动胎动血。孕期的你食用后可能会出现燥热现象，甚至引起腹痛、“见红”等流产症状，甚至引起流产或早产
杏、杏仁	味酸性热，有滑胎作用
山楂	对子宫有收缩作用，孕期的你若大量食用山楂食品，就会刺激子宫收缩，甚至导致流产

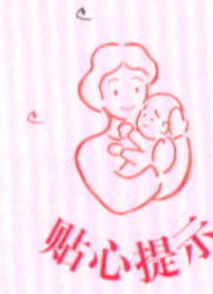

如果不小心食用了表格中的食物，也不要过于惊慌，可以咨询妇产科大夫后再进行保胎；也可以拨打本书封底的专家咨询热线，我们的专家会给你提供详细的建议。

营养又解馋的小零食

小零食可以补充正餐摄取不足，也可以帮助喜欢吃零食的孕妈妈解馋，不过，孕期零食得挑一挑。一般来说，孕妈妈可以吃一些营养丰富、低糖、低热量、高膳食纤维的食物。

下面几种小零食是推荐给孕妈妈的：

葡萄干

葡萄干能补气血，利水消肿，其含铁量非常高，可以预防孕期贫血和浮肿。葡萄干含糖量比较高，患有妊娠糖尿病的孕妈妈不能吃。

大枣

大枣含有丰富的维生素C和铁，具有补血安神、补中益气、养胃健脾等功效，还能防治妊娠期高血压，但是吃多易使孕妈妈胀气。

核桃

核桃含有丰富的维生素E、亚麻酸以及磷脂等，对促进胎儿大脑的发育很重要。但核桃中的脂肪含量非常高，也不可贪吃。

板栗

板栗含有丰富的蛋白质、脂肪、碳水化合物、钙、磷、铁、锌、多种维生素等营养成分，有健脾养胃、补肾强筋、活血止血的功效。孕妈妈常吃板栗有利于骨盆的发育，还可消除孕期的疲劳。

海苔

海苔富含B族维生素，特别是核黄素和尼克酸，它含有各种微量元素与大量的矿物质，有助于维持人体内的酸碱平衡，而且热量很低，纤维含量很高，对孕妈妈来说是不错的零食。

花生

花生味道香甜，有和胃、健脾、润肺、化痰、养气等功效，孕妈妈每天吃一点花生可以预防产后缺乳，花生的红色薄皮中含有补血成分，可防治再生障碍性贫血。但花生脂肪含量较多，食用要适量，不可过多。

酸奶

酸奶含益生菌，可以调理肠胃，同时又富含蛋白质，并且很容易消化吸收。

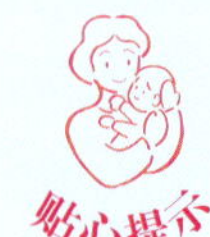

零食不能替代正餐，吃零食的最佳时间是两餐之间，离正餐时间稍远，不要边看书或边看电视边吃零食，这样不卫生也不利于消化。

孕期该怎么吃蔬菜

哪些蔬菜可以生吃，哪些蔬菜应该熟吃？蔬菜怎样吃最好？

一般说来，凡是能生吃的蔬菜，最好生吃；不能生吃的蔬菜，也不要炒得太熟，以尽量减少营养的损失。因为蔬菜中所含的维生素C和一些生理活性物质很容易在烹调中受到破坏，生吃蔬菜，可以最大限度地获得其营养价值。

当然，蔬菜除了生吃，熟吃也是必不可少的，颜色深绿或橙黄的蔬菜中含有丰富的胡萝卜素，最好能够熟吃，采用高温短时的加热方式能够较好地保存蔬菜的营养素，而长时间地油炸、炖煮、先煮再炸、先炸后烧、先蒸后煎等复杂的烹调方式不适合烹调蔬菜，另外，汆烫也是处理蔬菜的一种营养方式。

生吃蔬菜和熟吃蔬菜各有长处，将生食与熟食有机地结合起来，每天既吃些生菜，又吃些熟菜，可以取长补短，达到科学、合理的饮食目的。

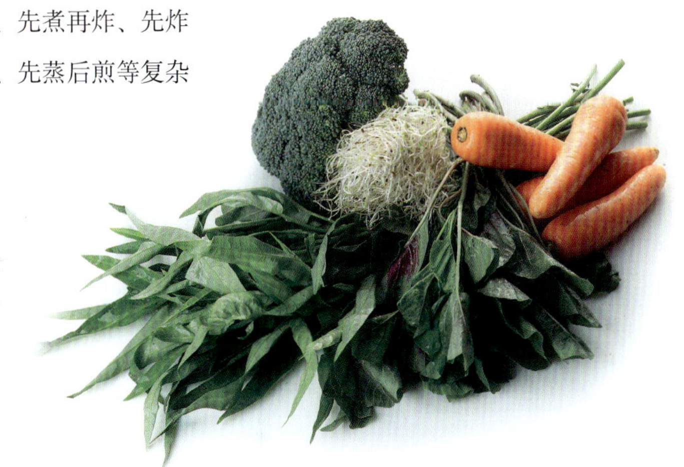

蔬菜的生熟吃分类

●**适宜生吃的蔬菜有：**胡萝卜、黄瓜、柿子椒、卷心菜、洋葱、芹菜等。生吃时最好选择无公害的绿色蔬菜或有机蔬菜。生吃的方法包括自制新鲜蔬菜汁，或将新鲜蔬菜凉拌，可适当加点醋，少放点盐、橄榄油。

●**需要汆烫一下的蔬菜有：**十字花科蔬菜，如西蓝花、菜花等汆烫过后口感更好，它们含有丰富的纤维素也更容易消化；菠菜、竹笋、茭白等含草酸较多的蔬菜也最好汆烫一下，因为草酸会在肠道内与钙结合成难吸收的草酸钙，干扰人体对钙的吸收；大头菜等芥菜类的蔬菜含有硫代葡萄糖甙，汆烫一下，水解后生成挥发性芥子油，味道更好，且能促进消化吸收；马齿苋等野菜焯一下能彻底去除尘土和小虫，还能防止过敏。而莴苣、荸荠等生吃之前也最好先削皮、洗净，用开水烫一下再吃。

●**适宜熟吃的蔬菜：**含淀粉的蔬菜，如土豆、芋头、山药等必须熟吃，否则其中的淀粉粒不破裂，人体无法消化；含有大量的皂甙和血球凝集素的扁豆和四季豆，食用时一定要熟透变色；豆芽一定要煮熟吃，无论是凉拌还是烹炒。

避免吃蔬菜的误区

1 蔬菜放置得太久

新鲜的蔬菜如果存放的时间太长，其维生素就会损失很多，比如菠菜在20℃时放置一天，维生素C将会损失84%，若要保存蔬菜，应在避光、通风、干燥的地方贮存。

2 先切菜后冲洗

这样做会使大量的维生素流失到水中，应该尽量先洗再切。

3 习惯用小火炒菜

用大火炒的菜，维生素C损失仅15%，若炒后再小火焖一会儿，菜里的维生素C将损失60%左右，所以炒菜要用旺火，如果在烧菜时加一点醋，更有利于维生素的保存。

4 只吃菜不喝汤

烧菜时，大部分维生素都会溶解在菜汤里，例如小白菜炒好后，维生素C将有70%溶解在菜汤里，喝菜汤是摄取营养不能少的。

5 做好的菜先放着

做好的菜在温热的过程中，蔬菜中的维生素将会损失近20%，例如做好的白菜若温热15分钟将损失掉20%的维生素C，保温30分钟又会损失掉10%，若超过1个小时，又会损失掉20%。所以，蔬菜应放在最后做，做好后应立即吃。

好孕美食推荐：苹果

苹果营养丰富，含有大量的果糖、葡萄糖、多种有机酸、维生素A、维生素C、B族维生素以及钙、磷、铁、锌等矿物质，有利于胎儿大脑皮层边缘部海马区的发育，有助于胎儿后天的记忆力。孕期的你每天吃1~2个苹果即可以满足锌的需要量。

美食推荐

番茄菠萝苹果汁

功效：易消化、增进食欲、补锌。

准备：番茄1个，菠萝1/4个，苹果1/2个。

做法：1. 将菠萝用盐水浸泡30分钟，再用凉开水浸泡；苹果洗净，去皮去子；番茄洗净，去蒂。

2. 所有材料均切2厘米见方的丁，放入榨汁机，加半杯纯净水榨汁。

美食延伸

苹果被人誉为“果中之王”，具有开胃健脾、润肺化痰、治疗腹泻等功效。西方有句谚语叫“一日一苹果，医生远离我”，足见人们对苹果营养价值的重视。

如果你有便秘或患胃溃疡的话，不宜多吃苹果。

美食变化

蜂蜜苹果汁、苹果炖瘦肉、苹果炖萝卜、苹果瘦肉粥。

孕期日常护理，步步跟进

让孕妈妈睡得更香的4个小妙招

孕期，你应调整好自己的睡眠时间，规律作息。没有规律的睡眠习惯，会影响胎宝宝的生长发育，严重时会导致生长发育停滞。你本人也会因大脑休息不足引起大脑过劳，使脑血管长时间处于紧张状态，出现头痛、失眠、烦躁等不适，有可能诱发妊高征。

以下 4 个小方法将有利于你的孕期睡眠：

1 要养成良好的睡眠习惯，提升睡眠的质量，首先就要改掉夜半才入睡的不良积习，建立身体生物钟的正常节律。每天晚上保证在 11 点之前进入睡眠。睡前用温热水浸泡双足及喝一杯牛奶，都可以帮助你尽快入睡。

2 由于内分泌的变化，还会导致你频繁上厕所，半夜也是，造成了你睡眠质量的下降。这时，你也千万不要因为不想起夜而不喝水。每天都应该保证 8 杯水的量。睡前的两个小时不再喝水即可。此外，睡前不要喝咖啡、浓茶等易引起兴奋的饮料，不看刺激性强的图书或电视节目。

3 改正睡眠姿势。不正确的睡眠姿势也会降低睡眠的质量。孕期最好的睡觉姿势是侧卧，左侧卧尤佳，这种姿势可以令更多的血液和养分送达胎盘处。保持腿和膝盖弯曲，并在两腿之间垫一个枕头。避免仰睡或俯睡。

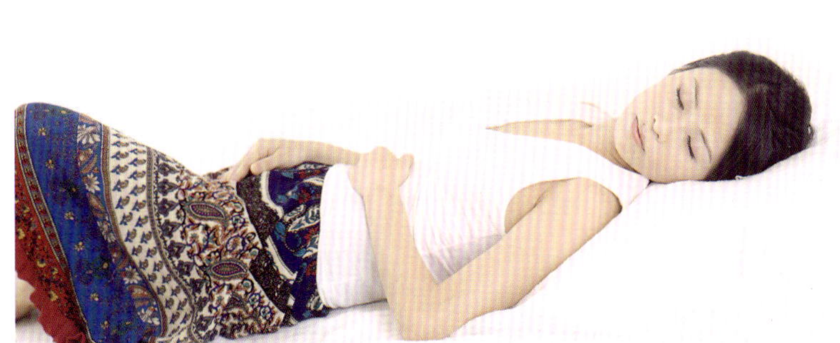

4 营造绝佳的睡眠环境，将办公用品搬到另一间房去，把明亮耀眼的聚光灯换成柔和的或可以调挡的灯，选择透气性好的棉麻质床单和被套等。记得经常把卧具放在阳光下晾晒消毒，还要保持卧室的通风与采光。

上班时孕妈妈怎么巧妙地午睡

上班时，孕妈妈每天若是能够午睡一会儿，对恢复体力和精力都有很大帮助。午休是正常睡眠和清醒的生物节律的表现规律，是保持清醒必不可少的条件，每日午后小睡 10 分钟就可以消除困乏，其效果比夜间多睡 2 个小时好得多。

令午睡更舒服的巧妙方法

最好能够睡在沙发上，没有沙发也可以把几把椅子摆在一起，将其中一把椅子的椅背调整为最低状态，然后靠在上面，腿尽量伸展开放在椅子上，这样可以避免腿部浮肿。如果你的办公室够大，可以放下一张折叠床，你可以自带，中午睡觉时铺开，不用时就收起来藏在桌下，也很方便。还可以自己带个小褥子，或者小靠枕之类的道具，让午睡更舒服。

午睡时要注意避免的几点是

1 避开风口，注意保暖。夏季应避免在出风口处午睡，以免着凉，最好在办公室准备一条毯子。

2 午睡时间不宜过长，以 1 小时以内为宜，睡得过久，人体进入深睡眠状态，如果这时突然醒来，会出现暂时性脑供血不足，会感到轻微的头痛和全身无力。

3 不要趴在桌上睡。伏案睡觉会减少头部供血供氧，睡醒后容易头昏、眼花、乏力，而且趴在桌上会压迫胸部，影响血液循环和神经传导，对颈椎和脊椎也不好。

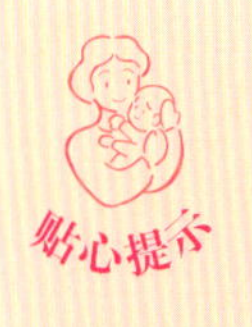

午睡后不要马上开始工作，应先慢慢坐起来活动一下身体，然后喝杯温热的水，再进行工作，这能令精神更好，不易疲倦。

孕妈妈不能在家中养的一些花草

花草能怡情养性，孕妈妈适当侍弄花草对健康也有好处，比如吊兰、龟背竹可以净化空气，还能吸收甲醛，清除有害气体；仙人掌、芦荟白天晚上都能释放氧气，可以令空气更清新，并且没有浓重的气味。

不过，并非所有的花草都安全、环保，有些花草非但不环保，反而要吸收氧气或释放有害气体，孕妈妈应避免在家中养这样的花草。以下我们将一些常见的。不利于孕妈妈的花草列出来，供孕妈妈参考：

花草名称	为什么孕妈妈不宜养
水仙	误食鳞茎会引起肠炎、呕吐，叶和花的汁液能使皮肤红肿
含羞草	体内含有含羞草碱，过多地接触会引起人的毛发脱落、眉毛稀疏
洋绣球花	包括五色梅、天竺葵等，其散发的微粒，如与人接触，会使人的皮肤过敏而引发瘙痒症。尤其是孕期体质敏感的孕妈妈，要注意避免接触
夜来香	在晚上会散发出大量刺激嗅觉的微粒，闻之过久，会使你感到头晕目眩、郁闷不适，甚至失眠。兰花、百合花的香气也会让你过度兴奋而引起失眠
紫荆花	所散发出来的花粉如与你接触过久，会诱发哮喘症或使咳嗽症状加重
黄杜鹃	植株和花内均含有毒素，一旦误食，轻者会引起中毒，重者会引起休克
郁金香	花朵含有一种毒碱，接触过久，会加快毛发脱落
仙人掌	刺内含有毒汁，人体被刺后易引起皮肤红肿、疼痛、瘙痒等过敏症状
夹竹桃	可分泌一种乳白色液体，长期接触会使人中毒，出现昏昏欲睡、智力下降等症
光棍树	茎干折断后流出的白色汁液能使皮肤红肿，误入眼睛内能引起失明
松柏类	包括玉丁香、接骨木等，其芳香气味对人体的肠胃有刺激作用，不仅影响食欲，而且会使孕期的你感到心烦意乱、恶心呕吐、头晕目眩
石蒜	鳞茎含有石蒜碱等有毒物质，接触后会使人的皮肤红肿发痒；误吸入石蒜碱则会引起鼻出血；误食会引起呕吐、腹泻、手脚发冷、休克，严重时可致死
万年青	花和叶含有草酸和天门冬素，误食后会引起口腔、咽喉、食道、肠胃肿痛，甚至伤害声带，使人变哑

此外，室内的花草不宜摆放过多，特别是卧室，大部分花草在夜间会释放二氧化碳，吸收氧气，降低室内氧气浓度，不适合准妈妈。而且花香会使人神经兴奋，长期放在卧室，会影响孕妈妈的睡眠。

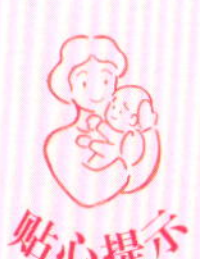

贴心提示

孕妈妈在室内摆放花草时，一定要弄清植物的生态习性，以免起到反作用，污染了室内环境，例如夏天不要养喜水喜阴的花草，导致室内湿气太重，也容易滋生蚊虫。

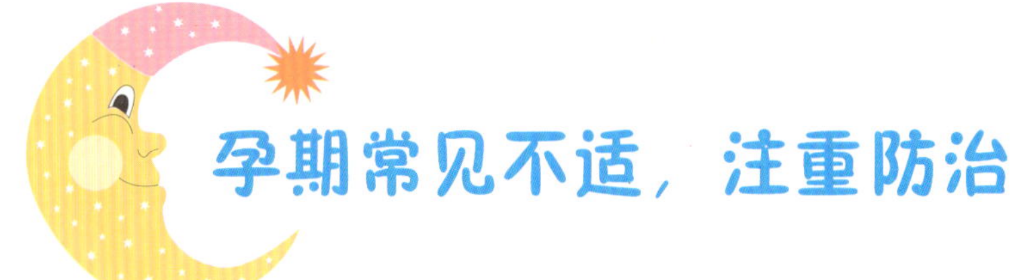

孕期常见不适，注重防治

妊娠牙龈炎的防治

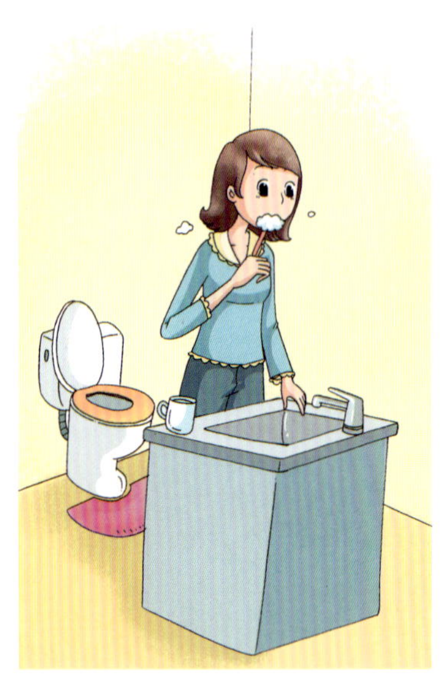

在体内大量雌激素的影响下，从怀孕的第3个月起，你的口腔可能会出现一些变化，如牙龈充血、水肿以及牙龈乳头肥大增生，触之极易出血，医学上称此为妊娠牙龈炎。妊娠期牙龈炎发病率为50%，一般在怀孕后2~4个月出现。

除了牙龈问题，孕期的你由于进食次数增多，喜食酸、甜食物，并忽略了清洁口腔的话，还容易得龋齿病、牙周病等口腔疾病。

要预防妊娠牙龈炎和口腔疾病，最简单的方法就是坚持早、晚认真刷牙，餐后漱口，作好口腔卫生管理，必要的时候还要用牙线清洁牙缝等。

一旦患有妊娠期牙龈炎、牙周病、龋齿等口腔疾病，应及时到医院进行诊治，以防症状加剧，对孕育也不利。

怎样防治蝴蝶斑、妊娠纹

为什么怀孕后会长斑?

怀孕初期，由于孕激素和雌激素分泌量增多，你的皮肤会有所改变，皮肤表面色素沉着，致使皮肤表面产生妊娠纹和面部生出黑褐色斑块（俗称蝴蝶斑）等，妊娠纹会随着子宫的膨大，腹部肌肤扩张而加重，好发于腹部、臀部、乳房、大腿内侧、腰部等部位。

一般说来，你在孕期所出现的蝴蝶斑、妊娠纹变化，在分娩之后会逐渐消失的，因为胎儿出生以后，体内的内分泌水平会逐渐恢复正常，肌肤亦会逐渐恢复原来的模样。因此，不必过于担忧。但对于孕期“丑”的生理变化，要善于因势利导，采取适当的保养措施。

防治蝴蝶斑、妊娠纹的方法

1 自信就是美。怀孕的你散发出来的那种成熟、迷人的母性风韵，是最迷人的。你首先应该将那些沮丧的心情抛开，保持良好的情绪，这对胎儿来说也是非常重要的。

2 注意皮肤、乳房、腹部及外阴的清洁卫生。平时应注意避免在阳光下长时间暴晒，白天外出时最好戴上大檐白布帽，也可以打遮阳伞，搽一些防晒霜，以免在紫外线的照射下加快孕妇黄褐斑、蝴蝶斑的形成和发展。

3 适当限制食盐的摄入，多吃些新鲜蔬菜和水果，减少冷热等物理、化学因素和不良精神因素的刺激。多喝水，保持体内有足够的水分，这样对皮肤的健康很重要。

4 控制体重的增长：在怀孕时体重增长的幅度上，每个月的体重增加不宜超过 2 千克，整个怀孕过程中应控制在 9~13.5 千克。防止增重过快导致妊娠纹产生。

5 可以从孕早期开始涂抹预防妊娠纹的护体霜（孕婴专卖店一般都有卖的），也有一定的预防妊娠纹的功效。

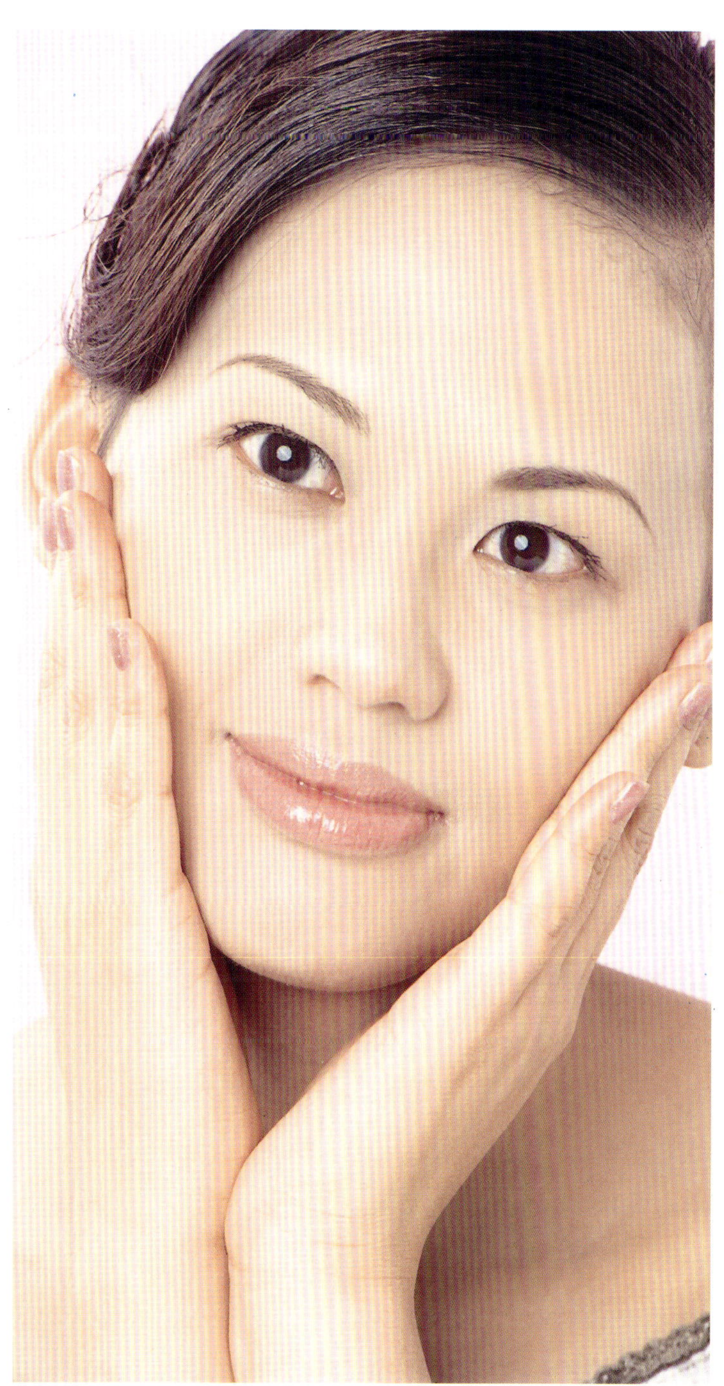

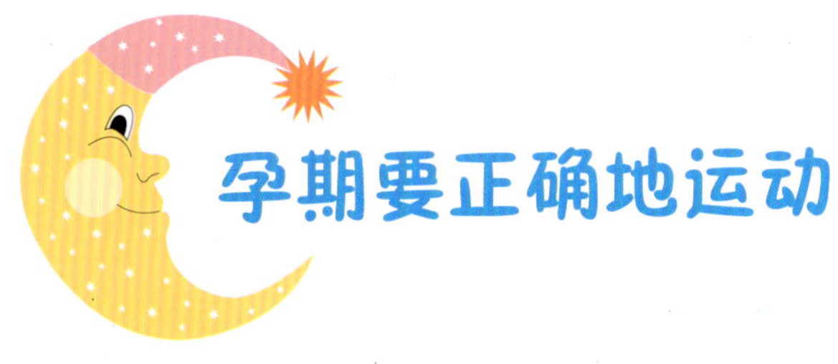

孕期要正确地运动

好孕瑜伽操，给你好心情

平日里做几个舒缓柔美的瑜伽动作，不仅可以提高情绪，并且有益于改善睡眠。

山立式

1 双腿并拢站直，两脚大拇指、脚跟和脚踝互相接触，大腿内侧肌肉收紧，这时你会觉得臀部肌肉变得有力。

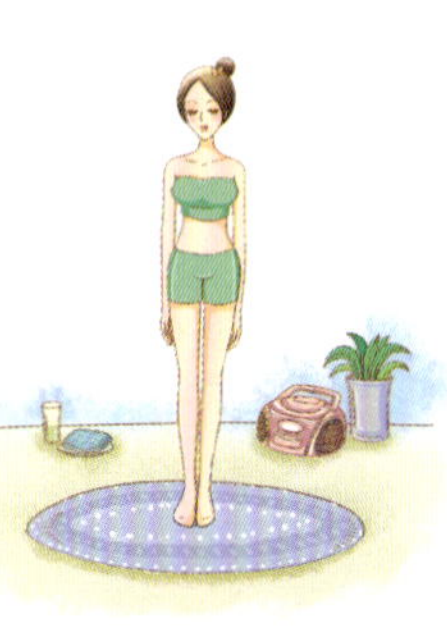

2 进一步收缩臀部肌肉，继续收紧大腿内侧肌肉，身体可以前后或左右摆动。

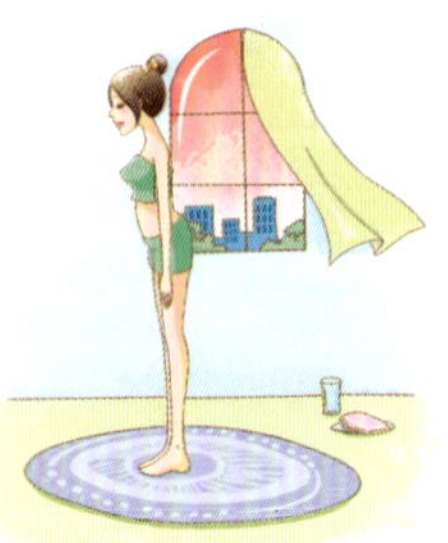

3 保持这个姿势足够长的时间，然后慢慢睁开眼睛，抖动你的双脚。

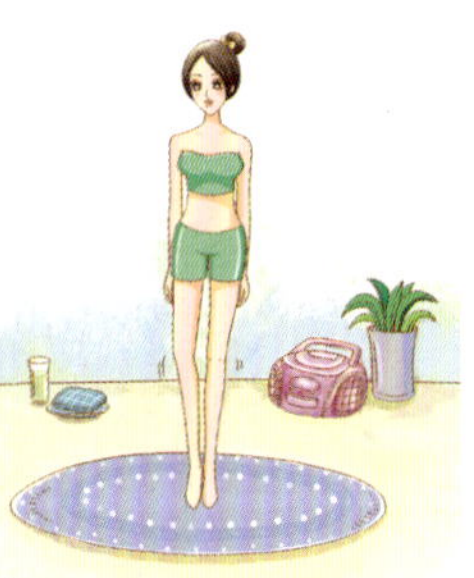

猫伸展式

1 跪在垫子上，将你的臀部坐在脚跟上，同时伸直你的背部。

3 吸气，抬头，让你的背部肌肉充分收缩。保持这个姿势 6 秒钟。

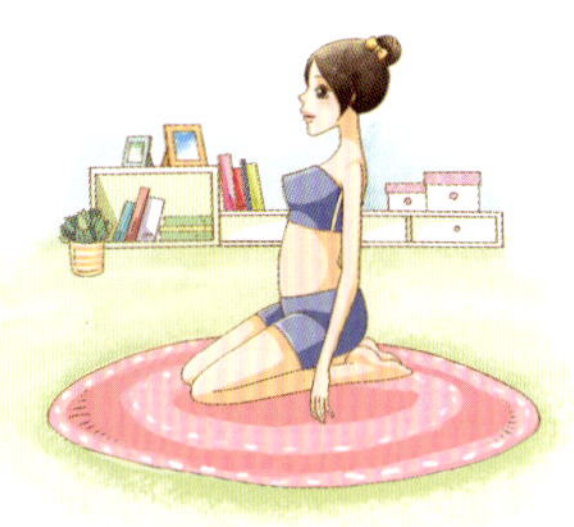

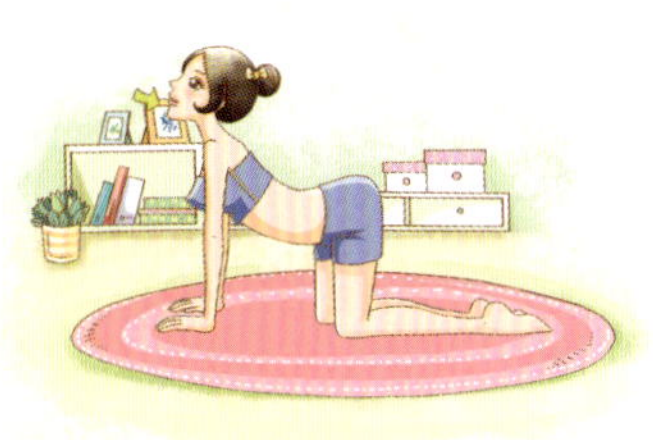

2 抬起你的臀部，两手放在地上。

4 呼气，垂下头，拱起你的脊柱像一座拱桥。保持这个姿势 6 秒钟。

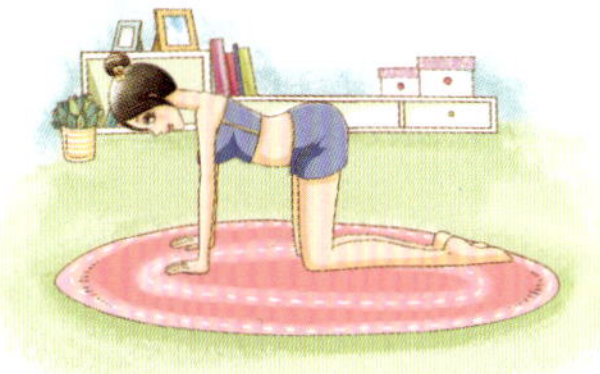

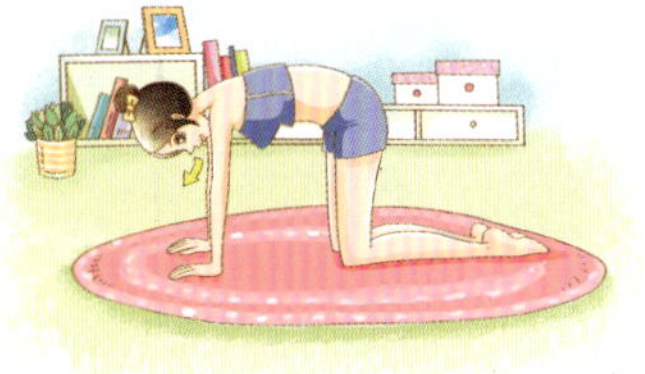

5 分别把凹背和拱背两种姿势各做 10 次。

坚持做胎教，让胎宝宝更聪明

需要避免的胎教误区

要令胎教取得需要的效果，避免走进胎教误区是很重要的一点，胎教误区对胎宝宝的健康发育可能还会产生意想不到的害处。

来看看胎教过程中常见的三大误区：

误区一：音乐胎教，声音越大越好

很多孕妈妈以为在做音乐胎教时，声音越大越好，这样才能刺激胎儿的听力，让胎儿听到。于是，将录音机直接放在肚皮上或者将音响放得很大。

事实上，这个时候胎儿的耳蜗虽然发育得比较成熟了，但是还非常娇嫩，特别是内耳基底膜上的短纤维十分稚嫩，突然遭受到高频声音的刺激，就会造成不可逆转的损害。

误区二：尝试一下新奇胎教法

有一些孕妈妈总喜欢尝试新鲜的事物，觉得胎教法也应该尝试一些比较新奇的方法，但专家建议孕妈妈最好采用传统的胎教方法，因为这都是经过科学论证的，而那些新奇的胎教法目前往往还缺乏理论依据，还只是一种探索，效果怎样，还很难判断。

误区三：胎教随时随地都可以进行

事实上胎儿 90%~95% 的时间都处于睡眠状态，随时随地进行胎教很有可能打扰到宝宝的睡眠，惊扰到宝宝，让他产生不安的情绪。所以，实行胎教要遵循胎儿生理与心理发展的规律，不能想什么时候进行就什么时候进行。

做胎教不可急于求成

要想有聪明、健康的宝宝，不要急于求成，而是选择最佳的方案进行科学胎教。应按自然的发展规律，按胎儿的月龄及每个胎儿的发展水平进行相应的胎教。有的胎儿经过音乐胎教后，虽然聪明活泼，但精力过盛，总是不爱睡觉，这就是胎教过度的结果。这种多多益善、操之过急的做法，有可能干扰胎儿的生物钟，扰乱胎儿正常发育进程。

做到不放弃施教的时机，也不过度人为干预。在自然和谐中有计划地进行胎教，才可能获得最大的效果。

色彩与胎教的关系

人的第一感觉就是视觉，而对视觉影响最大的则是色彩，色彩能够影响人的精神和情绪，给人以某种精神作用。

一般说来，红色使人激动、兴奋，能鼓舞人们的斗志；黄色明快、灿烂，使人感到温暖；绿色清新、宁静，给人以希望；蓝色给人的感觉是明静、凉爽；白色显得干净、明快；粉红和嫩绿则预示着春天，使人充满活力。

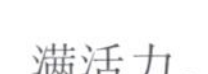

孕妈妈因体内激素的变化，往往性情急躁，情绪波动较大，因此，可以有意识地多接触一些偏冷的色彩，如绿色、蓝色、白色等，以利于情绪稳定，保持淡泊宁静的胎教心境，使腹内的小宝宝安然平和地健康成长，而不宜多接触红、黑等色彩，以免产生烦躁、恐惧等不良心理，影响胎儿的生长发育。

根据这个原理，在布置孕期居室，选购日常生活用品，以及居家用品时也应有意识地注意色彩的选取。

80后妈妈孕产新经

细数需要从身上取下的美丽饰品

怀孕后，由于身体的需要，一些孕前的美丽装饰品就不能一直戴了，尤其是首饰，一来，孕期手指、胳膊、下肢等都会相应变粗，变大，饰品可能戴着不如以往舒适；二来，饰品容易划伤自己，而在孕期，安全是不能忽视的，不妨将这些美丽饰品先取下来，日后再继续戴。

你可能需要取下来的饰品有：

戒指

戒指的圈形大小一般都是固定的，孕期手指变粗后，戴着太紧会影响肢体血液循环。特别是在孕后期水肿严重时，原本合适的戒指就会变紧了，如果没有及时摘掉，很可能就摘不下来，时间长了不仅影响血液循环，还会导致局部皮肤损伤。

玉镯

玉镯也会发生同样的问题，由于肢体变粗，原先可以活动自如的玉镯勒住腕部无法拿掉，也会给孕妇在手术室待产带来许多不必要的麻烦，如妨碍输液、静脉穿刺等。

项链

夏天佩戴项链，尤其是金属项链，由于汗渍等容易造成皮肤过敏，会给孕妈妈带来不能预期的麻烦。

特殊材料制成的首饰

有些特殊首饰，其材制可能采用带有辐射的金属或矿石，虽然经过加工处理，正常人佩戴没多大影响，但是胎儿是很敏感的，因此这类饰品孕妈妈也不宜佩戴。

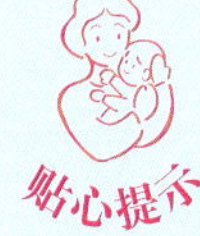

贴心提示

有些饰品，如戒指、手镯等由于长期戴着，很可能一时之间取不下来，可以将手放在肥皂水中浸泡一下，降低手与饰品间的摩擦力，这样能轻松地取下饰品。

每天怎么安排上网时间最合适

孕期上网是可以接受的，但孕妈妈上网一定要有限度，要学会控制上网时间，每天使用电脑来休闲和上网的时间不要超过 3 个小时，每半个小时应该休息一下，动一动。

对于 80 后的孕妈妈来说，可能很难从熟悉的网络生活中抽身而退，这可以理解，但我们相信，只要作合理的规划，并按照自己心中的规划来执行，一定可以让孕期网络生活合理而愉快。

下面，我们为你提供了一些小方法，希望能帮你安排好上网时间：

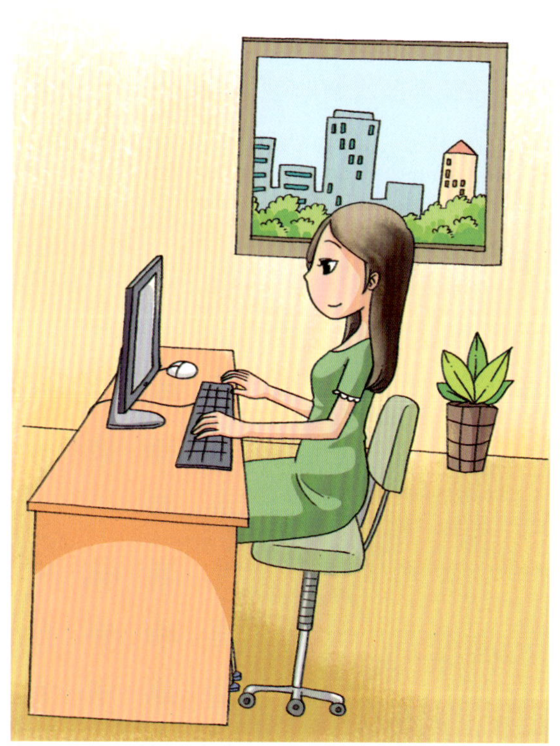

1 固定一个上网时间

设定一个固定的每日上网的时段（不要超过 3 小时，1 小时内是最好的），全职的孕妈妈可以安排在早上，职场准妈妈可以安排在晚上，并且将它当做“上班”一样来执行，培养成习惯，并按时“下班”，这也能让上网时更专注，从中获益。

2 将上网需要做的事情分别列下，按优先级排列

在一张纸上写下数字 1 到 10，把上网要干的事情根据其重要性进行排序，比如查邮件第一，浏览 RSS 第二，查找胎儿牙齿发育资料第三，等等，一些不重要的放后面，这能让你在网海中有清楚的方向，按部就班地上网，有助于你按时“下班”。

3 限定一个上网时间闹铃

或者，你也可以去下载一款能控制上网时间的软件，将每次上网的时间段设定好，到了时间点，电脑就会提示你该“下班”了，这时你一定不要当“劳模”，准时离开网络对你和胎宝宝都有好处。

4 用掌上设备代替一部分上网时间

如果你习惯使用 PDA、iPhone 这样的掌上电子设备，不妨将一些你常常挂念的网络资讯如 RSS、微博等同步到掌上设备中，在你想看的时候拿出来看看，这样也能帮助你控制上网时间，而且获得更多的消息会让你情绪更好些。

专家热线，给胎宝宝最好的呵护

照B超对胎宝宝有害吗

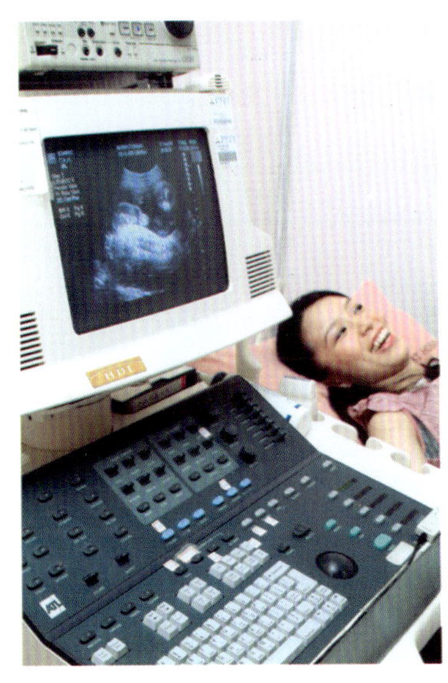

没有。

医学使用的B超是低强度的，对胎儿是没有危害的，至今尚没有B超检查引起胎儿畸形的报道，所以，目前，各医院在产科领域中使用的B超检查对胎儿是安全的。

但如果照B超的时间超过了20分钟，就会对宝宝产生不可逆的不利影响，所以，我们建议你每次B超的时间不要超过5分钟。

真的是“酸男辣女”吗

这种看法是没有科学根据的。孕妇在孕期变得喜欢吃酸味食物，这与孕期的生理变化密不可分，怀孕使得孕妇产生恶心欲呕、食欲下降等症状，酸味食物可刺激胃液分泌，促进胃肠蠕动，改善孕期内分泌变化带来的食欲下降、呕吐以及消化功能不佳的状况。

而有些孕妇偏爱吃辣，则是个体对刺激性食物的偏好。

胎儿的性别在受孕时，已经由染色体决定了，不会因为口味的变化而改变，因此，仅以这个现象来判断胎儿的性别是毫无科学根据的。

生男生女完全是随机的，无论是男孩还是女孩，都应该以最愉快的心情来接受。

听说孕期很容易长妊娠纹，能用市售的妊娠纹霜吗

一般来说，不建议孕妈妈在孕期使用除妊娠纹霜。

即使再宣称纯植物的产品都不可避免地含有化学元素，会对胎儿造成伤害，尤其是孕早期。

如果你想要使用这类产品，最好是等到孕中期以后，一定记住怀孕3个月以前，不要擦涂除妊娠纹霜，因为这时胎儿的生长还不稳定，还很容易受外界刺激、气味的影响而造成畸形或流产，特别是一些高龄孕妇更要注意。

什么是高危妊娠，要注意什么

高危妊娠就是指怀孕期间存在一些对孕妇和胎儿不利因素或合并症，而造成对孕妇、胎儿较大的危险妊娠。

常见的高危妊娠往往有以下情况：

1 年龄

小于18岁、大于35岁的第一次生产的孕妇，40岁以上的已经分娩过一个孩子的孕妇。

2 身形

身材过矮（身高在1.4米以下），体重过轻（小于45公斤）或过重（大于85公斤）的孕妇。

3 妊娠合并内科疾病

在怀孕期间同时有高血压、心脏病、肾炎、肝炎、肺结核、糖尿病、血液病、严重贫血、哮喘、甲状腺功能亢进、子宫良性肿瘤等内科病。

4 怀孕期间异常

如母子血型不合、胎儿发育不良、过期妊娠、骨盆太小、多胎妊娠、胎盘位置不对、羊水太多或太少等异常情况。

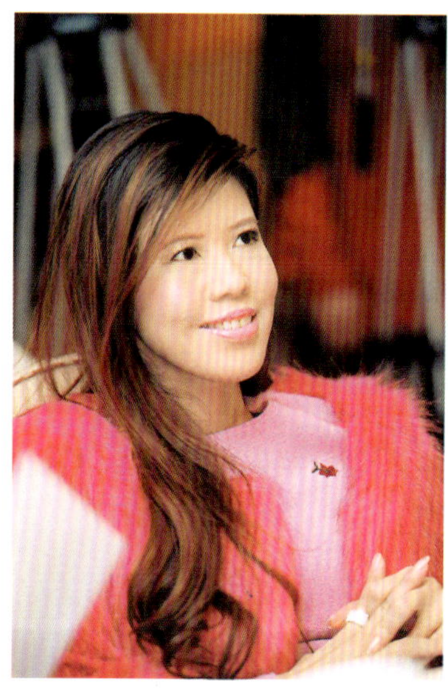

如果你有以上情况，则很可能是高危妊娠，应积极听从医生的话，配合监护和治疗，另外还需要增加营养和注意休息，并且还要保证情绪稳定。

听说家里地毯是很脏的，这会对胎宝宝有影响吗

地毯对胎宝宝会有影响。

地毯虽然很受80后的喜爱，防尘隔音，且有不错的保暖效果，看起来也美，不过，它同时也是藏污纳垢的集中营：

1 地毯中含有从环境中吸收的铅。

2 地毯是螨虫栖身的好地方，螨虫在这里排泄，如果被你吸入，很可能引发过敏性哮喘。

3 地毯清洁起来比较困难，使用吸尘器也很难清洁，因此旧了的地毯影响比新地毯更大。

年轻的爸爸妈妈最好不要使用地毯，或者能请专业的人员给地毯做个清洁消毒工作也行。

孕早期为什么会频繁跑厕所

孕早期，由于体内激素分泌改变，以及增大的子宫压迫到你的膀胱，因此你小便的次数和频率可能会大大超过平时，这就是孕早期的尿频现象，也是怀孕的标志。

当出现尿频时，我们给你的建议是：

1 如果你最近在夜间有尿频现象的话，可以适当控制睡前的饮水量，最好在临睡前1~2小时内不要喝水。

2 白天的时候如果尿频严重，甚至有尿失禁感觉时，可使用卫生巾或卫生护垫。

需要注意的是，孕早期的尿频通常只是小便频繁，身体不会出现其他症状和不适，如果你在小便时出现疼痛或烧灼感等异常现象时，要立即咨询医生，可能有泌尿系统感染，耽误病情可能会牵连到肾脏等其他脏器。

不停上厕所好麻烦，能不能少喝水挺过这一关

这是不行的。

虽然尿频比较麻烦，还可能引起尿失禁，带来尴尬，但少喝水是不对的，中断了水分的摄取，只会导致更大的麻烦——便秘及脱水。

另外，在怀孕期间，孕妇体内的血流量增加了1倍，需要摄取大量水分，每天至少要喝8杯水，以供给循环和消化的需要，并保持肌肤健康。

因此，你不能因为尿频就减少喝水，要保证足量的水分。

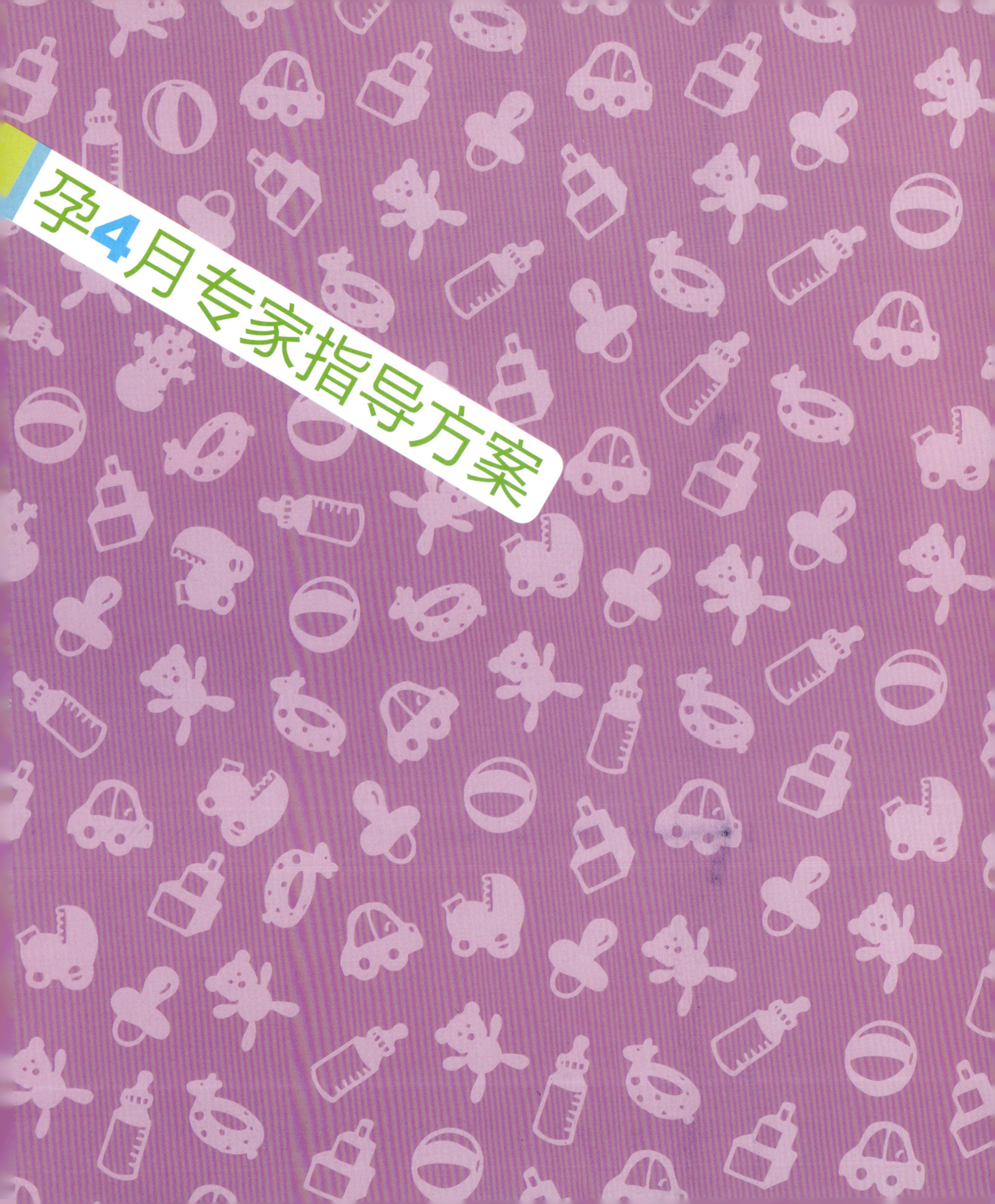
孕4月专家指导方案

孕妈妈和胎宝宝在变化

第13周孕妈妈和胎宝宝的变化

恭喜你，到本周你已经熬过了妊娠反应最严重的孕早期，进入相对稳定的孕中期了。胃口慢慢变好的你，在这一阶段可要注意多补充营养哦。同时还要控制体重，不要增长得太快。

孕妈妈的变化

发现自己的明显变化了吗？此前一直困扰你的呕吐、疲惫、晕眩等孕早期妊娠反应是不是大大减轻了？是不是感觉精力好像神奇般地注入你的体内？胃口也明显好转了吧？

不仅如此，你的乳房在本周也会变得更大。乳房处的静脉在皮肤下清晰可见。触摸乳房的时候，你还可能感觉有瘤状物体，这是由于乳腺管为产乳作准备引起的。

由于乳房正迅速地增大，可能会造成你腹部和乳房的皮下弹力纤维断裂，开始在胸部、臀部和腰部出现妊娠纹。这时你应进行适当的锻炼，增加皮肤对牵拉的抗力。

胎宝宝的变化

宝宝的体重将继续增加，大大的脑袋与身体的比例将从原来的1/2降至1/3，外形看上去更协调了。

宝宝的细微之处的发育更加明显：20颗牙齿已经形成并悄悄地待在了牙床下；独一无二的指纹也在胎儿幼嫩的指尖落户；而覆盖胎儿全身的细软的胎毛，让胎儿看起来可爱至极。

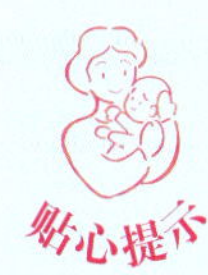

从本周开始，产科医生会安排你每月作1次产检。

如果出现妊娠纹，在使用不明护肤品、非处方药物前，你一定要向医生进行咨询，以免其中的有害物质通过皮肤吸收到达胎盘，影响胎儿的健康。

在宝宝的体内，胰腺开始分泌胰岛素；肾脏及排尿管可以完全工作，使宝宝吞下的羊水顺利排出；腹部与母体连接的脐带已经可以进行营养与代谢废物的交换了。

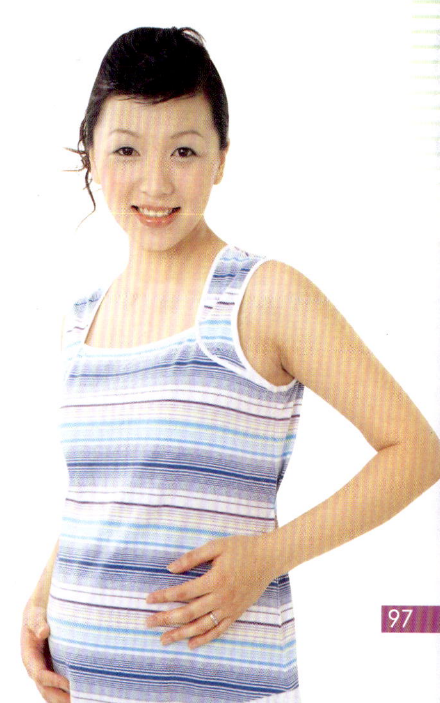

第14周孕妈妈和胎宝宝的变化

孕中期是最适合运动的阶段。胃口、精神都大好的你，不妨做点适当的运动吧。一切健康的你也可以和准爸爸来一次舒适的短途旅行，慰劳一下自己。

孕妈妈的变化

你的腹部隆起得更加明显了，这会让你更快捷地找到“做孕妇”的感觉。

也许，你的乳头已经可以挤出乳汁来，看上去像刚分娩后分泌的初乳，不要担心，这是正常的生理现象。同时，由于体内激素水平的改变，你的身体变化更加明显：阴道分泌物明显增多，乳晕颜色明显变深，面积也增大，比往常更容易觉得饿……总之，你的身体已经在时刻提醒你——你已经是一名孕妇了！

胎宝宝的变化

宝宝的脸看上去更像成人了。从外形上看，宝宝的大脑袋、小身子以及四肢的比例也更加协调了。在宝宝的体内，肝脏开始分泌胆汁，脾开始产生血红细胞，甲状腺体发育成熟开始产生甲状腺激素。

宝宝正在努力学习许多更复杂的行为：手指开始能与手掌握紧；脚趾与脚底也可以弯曲了；随着大脑的发育，宝宝可以运用脸部肌肉做皱眉、斜眼甚至小鬼脸啦；已经可以排尿到羊水里去了（这对你和宝宝都是无害的）；还在水里练习用肺呼吸等。

随着宝宝条件反射能力的加强，在你用手轻轻在腹部碰触时，宝宝就会蠕动起来，但你仍然感觉不到宝宝的动作。

如果是女宝宝，她的卵巢里现在大约有200万个卵子，但是到出生时就仅剩下100万个左右了，等到她长大时，卵子会越来越少，到17岁时可能就仅剩下20多万个了。

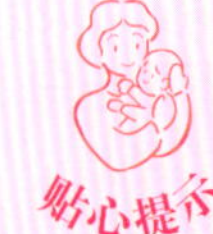

这时候的胎儿已经很结实，并且会保护自己了，你已经基本度过了易流产时期。但如果你有过流产史，则仍然要注意做好保胎工作。

孕中期是稳定期，我们建议你多做一些适当的运动，如有助于分娩和缓解妊娠反应的孕妇操等。

第15周孕妈妈和胎宝宝的变化

是不是已经有朋友发现你日渐隆起的腹部，并开心地向你祝贺了？愉快地接受他们的祝福吧，并温柔地告诉你腹内的宝宝，有这么多的叔叔阿姨们都在关心他的成长呢！

孕妈妈的变化

微隆的腹部让你的外形特征越来越明显了，抚摸肚皮的时候，你可以感觉到子宫大约在肚脐下方 10 厘米处。好好感受一下这些身体的变化吧。

好胃口的你会食量大增，饿了就吃吧，注意控制体重就好。到本周为止，你的体重大约会比孕前增加 2.2 千克，如果增加的体重大大高于或低于这个数字，我们建议你咨询医生。轻微的体重差异还是正常的，不必担心。

胎宝宝的变化

宝宝的面目更加像人了，耳朵几乎“移”到了正确的位置，但还是有点偏低；细小的眉毛开始长出来；头发也在头顶显出萌芽状态。胎儿的腿长开始超过胳膊了，手的指甲完全形成，指部的关节也开始运动了。但胎儿的皮肤还非常薄，可以一眼看得见血管。

宝宝会做更多的动作了：可以握紧拳头、眯着眼睛斜视、皱眉头、做鬼脸，也开始会吸吮自己的大拇指，等等。最大的变化是胎儿开始打嗝，这是呼吸的前兆。不过，因为宝宝的气管中充斥流动的液体，所以你无法听到这个声音。

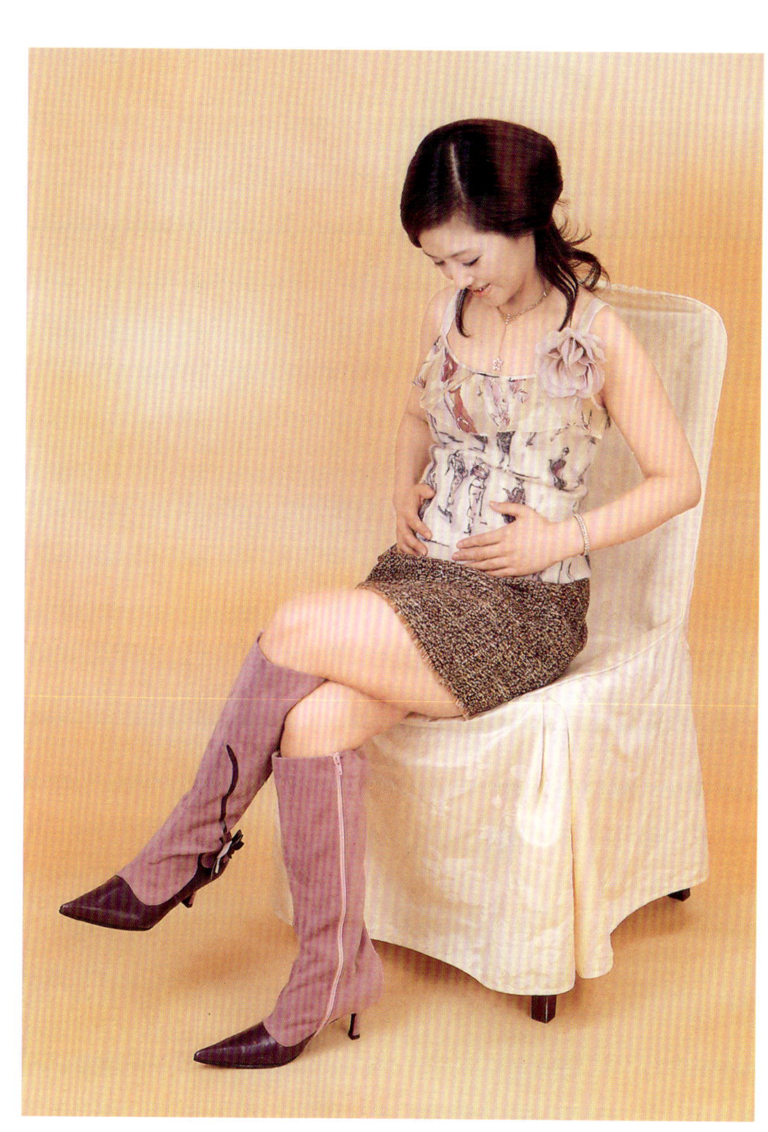

贴心提示

如果你曾经有过流产史或死产史，我们建议你在怀孕 14~18 周的时候，去医院作一次产前的检查和诊断。通过检查可以对胎儿先天性和遗传性疾病作出判断。

第16周孕妈妈和胎宝宝的变化

在你的肚子大到不得不穿上孕妇装前，赶紧去告诉你的直系上司你怀孕的喜讯吧！在接受上司可能并非全心全意的祝贺时，开心地享受你备受照顾的“孕妇工作期”吧！

孕妈妈的变化

你的乳房在继续膨胀，同时，由于子宫日渐膨隆，使得你的腹部向前突出，骨盆前倾，身体的重心前移，这会加重你背部肌肉的负担，所以你可能会常常感到腰痛。

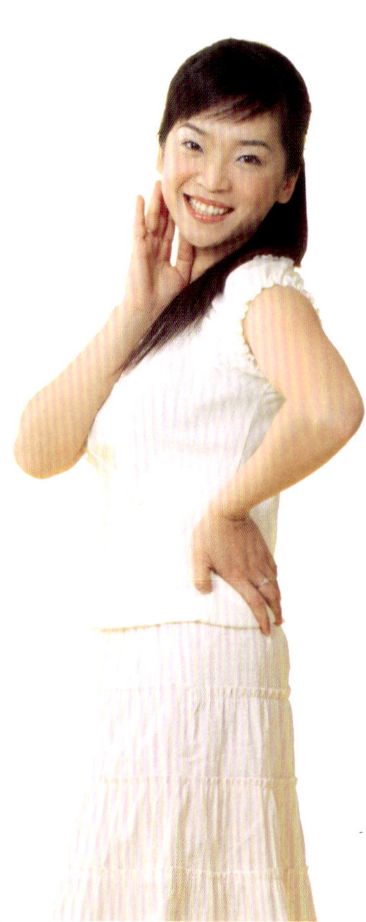

此外，你可能还会觉得容易疲倦，并且可能有便秘、胃灼热、消化不良、胀气和浮肿等症状，偶尔头痛或晕眩、鼻塞、牙龈出血等。你还可能出现脚部轻微浮肿，腿部静脉曲张等症状。是啊，孕期最舒适的时期正在慢慢地过去，越来越大的肚子会让你越来越能体会到妈妈十月怀胎的辛苦与付出。

胎宝宝的变化

这一阶段的胎儿，虽然头部以及四肢的比例看起来越来越协调了，但整体的外形却仍然像一只可爱的梨。不过这只可爱的“梨”要开始调皮了，会开始抓玩起脐带来，有时甚至将脐带拉紧到只能有少量空气进入。但是不必担心，宝宝已经学会保护自己了。

从16周到19周，宝宝的听力逐渐形成，此时的他就像一个小小“窃听者”，能听得到你的心跳声、血流声、肠鸣声和说话的声音。

宝宝循环系统和尿道在这时也完全进入了正常的工作状态。

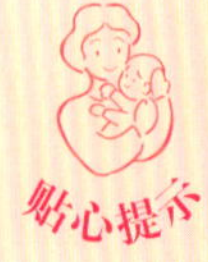

如果你有过孕育史，你可能在这周就感觉到胎动了。如果你第一次怀孕，那么胎动的时间会更晚一些。一旦发现第一次胎动，要把胎动的时间记录下来，下次去医院作产检时可以拿给产检医生查看。

孕期好营养，让胎宝宝更健康

孕4月营养规划

多吃益智食物

本月为胎儿脑迅速增长期，身为孕妇的你一定要注意多补充对脑部发育有益的食物和营养素。增加DHA及其他不饱和脂肪酸的摄取，对出生后宝宝的智力发展大有裨益。

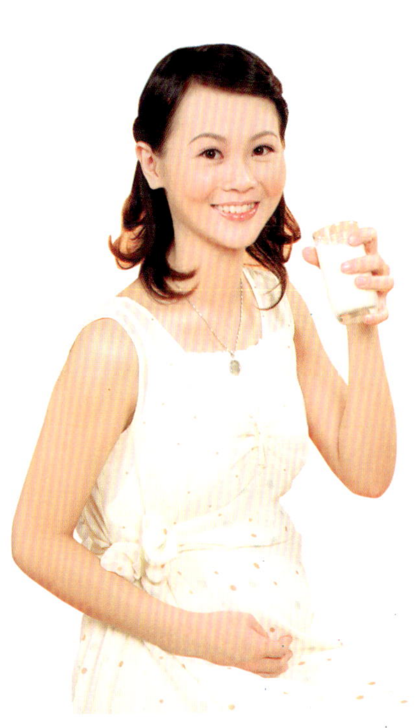

每天75~95克蛋白质

从本月起，你将进入蛋白质需求最大的时期，每天蛋白质的供给量应达到75~95克。可以多吃鱼、肉、蛋、豆制品等富含优质蛋白质的动物性食物。

补铁防贫血

这个阶段胎儿铁需求量大，一旦你发现自己有心慌气短、头晕乏力等贫血症状时，可以去医院咨询医生后合理地补充铁质。尤其是如果你孕前就有贫血现象，更应该注意补充铁质。可以多吃瘦肉、猪肝、鸡蛋、海带、绿色蔬菜（芹菜、油菜、苋菜等）、十杏、樱桃等富含铁的食物。

补充钙与维生素D

本月是宝宝长牙根的时期，我们建议你多吃含钙的食物，让宝宝长上坚固的牙根。补钙的同时注意补充维生素D，以促进钙的吸收。每日的维生素D需要量为10毫克。

用红糖代替白糖

白砂糖有消耗钙的不良反应，且易使人发胖，可以用红糖来代替白糖。红糖中钙的含量比同量的白糖多两倍，铁质比白糖多一倍，还有人体所需的多种营养物质，有益气、补中、化食和健脾暖胃等作用。

合理平衡营养

过了孕早期，现在的你会变得胃口大开，胎儿的营养需求也加大了，你需要增加各种营养的摄取，要做到不挑食、不偏食，并且少食多餐，在早中晚加餐3次是正常的，不过不要一连几天大量食用同一种食品，一天所吃的食物最好能控制在计划总量内。

少吃冷饮

怀孕后的你，胃肠功能减弱，过食冷饮会使胃肠血管突然收缩，胃液分泌减少，消化功能减弱而出现腹泻、腹痛等症状。此外，胎儿对冷的刺激十分敏感，如果你贪吃冷饮的话，胎儿会变得躁动不安。

增加主粮摄入，保证热量供给

孕中期是胎儿迅速发育的时期，不仅身高、体重迅速增加，组织器官也在不断地生长发育，同时，孕妈妈的体重也会快速增加，因此身体需要的热量随之迅速增加。这一时期，孕妈妈要调整饮食，不失时机地补充营养，以保证充足的热量供给。

要保证充足的热量，首先应增加主粮的摄入，适当增加米饭、馒头等主食的量，同时适当地搭配一些杂粮，如小米、玉米、红薯等。通常而言，孕中期，孕妈妈每天摄入的主粮应该在350~450克之间。

其次，一部分热量还需要从蛋白质中获得，因此，也需要增加动物性食物的摄入，动物性食物是优质蛋白质的重要来源，也是胎儿生长发育的物质基础。素食孕妈妈可以用豆类以及豆制品来代替动物性食物。

孕妈妈孕中期一日膳食构成推荐

谷类食物	350~450 克
大豆制品	100 克
鱼、禽、瘦肉	150 克（交替食用，一星期一次海鱼）
鸡蛋	1~2 个
海产品	50~100 克
动物肝脏或动物血	25 克
牛奶或酸奶	400~500 毫升
蔬菜	300~500 克
水果	200~400 克

血容量在增加，要注意补铁

从怀孕第4个月开始，由于胎盘血循环的建立，孕妈妈的血容量和红细胞总数都在不断增加，临产前3个月将增加的更多，这可能会导致缺铁性贫血，因此需要增加造血原料铁元素的供给。

如果孕妈妈缺铁，可能会造成胎盘氧供应不足，常使胎儿宫内发育迟缓及早产。胎死宫内的发生率增加6倍，临产后胎儿宫内窘迫发生率可高达35.6%，新生儿窒息增加，甚至造成死产，还会增加妊娠高血压综合征的发生率。

从28周开始补充铁剂

为保证母体和胎儿都有足够的铁储备，我们建议你从怀孕28周时开始补充铁剂。准妈妈每日口服两次硫酸亚铁，每次300毫克，同时服维生素C100毫克，就可防止母婴缺铁和贫血。

此外，口服铁剂期间，可能会出现牙齿和大便发黑的现象，这是正常的，如果服用的是含铁糖浆制剂，服药后可用清水漱口，减少药物在牙齿的附着而引起牙齿变黑。

贴心提示

若服用铁剂，要在饭后30分钟后再服用，因为有些人服用铁剂有比较厉害的胃肠道反应，如恶心、呕吐、腹痛、腹泻、便秘等。

补铁的饮食方法

蛋黄、海带、紫菜、木耳、动物血等食物含铁丰富，可多食用。豆制品含铁量较多，肠道的吸收率也较高，要注意摄取；主食多吃面食，面食较大米含铁多，肠道吸收也比大米好。

另外，还要多吃点蔬菜和水果，因为蔬菜水果中富含维生素C、柠檬酸及苹果酸，这类有机酸可与铁形成络合物，从而增加铁在肠道内的溶解度，有利于铁的吸收。

做菜时尽量使用铁锅、铁铲，这些传统的炊具在烹制食物时会产生一些小碎铁屑溶解于食物中，形成可溶性铁盐，容易让肠道吸收。

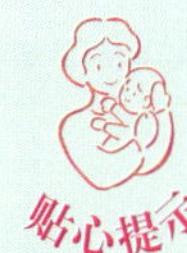

贴心提示

靠菠菜补铁的说法是不可靠的，虽然菠菜含铁，但它比其他蔬菜含有更高的草酸成分，草酸可以明显抑制铁的吸收和利用。

孕期该怎么吃肉

肉类含有丰富的优质蛋白质，而且肉类中所含的氨基酸最容易被人体吸收利用，同时肉类也是我们每天所需的铁、铜、锌、镁等营养元素的最好来源之一，适当地食用肉类对准妈妈和胎儿的健康及发育都是必需的。

适量吃肉最健康

不过，如果每天摄入的肉类相比其他食物过多，时间长了就容易导致高血脂症、动脉粥样硬化，甚至会使心血管系统或其他脏器发生病变。

对于健康的孕妈妈来说，孕期每天肉类的摄取量在200克左右为最佳，而每个星期所摄入的肉类中最好能包括300克鱼肉。

哪些肉类对孕妈妈最有益

- **鱼肉：**鱼肉不仅含有优质蛋白质，适量的脂肪，丰富的维生素、无机盐，还含有多不饱和脂肪酸以及丰富的DHA，能预防流产、早产和胎儿发育迟缓，尤其是深海鱼，建议孕妈妈每周最好能够吃2~3次。

● **兔肉**：兔肉蛋白质含量高，脂肪含量低，非常适合怀孕前就比较胖或者体重超标的孕妈妈食用。

● **鸡肉**：鸡肉蛋白质含量高，容易消化和吸收，脂肪含量低，孕妈妈吃鸡肉、喝鸡汤都很好。

● **牛肉**：牛肉含有丰富蛋白质、铁和铜，B族维生素含量也很高，脂肪含量相对较低，是很好的肉类选择。

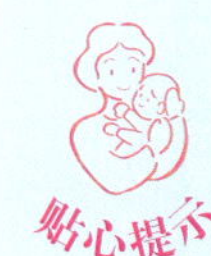

吃肉的同时最好能吃些豆类或豆制品，饭后可吃些水果，这样可以帮助降低血液中的胆固醇，对孕妈妈的健康很有利。

怎样在餐馆点出营养好味道

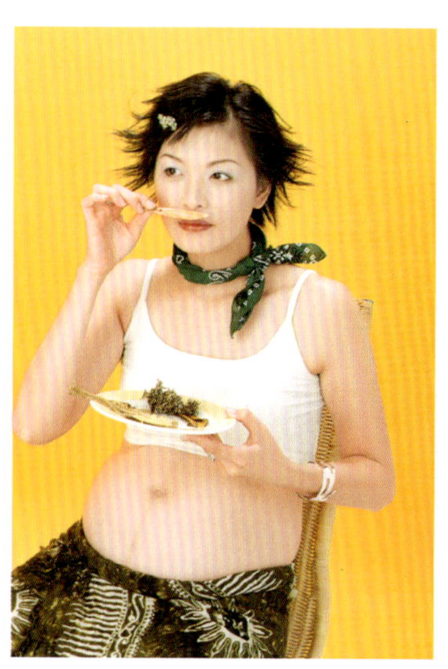

如果难以避免在外就餐，一定要学会点餐，对孕妈妈来说，点一份营养又好味道的餐显得尤为重要。

下面是一些你可能需要的点餐经验，它们的目的是尽可能帮你点一份营养全面的餐：

套餐比单份菜更适合孕妈妈

如果只吃单份的菜，可能会造成营养不均衡，点餐时，与其吃盖浇饭、面类、三明治等的单份菜，不如吃三菜一汤的套餐，套餐的菜量虽少，但总有一些沙拉、焯拌青菜、清煮蔬菜等蔬菜。

菜的调味汁要尽量少

如果是点多份菜，要注意不要点调味汁很多，或是味道很浓，要煮很久的东西，比如一些生菜沙拉，生菜上浇很多沙拉酱，必然会造成高脂肪、高盐分，可以要求不加沙拉酱或少加一点。还要特别注意的是，西餐中的油分和盐分通常很多，因此，建议你尽量吃中餐。

多看餐单的时蔬部分

在外吃饭最容易摄取不足的食物，就是蔬菜及豆类，因此，点菜的时候，不妨多叫一些豆腐、青菜、豆类。

自带一点儿可补充缺乏的营养的食物

如果方便的话，你可以随身带一袋牛奶、酸奶，或是一个水果等，在饭后可以补充。

不要在正午时间去餐馆点餐

不管哪个餐馆，中午都是人潮最拥挤的时分，这个时候服务员往往比较难以专心听你的需求，或回答你对菜的询问，等菜也会比其他时间长，在11点或是1点左右会好一点。

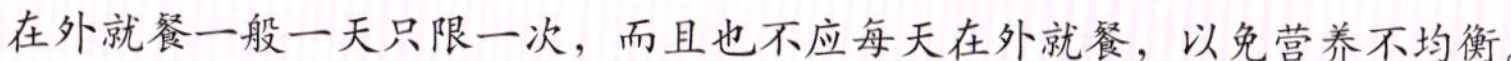

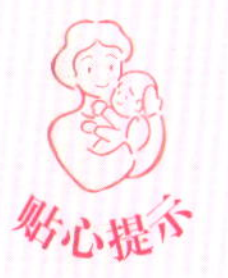

在外就餐一般一天只限一次，而且也不应每天在外就餐，以免营养不均衡。

好孕美食推荐：鲫鱼

鲫鱼味甘性温，利尿消肿，益气健脾，消热解毒，通脉下乳，可补充胎儿大脑发育所需的营养。

美食推荐

嫩豆腐鲫鱼羹

功效：味道鲜美，利尿、促进大脑发育。

准备：鲫鱼1条（约300克），嫩豆腐250克，鸡蛋1个，罐装玉米适量，姜丝、香菜末、盐、水淀粉各少许。

做法：1. 鲫鱼清理干净后，去鱼骨，片成鱼片，然后切丁；嫩豆腐切丁；鸡蛋打散。

2. 锅内加水，煮沸后加入豆腐、鲫鱼肉、玉米，至熟，加盐调味，再以水淀粉勾芡，最后淋上蛋液，撒上姜丝及香菜末即可。

美食延伸

鲫鱼不仅孕期可以用来进补，产后还可以用来催乳。如用鲫鱼与猪蹄一起煲汤，连汤食用，就可治产后少乳的症状。

美食变化

萝卜丝鲫鱼汤、清蒸鲫鱼、葱烤鲫鱼。

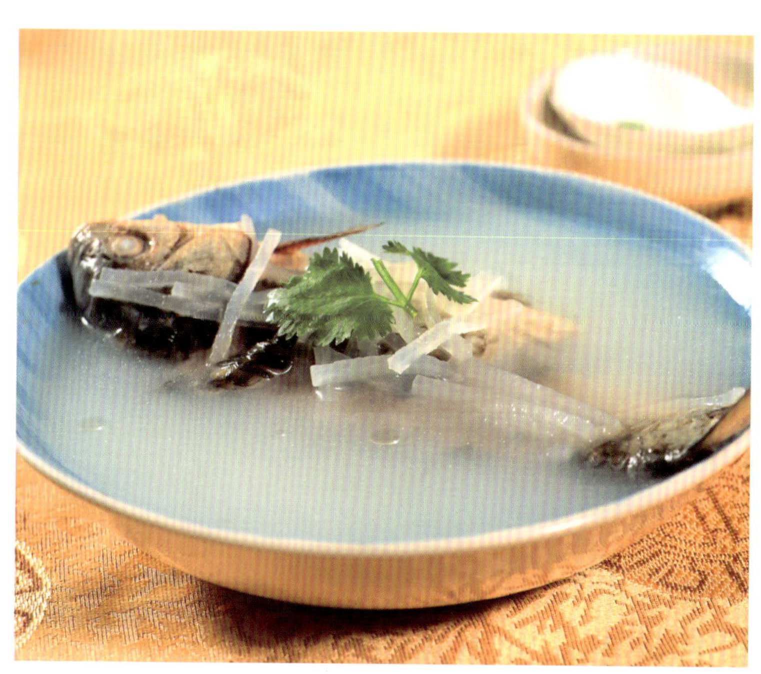

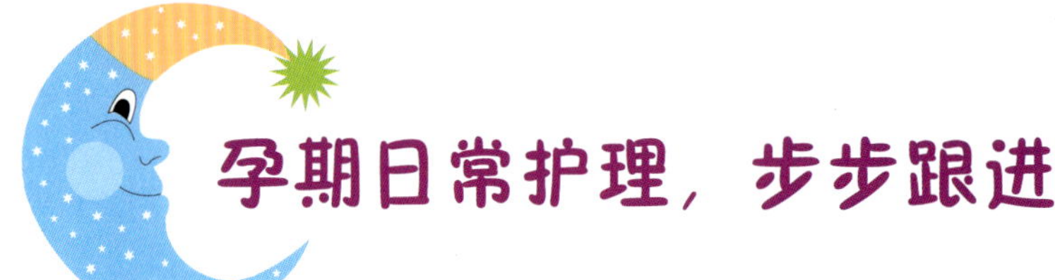

孕期日常护理，步步跟进

正确的睡姿有利于胎宝宝发育

孕期，你的睡觉姿势对胎儿的生长发育也会有一定影响，随着身体的变化，你正确的睡姿对胎宝宝发育会更有利。

孕期各阶段的正确睡姿

孕早期，外力直接压迫或自身压迫都不会很重，不会对胎宝宝产生影响，因此，你的睡眠姿势可随意，主要是采取舒适的体位，仰卧位、侧卧位均可。但是，从这时起，应该改掉一些不良睡姿，比如趴睡或搂着东西睡觉等。

孕中期，应注意保护腹部，避免外力的直接作用，如果肚子很明显，或是双胎妊娠，就要采取侧卧睡姿，当感觉下肢沉重时，可采取仰卧位，用松软的枕头稍抬高下肢。

孕晚期，睡姿对你和胎儿的安危都很重要，这个阶段宜采取左侧卧位，这样有利于纠正增大子宫的右旋，减轻子宫对腹主动脉的压迫，改善血液循环，增加对胎儿的供血量，有利于胎儿的生长发育。

孕晚期不宜采取仰卧位，由于子宫很大，压迫下腔静脉，仰卧会加重这种压迫，使回心血量及心输出量减少，而出现低血压，孕妈妈容易出现头晕、心慌、恶心、憋气、面色苍白、四肢无力、出冷汗等症状，这时应马上采取左侧卧位。

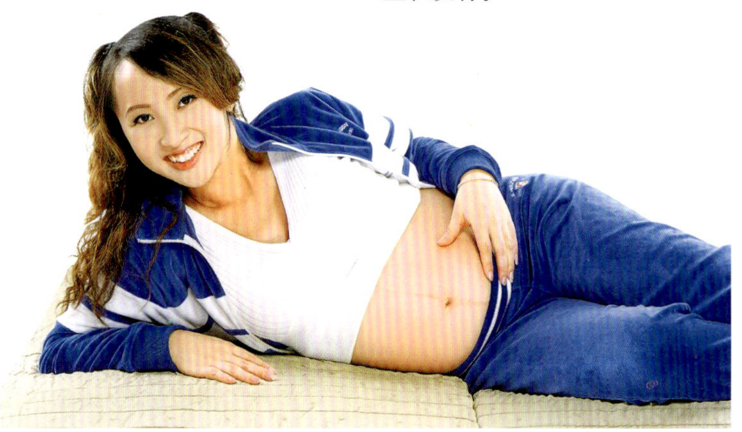

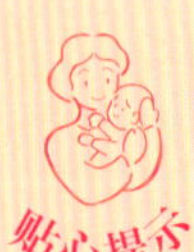

贴心提示

左侧卧位可以从孕中期开始适应，如果感觉不习惯，可以左右两边轮着睡，但到了孕晚期，则最好是左侧卧睡。

孕妈妈其实也不太需要担忧自己有没有左侧卧位，因为每个人都有自我保护能力，如果仰卧位压迫了动脉，回心血量减少导致血供不足，孕妈妈就会在睡眠中改变体位，或醒过来。

孕期要注意保护眼睛

由于怀孕后体内激素发生变化，孕妈妈眼睛的内部结构也会出现微小的变化，有可能会导致视力下降，不过，这在分娩后会恢复正常，但孕妈妈还要注意在孕期保护眼睛，否则有可能造成不可逆的视力下降。

孕期保护眼睛需要做到的事情

1 减少阅读、看电视及电脑等的用眼时间。看电视及距离电脑太近或面对时间太久，眼睛会不舒服，看书或者看电视、看电脑 40~50 分钟后，要停下来闭目休息或看远处 3~5 分钟，防止眼肌过度疲劳。

2 尽量不使用空调和吹风机。即使是偶尔吹空调的时候，最好也要放一杯水在身边，以避免室内过度干燥，干燥的环境会加重眼部的不适感。

3 做好加强防晒工作。阳光除了会加速孕斑的产生，也会伤害眼球，所以孕妈妈出门一定要做好防晒工作。

4 经常洗手，不要用手揉眼睛，减少眼角膜刮伤及感染。

5 禁止抽烟、熬夜和不规则的起居，这些都会加重眼睛干涩的不适感。

6 长时间用眼后做眼保健操，并要经常坚持。以下按摩法也可缓解眼部疲劳：闭着眼睛，用食指、中指，无名指的指端轻轻地按压眼球，也可以旋转轻揉，不可持续太久或用力揉压，20 秒钟左右就停止。

7 室内灯光不能太强，也不能太弱，尽量减少对眼睛的刺激。

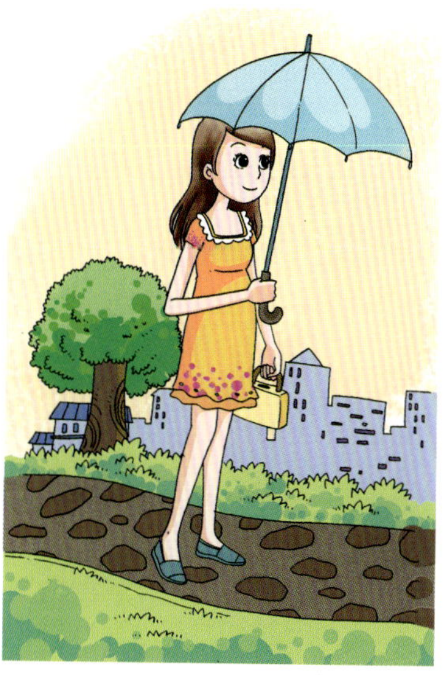

你可能关心的几个眼部问题

1 怀孕时能戴隐形眼镜吗？

最好不戴。

由于内分泌系统发生改变，孕妇角膜组织会出现轻度水肿，使得角膜的厚度增加。而隐形眼镜会阻隔角膜与空气的接触，使得角膜缺氧，敏感度降低，导致视力减退和无故流泪等。另外，如果隐形眼镜清洁不彻底，更容易滋生细菌，使得角膜发炎、溃疡。

2 孕期需要检查视力吗？

需要。

孕妈妈每 2~3 个月就需要检查一下视力，因为眼睛比较敏感，容易因为孕妈妈的身体变化而衍生出并发症，及时检查可及早发现视力变化，以便及时治疗。

另外，近视的孕妈妈要定期到专业的眼镜公司去检查视力，一旦发现视力减退要及时更换眼镜，防止近视的进一步加深。

3 **眼睛难受的时候能不能用一些眼药来缓解呢？**

最好不要随意用药。

眼药大部分属抗菌消炎药或含激素，孕妈妈还是不要随意使用，若需要用药，最好在告知医生的前提下，由医生指导用药，尤其是在孕早期和即将临产的阶段。

睡前泡一个舒服脚

由于体重增加，孕妈妈脚部负担加重，容易引起脚部酸痛，泡脚能够促进血液循环，有效防止静脉曲张，孕妈妈泡脚对缓解脚部压力是有益的，不过，一定要正确地泡脚，不然既泡得不舒服，还可能引起不良效果。

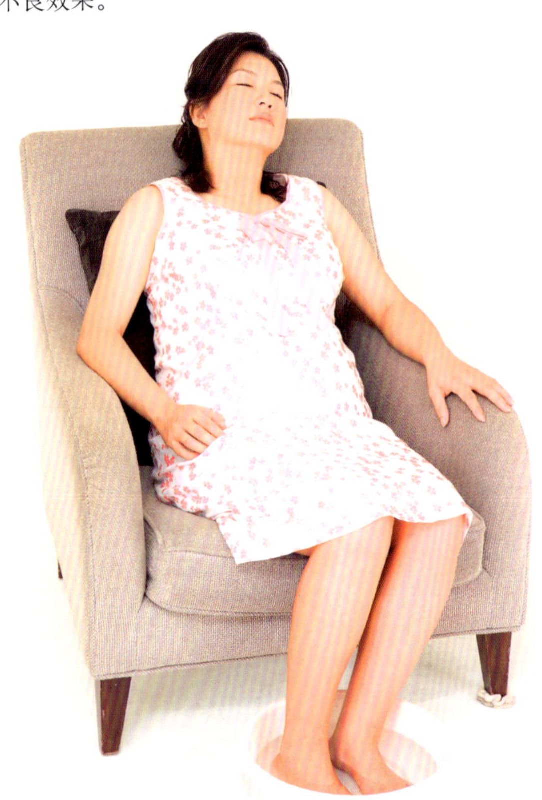

用温清水泡最好

孕妈妈每天睡前，可以用温清水泡一段时间的脚，水温不要太热，温度在35℃就可以了，不必泡得大汗淋漓，否则容易引起心慌，最好的效果是感觉舒适。

时间不能太长

泡脚时间要掌握好，不能太长，应该以15~20分钟为最好，最长也不能超过半个小时。

不能用药水泡

中药泡脚可能会刺激到孕妈妈的性腺反射区，对自己与胎儿的健康造成不良影响，不仅是中药，其他药物泡脚也要避免，用清水泡是最合适的，此外，也不应作足底按摩，以防止发生流产和早产。

孕期常见不适，注重防治

妊娠糖尿病的防治

孕期的你即使不胖、吃得不多，也没有糖尿家庭史，也要注意做好糖尿病的防治工作。

妊娠糖尿病是指妊娠期首次发现或妊娠后才发生的糖尿病，可导致胎儿成为巨大儿、早产儿、胎儿畸形、死胎及新生儿死亡率高等，威胁到你和胎儿的健康安全。

妊娠糖尿病是非常严重的孕期疾病，要作好妊娠糖尿病的防治，可以参考以下建议：

1 做好孕期的体检工作，预防妊娠糖尿病的发生。如果你有糖尿病家族史、身体较胖、羊水过多、胎儿偏大或者有反复流产史等，我们建议你在孕 24~28 周考虑进行尿糖测试，以预防糖尿病。

2 如果你已经出现尿糖阳性，也不要过分紧张，应在医生的指导下，适当控制饮食或者用药，并加强对胎儿的监护，在现代医学条件下，糖尿病孕妇也能生一个健康的宝宝。

轻松几招，解决便秘难题

孕前一切健康的你，很少发生便秘这种郁闷的事。可是怀孕之后，你却不得不经常为便秘而烦恼不堪。为啥怀孕后容易便秘呢？原因主要有以下 3 种：

1 怀孕期间由于子宫扩大压迫到肠道，使得大肠的平滑肌张力变小，肠蠕动减缓，产生便秘。

2 怀孕后，你体内的黄体激素升高，导致肠蠕动变差，粪便停留在肠道的时间过长，水分被肠道吸收，造成大便干燥，排便困难。

3 怀孕的你可能会因为小心谨慎而减少运动量，或是平日摄取的纤维和水分过少等，都可能造成便秘。

要改变孕期的便秘现象，就要针对以上的便秘原因，有效地促进肠道排便：

1 要养成正常的排便习惯：每天固定在一个时间排便，形成脑部对肠道的刺激，促进排便。可以尝试一下在早上起床之后到早餐这段时间内排便。

2 早晨起床之后可以先喝一杯白开水，自然而然会感到便意，效果很好。白天也要注意补充水分，每天保证补充2000毫升左右的水。

3 多吃绿色蔬菜、水果和五谷杂粮等富含纤维素的食物，可以有效缓解便秘。

4 平时要注意适度地运动，比如散步，这样可以促进血液循环，减轻便秘。

我们建议你即使便秘也不要随便使用药物来通便。如果便秘情况比较严重，通过以上改善生活方式的方法无法缓解的话，请及时去医院就诊，在医生指导下进行治疗。

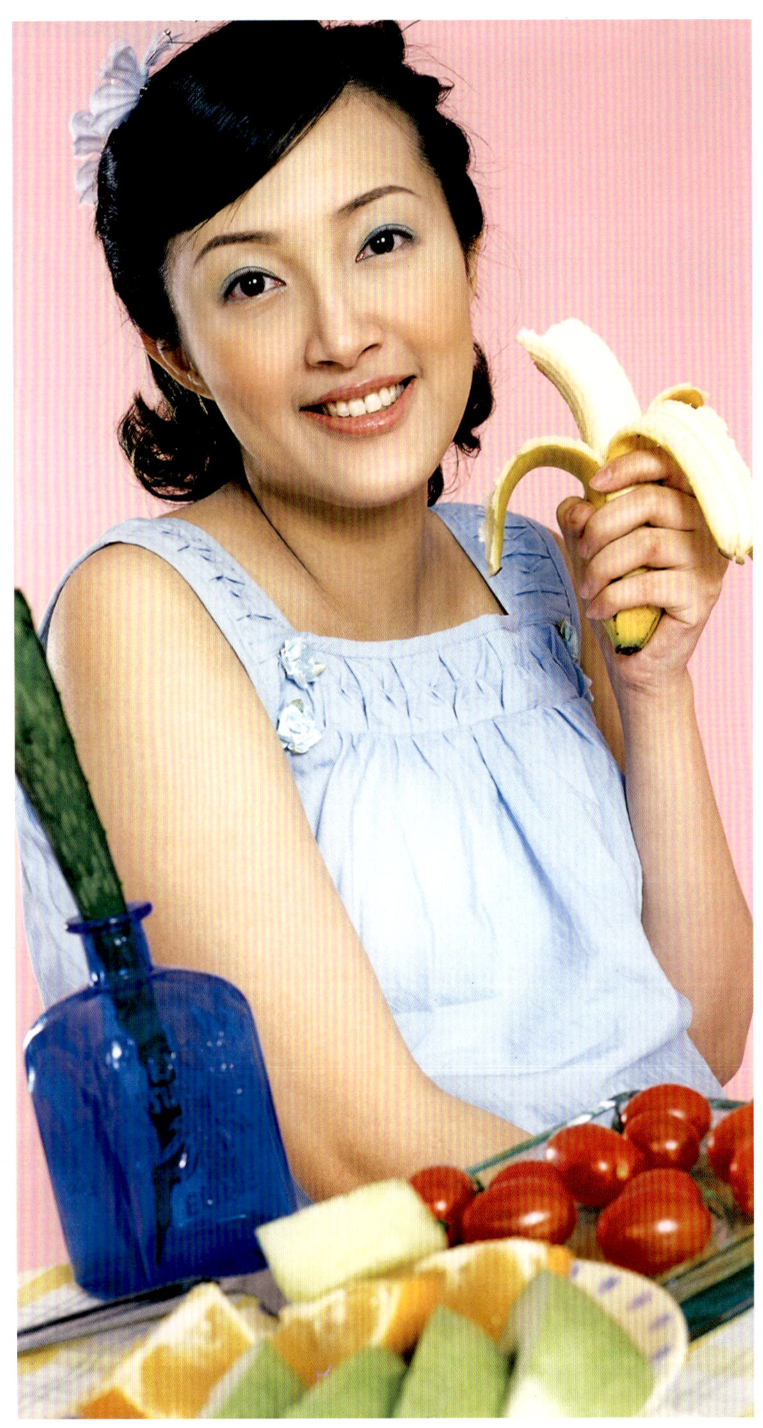

孕期要正确地运动

孕中期运动要“轻”

孕中期，腹中的小生命已处于稳定的生存状态，是最适合运动的时期，因而，孕妈妈可以适当增加一些运动了。不过，孕中期运动要尽量轻缓，乒乓球、健身操、游泳、跳慢舞都是可行的“轻”运动项目。

你还可以适当做一些有氧运动，能加强心肺功能、血液循环，减轻孕期静脉曲张等不良反应，对缓解背痛、腰痛也有好处，并让身体为分娩作好准备。

需要注意的是，这个阶段的运动量应随孕期增长而逐渐减小，毕竟肚子越来越大，很多动作做起来越来越不方便了，而且运动的时间要越来越短，动作要越来越轻柔，要避免强烈的腹部运动。

运动中还需要留意的事情有：

1 运动之前要喝500毫升的果汁或矿泉水，或吃一点零食。

2 运动场所一定要通风，温度适当。

3 着装要透气、宽松、舒适，冷暖适宜。

4 运动时动作幅度不能太大，别让胎宝宝感到摇摇晃晃。

孕期游泳计划

虽然游泳有颇多好处，不过，对孕妈妈来说，是否能选择水中运动还需要根据身体情况而定：如果妈妈怀孕期间身体状况良好，那么从孕早期到后期都可以进行；如果以前没有或甚少进行水中运动，则最好在孕中期再进行；孕晚期则应停止游泳运动，以免羊水早破或者感染；有过流产、早产史，阴道出血，腹痛，高血压，心脏病的孕妈妈，在孕期要避免游泳。

孕期游泳的注意事项

1 为了安全起见，我们建议你在咨询自己的妇产科医生后，再确定是否去游泳。

2 选择卫生条件好、人少的游泳池。最好能选择室内恒温的，水温在29℃ ~31℃之间为宜，并能避开阳光的直射。

3 每次运动时间不宜超过半小时。时间应选择在子宫不容易紧张的时候，也就是上午10点到下午2点之间。运动量以活动时心跳每分钟不超过130次，运动后10分钟内能恢复到锻炼前的心率为限。我们建议你每周游泳1~2次，每次500米左右即可。

4 选择仰泳的姿势或者是在水中漂浮、轻轻打水，避免剧烈动作，以免劳累。

5 不要过度伸展关节，也不能潜水，以免发生溺水危险。

游泳前的准备

1 换上适宜的泳衣、泳裤，戴好泳帽，最好还戴上游泳镜。

2 下水之前，要先量血压和脉搏，作各种检查，合格的话才能下水游泳。

3 为了入水前或出水后不滑倒，应选择防滑拖鞋，到了池边再脱掉，出水后就立刻穿上防滑拖鞋。入水时要轻慢，切不可跳入水中。

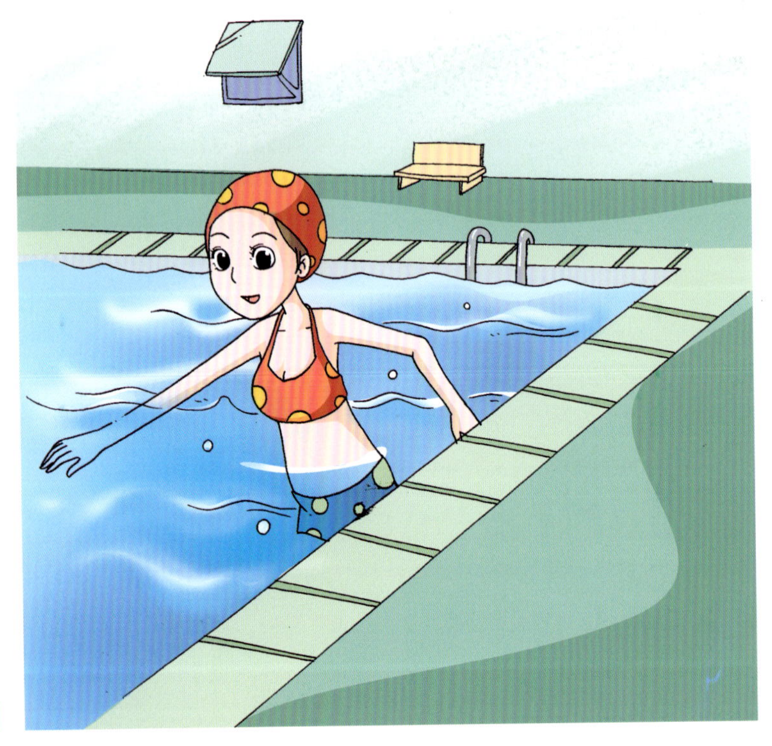

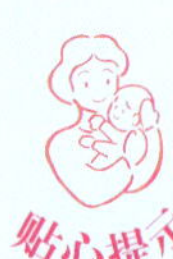

贴心提示

游泳完毕后，要记得将身体冲洗干净，并马上解小便，防止阴道炎或皮肤病的发生，游泳后体温略微下降，要注意保暖，还要及时补充水分。

坚持做胎教，让胎宝宝更聪明

环境胎教对胎宝宝有积极影响

环境胎教可以促进胎儿的健康发育，令宝宝出生后智力水平更高。

当孕妈妈置身于舒适优美的环境中时，就会感受到美和欢快，心情自然就会变得轻松愉快，从而影响到腹中的胎儿，真正做到“气美潜通，造化密移”。好的环境，能带给胎儿良好的感应，而不好的环境，则会带给胎儿不良的感应。

孕期环境胎教的主要方式是美化居室和感受大自然。

居室最基本要求就是要整洁美观，每天进行打扫，经常进行整理，而且有必要作一些装饰，来增加情趣，使孕妈妈感到轻松、愉快。还可以对居室进行绿化装饰，风格要轻松、素雅，但颜色不要过于强烈，花香也不要太浓烈，身处在温柔雅致的居室中，孕妈妈心里会感到轻松。

孕妈妈还应该时常去空气清新、风景优美的地方散步、游玩，看看美丽的风景，可以让心情舒畅，身体的各系统功能都处于最佳状态，而胎儿也会处在最佳的生长环境中。

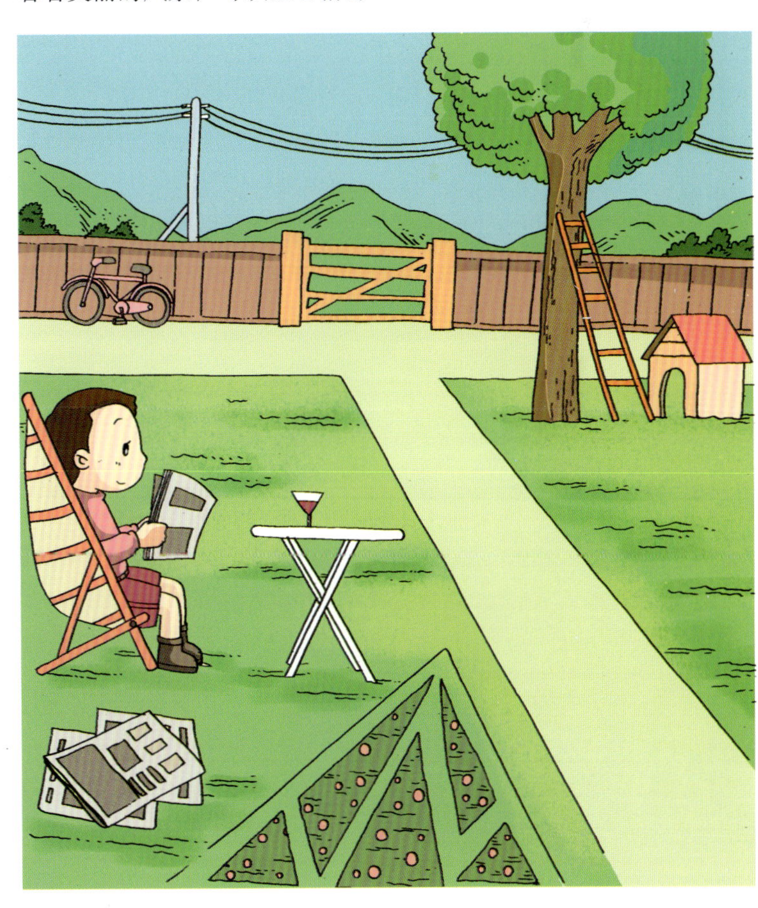

夫妻感情可直接影响胎教效果

夫妻感情融洽不但会让家庭幸福，同时也是一种良好的胎教。

在怀孕期间，相亲相爱，互相包容的夫妻感情，以及对胎宝宝的爱心和关注，能使整个家庭在孕期都沉浸在温馨和充满爱的氛围之中，胎儿就会安然舒畅地顺利成长，出生后往往也更聪明健康。

反之，如果夫妻间的感情不融洽，经常争吵，孕妈妈的内分泌会发生改变，带给胎儿不利的影响，尤其是当孕妈妈盛怒时，全身的血管会收缩，血流会加快，加上噪声的影响，都会对胎宝宝的发育不利。

所以，准爸爸和孕妈妈要互相理解、包容，注重培养感情，出现摩擦时首先不宜吵闹，而应该冷静，平时不妨偶尔送彼此一些贴心的小礼物，增进生活的情趣。

可以放松心情的瑜伽冥想法

冥想法可帮助你消除紧张不安及焦虑的情绪，使你感到平静和安详。我们建议你练习前1小时避免进食，饭后2小时避免练习。每次练习可以做15分钟。具体步骤如下：

1 平躺在床上或铺了垫子的地板上，闭上双眼，深吸气，屏气并慢慢数到5，然后呼气。尽可能地把呼吸放慢而且要匀速。

2 保持深呼吸，并依次放松脚趾、脚背、脚跟、脚踝、小腿、膝关节、大腿、髋关节、骨盆、腹肌及腹部脏器、臀肌、腰背肌肉、胸腔器官、肩膀、手臂、手、颈部、头部。

3 把精力集中在呼吸运动上，倾听自己的呼吸，还可自言自语“吸气、屏气、呼气”。还可以随着自己的意愿自由联想一些美好的事物。

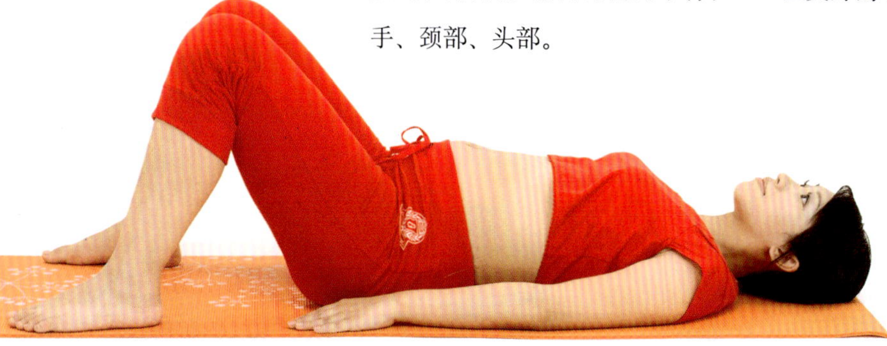

80后妈妈孕产新经

怎么选择漂亮合身的孕妇装

在孕早期，你只需穿着一些轻便且透气的衣服便可。本周的你，腹部估计已经有明显隆起了，胸围、腰围、臀围也比孕前增加了不少，体形更加丰满的你可能已经穿不上以前的合身衣物了。所以，趁现在肚子还没有那么大，行动还比较轻便的时候，跟准爸爸一起去给自己挑几件漂亮的孕妇装来穿吧。

选购孕妇装的技巧

1 选择质地柔软、透气性强、易吸汗、性能好的衣料

因为怀孕期间皮肤非常敏感，如果经常接触人造纤维的面料，容易引起过敏。天然面料包括棉、麻、真丝等，而以全棉最为常见。尤其是贴身的衣物，最好选择全棉的。

2 选择方便穿脱的款式

我们建议你选择上下身分开的衣服，易于穿脱，可以减少不便。上衣适宜选择开前襟的。有些品牌的孕妇装，设计成产后依然可以穿着的样式，比如有可伸缩的腰带，可脱卸的部分等，这样的孕妇装即使到了产后，也可以变成正常的服装继续穿着。最好准备件宽大的裙装，这样去医院作产检的时候，上下诊台和检查就很方便了。

3 选择可调节式的孕妇装

在以后的5个月内，你的体形还会发生较大的变化，所以最好选择可调节性的衣裤，这样就不一定要准备很多孕妇装，节省开支。孕期继续上班的你，还可以选择专门为职业孕妇设计的孕妇装。

不管你选择怎样的孕妇装，都应以宽松为原则，尤其胸部、腹部、袖口处要宽松，这样会使你感到舒适，色调明快、柔和甜美的颜色也会很适合你，能让你消除疲劳、抑制烦躁、控制情绪。

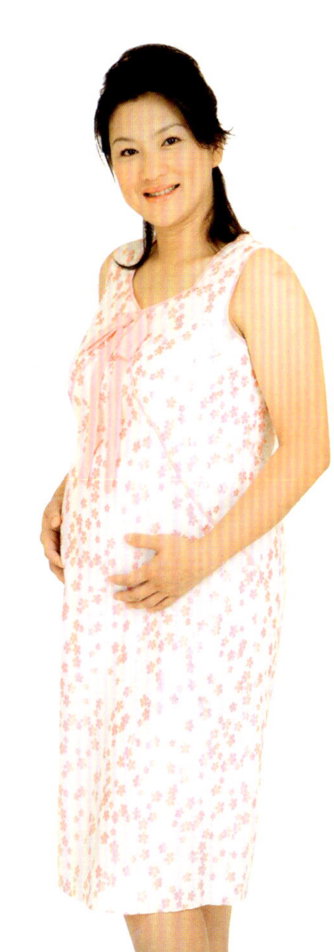

不同体形的孕妈妈适合什么样的孕妇装

1 胸部丰满的妈妈不要穿细肩带的衣服或洋装，以免看来不平衡，同时避免穿高腰或胸线下的衣服，以免胸部显得更明显。

2 身材瘦削的妈妈可以多穿背心裙，注意领口不要太低，此外还要留意肩膀宽度是否合适。

3 身材娇小的妈妈应选择轻巧、可爱的孕妇装。若是两件式的套装式孕妇装，需要注意上衣不要太长，这样会让身形看起来比较修长。

4 身材高壮的妈妈在购买衣服时一定要考量胸部、肩膀的宽度，可以选择连袖的孕妇装，布料上不要挑选太蓬松感的衣服，以免看起来显得更臃肿。

怎么样网购划算的孕期用品

80后孕妈妈恐怕不乏网购达人，怀孕了，出行变得越来越不方便，而你总是想要给宝宝和自己买很多需要的东西，网购的好处，除了免去出行的不便，更好的是能满足80后孕妈妈琐碎的购物欲，网购的十八班武艺，你学会了没有呢？

1 固定几个常去的购物网站

可以根据自己的经验，或是网友及朋友的推荐，确定几个常去浏览的购物网站，如果购物网站特别大，比如像淘宝这样的网站，你还可以收藏一些信誉好、评价高的店家，这样做的目的，一是保证货物的质量，二是节约上网时间，三是方便你收藏和注册登录。

由于你在孕期需要购买的东西可能很多，而且你可能每天都能想到需要添加的物品，所以，建议你不要急着一次买很多，你可以先在看好的店铺买一件小东西，看看是否满意，若满意，下次可以将这个店铺可以买到的东西都收藏起来，一起下单一起发货，这样可以节约运费，也可以避免你临时想增加或去掉某件东西，非常方便，也非常划算。

此外，很多购物网站都需要先注册登录，然后为你提供购物车、收藏夹的服务，有的网站还会推出针对注册用户优惠的活动，因此在购物网站注册很必要，但如果你同时在很多个网站注册，很可能时间长了会忘记登录信息，也无法得到运费优惠，不便于你收藏和管理，因此，建议你将自己喜欢的购物网站进行精选，不要太多，2~3个即可。

2 学会辨别店铺真伪好坏

看一家店铺，除了要看卖家的等级、注册时间、买家评论、产品意见外，还要学会辨别这些东西的真伪。

一般来说，从注册时间上便可以判断店家的等级是不是可信，如果一个刚注册几个月的店铺等级却达到了几颗钻石甚至皇冠的话，那肯定有问题；如果一个店铺的卖家信誉里没有评价的内容，只是单独选择了好评，这其中也可能会有问题；一个好商品的正常情况应该是卖出的情况和收藏、评价比例一致，如果只有收藏或系统自动给的好评，没有具体评价，这个商品可能不太好。

3 不盲目贪便宜

最好不要选择同类商品中价格最低的，在中等价位比较合适，有实物照片和细节照片的店铺态度可以肯定，你和宝宝的衣服衣料材质很重要，一定要把好质量这一关，最好与店家沟通核实，确定好尺寸和材质。

4 避免即时交易

下完订单之后，最好不要直接将款打到对方账户上，可以用支付宝付款方式，能保证财货安全，也有退款的自由，而且很多商家都支持支付宝，建议孕妈妈注册一个支付宝账户，网购起来会很方便。

5 收货时要当着快递员的面验货

网购最无法保证的就是货品的真实性，因此收货时，一定要记得当面验收，这样即使货物出现问题，你也可以选择不接收，这样卖家和快递公司会帮助处理货物问题。

是什么决定了宝宝将来的智商

智商是对语言、乐感、数学逻辑、时空概念、运动感觉等方面的综合测试参数，是目前普遍使用的智力测量标准。智商为200分制，即最高的分数是200，最低的是0。如果一个儿童的智龄与实际年龄相等，则其智商为100分，说明其智力中等；智商在120分以上则表示聪明；在80分以下则表示弱智。

智商的首要决定因素是遗传。一般说父母智商高，宝宝的智商也不会低。而父母智力若有缺陷，宝宝也有可能智力发育不全。所以，有人说，天才往往具有家庭聚集性。

智商还会受到血缘关系远近的影响。父母同是本地人，宝宝平均智商为102；而隔省结婚的父母所生的宝宝智商达109。近亲结婚的往往会生出弱智儿。

后天教育、训练以及营养对智商也有很大的作用。将一个音乐世家的子弟放到一个完全没有音乐的环境中去，那么这宝宝永远也难成音乐家的。

遗传提供了智力的基本素质，后天因素则影响其发展的可能性。遗传的特质只有在环境因素的作用下，特别是后天早期良好的、适时的教育刺激下，才能充分开发智商的潜力。因此，要想使后代智力超群，就必须在优生和优育上一起下工夫，使宝宝的智能潜力得到最充分的发挥。

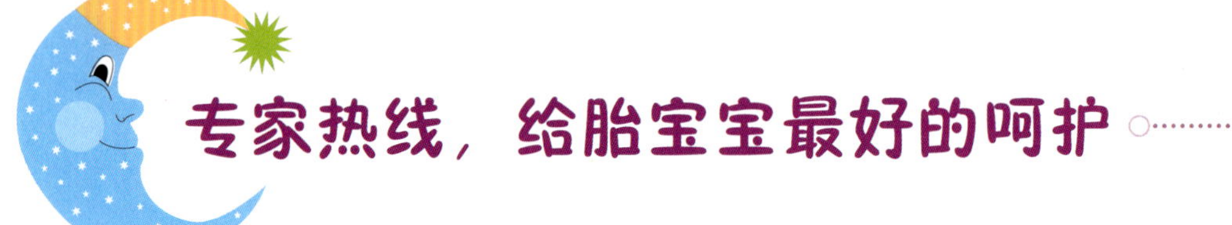

专家热线，给胎宝宝最好的呵护

胎动是什么感觉

其实，胎动的感觉每个人都不太一样，很难总结出一个统一的规律。

一般，我们把胎动形象化为“蠕动”或是“飘动”，也有的孕妈妈形容胎动为“咕噜—咕噜”就像小鱼在吐泡泡。

胎动有整个躯干运动的全身性胎动，也有伸伸胳膊扭扭身的肢体运动，这两种动作持续时间稍长一点，比较容易感觉。而踢腿这样的下肢运动和胸壁运动，动作持续时间很短，动作也弱，你很难感觉到。

为什么孕妈妈体温一直偏高，而且怕热

孕妈妈体温大约会比没怀孕时高出0.5℃，大部分准妈妈的体温都会在37℃左右，并且会维持3个月左右，这个月会开始下降，直到分娩。

这种现象是由于体内的黄体激素分泌增加的原因，这使得血管扩张，体内代谢比平时快了20%，食量比平时大，体温也会比没怀孕时高。

体温偏高了，孕妈妈自然会比平时怕热，尤其是在夏天，应尽量选择棉、麻布料的衣服穿，注意遮阳，天气凉爽时则要多穿一件衣服，以免着凉。

孕期需要吃孕妇奶粉吗

只要条件允许，你可以从孕前就开始吃孕妇奶粉。

孕妇奶粉不同于一般的鲜奶，它的营养成分优于鲜奶，几乎强化了孕妇所需的各种维生素和矿物质。如丰富的钙质是牛奶的3.5倍，可以为孕妇和胎儿提供充足的钙质，防止发生缺钙性疾病。

虽然孕妇奶粉中所含的各种维生素和矿物质，基本上可以满足孕妇的营养需要，但由于每个

人的饮食习惯不同，膳食结构也不同，所以对于营养素的摄入量也不完全相同。所以，你最好在营养专家或医生的指导下吃孕妇奶粉，以免某些营养素过量，甚至引起中毒。

原则上讲，吃孕妇奶粉就不需要再额外补充别的营养素了，以免造成营养摄取过量。

孕中期出现宫缩正常吗，该怎么办

孕中期偶尔出现宫缩是正常的。一般情况下，在孕14周的时候就开始有宫缩了，只不过这种宫缩无痛，出现频率也低，一般无感觉，对你和胎儿的健康也没有任何影响。

但如果孕中期你感觉到宫缩比较频繁，或者有疼痛感，就要小心了，这可能是先兆流产、早产的征兆。

一旦你有频繁的、感到疼痛的宫缩，就要卧床休息，减少活动和对腹部的刺激，暂时禁止性生活，必要时应及时去医院就诊，并在医生指导下休养治疗。

怀男孩真的会让你变丑吗

这种说法是片面的。

导致你妊娠期容貌改变的“总导演”是体内的激素，跟怀的是女孩还是男孩无关。

孕期，你需要大量的各类激素来有效地调节母体在妊娠期的代谢过程，这些激素，如雌激素、孕激素、催产素、催乳素等的分泌，对妊娠过程的一些重大代谢活动起着决定作用，对处于发育旺盛阶段的子宫组织起着促进作用，负责动用母体的储备以满足胎儿生长发育的需要，并促使乳腺发育等。

然而，激素的分泌量增多会导致皮肤表面色素沉着。主要是肾上腺的分泌机能增强，致使皮质素随之增多，于是导致皮肤表面产生妊娠纹和面部生出黑褐色斑块等。不过，孕期出现的色素沉着在分娩之后即会褪去，你大可不必为自己容貌一时“变丑”而烦恼。

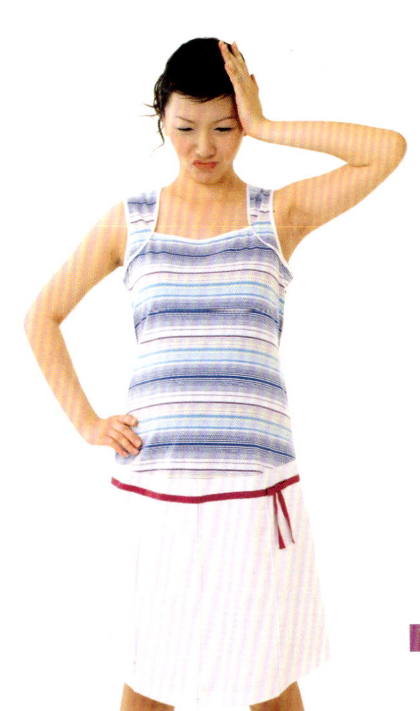

孕期白带增多怎么办

怀孕期间，你的体内雌激素水平较高，盆腔及阴道充血，阴道分泌物增多是非常自然的现象，但是，如果你的白带增多伴随有刺鼻的气味、外阴奇痒难忍或有灼痛感、尿急、尿频、尿痛等症状，可能是妇科疾病的最初征兆，你应该尽快去医院检查。

在平时，你要注意保持阴道的卫生：

1 性生活时最好使用安全套，避免疾病的传播。

2 尽量避免出入公共浴室或到消毒条件不好的游泳池游泳。

3 注意保持外阴部的清洁，坚持每天清洗，避免使用刺激性强的皂液。

4 洗漱用具及毛巾用品要与家人分开使用，便前、便后都要洗手。

5 内裤应选用纯棉织品。内衣裤最好单独清洗，切忌选择公共的洗衣店清洗内衣内裤。

6 如果分泌量多而且颜色、性状有异常，应请医生检查。

孕中期可以有性生活吗

孕中期可以适度进行性生活。进入孕中期（4~7孕月）后，胎盘已经形成，早孕反应也过去了，你的身心都进入了相对稳定的时期。孕中期也是整个孕期最轻松的阶段了。在这个阶段，你会发现你的性器官分泌物增多了，性敏感度较高，同时，由于胎盘和羊水的屏障作用，可缓冲外界的刺激，使胎儿得到有效的保护。

注意，进入孕7月后，要适当减少性生活的次数，以免引起宫缩导致早产，孕中期性生活还需要注意：

1 要节制，妊娠中期的性生活以每周1~2次为宜。如果性生活过于频繁，子宫经常处于收缩状态，就有导致发生流产的危险。

2 要注意性生活的体位，避免造成对胎儿的影响。一般以不压迫孕妇腹部为准则，通常侧卧体位比较科学，准爸爸可采取从背后抱住孕妈妈的后侧卧位。

3 动作不要太激烈，不能用力过猛，不要猛烈刺激子宫，时间也不要太长。

如果出现意外出血或肚子痛等突发状况，应立即停止性生活，必要时要去医院检查。

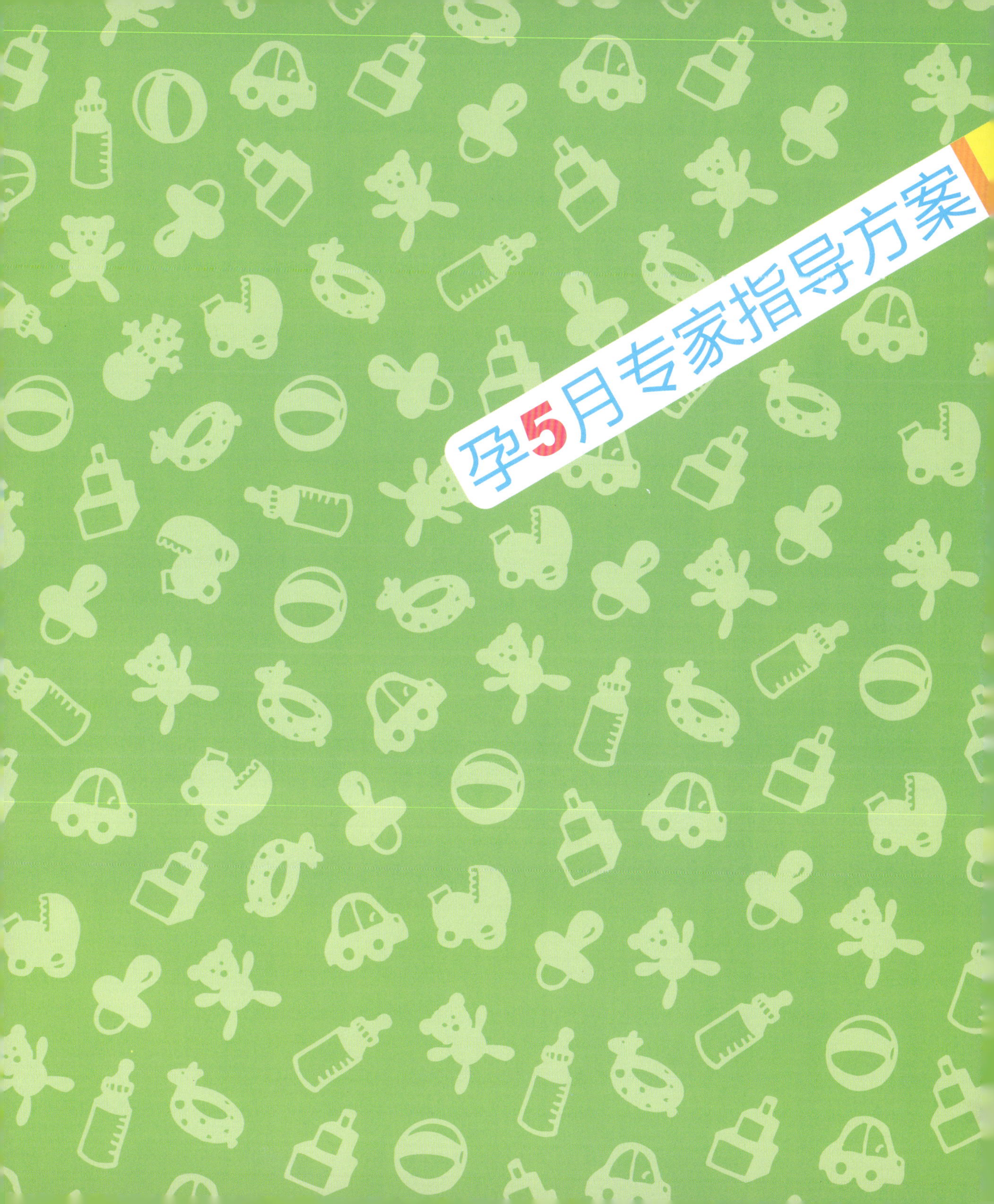
孕5月专家指导方案

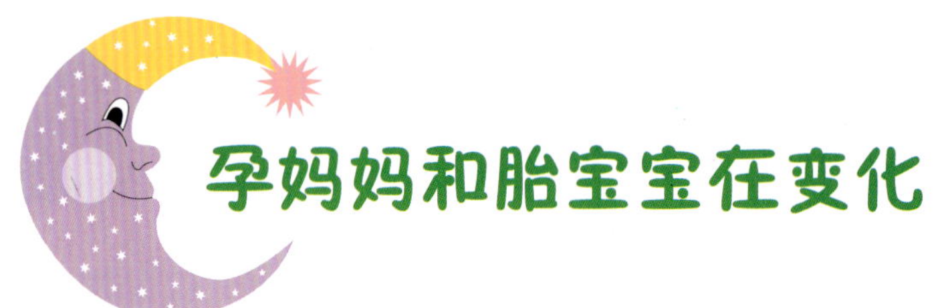

孕妈妈和胎宝宝在变化

第17周孕妈妈和胎宝宝的变化

胎教的最佳时期已经开始了，胎儿可以听到你的各种声音，胎儿最喜欢的就是听到你和准爸爸温柔的说话声了。多和准爸爸一起跟胎儿说些温柔疼爱的话吧。

孕妈妈的变化

你的子宫在不断地长大，子宫内环绕在宝宝周围的羊水也不断增加，以保护好胎儿。偶尔，你还会感到腹部一侧有轻微的触痛，那是因为子宫在迅速增大，子宫两边的韧带和骨盆也在生长变化造成的。但是如果持续几天一直疼痛的话，请找医生咨询。

你可能会常有心慌、气短的感觉，有时还会有便秘现象。这些都是正常的。

胎宝宝的变化

宝宝已经趋于成长到正常、标准的形态了，耳朵和眼睛已经完全成长到正常的位置；嘴开始张合，眼睛会眨动；比较复杂的人体系统（如泌尿生殖系统和循环系统等）开始具备初步的生理功能。

一件奇妙的事正在发生：宝宝的头部可以伸展开了，宝宝甚至可以在子宫中直立起来了。不过，胎儿的骨骼都还是软骨，可以保护骨骼的卵磷脂开始慢慢地覆盖在骨髓上。

第18周孕妈妈和胎宝宝的变化

肚子越来越大的你，可以从现在开始大大方方地穿上孕妇装了。坐公车的时候，如果有好心人给你让座，也大方地接受他的善意吧。一句“谢谢”会让你们都拥有一整天的好心情，

孕妈妈的变化

随着子宫的继续增大，你的宫底慢慢上升到在肚脐下面两横指的位置。你可能已经发现，你的体温稍高于正常人。这是正常的，一般情况下，孕妇腋下温度可达36.8℃。

由于体形的变化及身体负荷的增加，你变得容易疲倦，偶然还会出现身体失去平衡的情况。这时候一定要注意保护好自己的安全。最好穿防滑性好的透气平

底鞋，避免出现滑倒的危险状况。

胎宝宝的变化

宝宝已经有了轮廓分明的脖子；眼睛已经睁开，并且向前看（还不会向左右看）。宝宝已经非常活泼好动了。作B超检查时，你可以在仪器的屏幕上看见胎儿的情形，也许他正在踢腿、屈体、伸腰、滚动、吸吮自己的拇指，玩得不亦乐乎呢。

在宝宝体内，心脏的活动活跃，胃部出现制造黏液的细胞，大脑出现折痕。骨髓中血细胞生长增快，肝内造血功能下降。

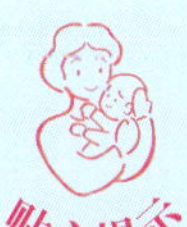

宝宝最喜欢听中低频调的声音，爸爸的说话声正好适当，如果你与准爸爸每天能坚持与子宫内的胎儿讲话，能够唤起胎儿的热情，促进胎儿智力的发育。

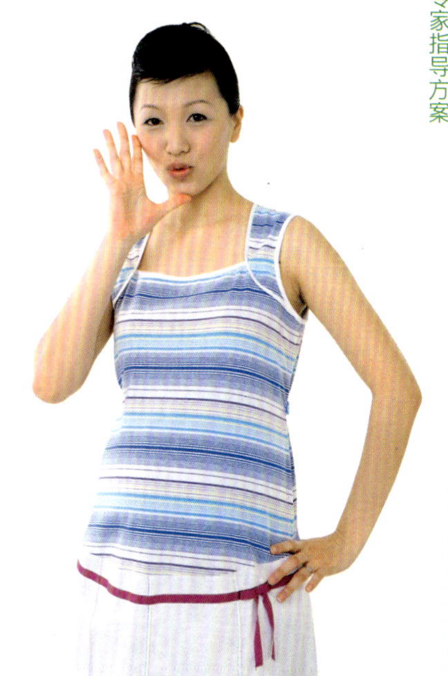

第19周孕妈妈和胎宝宝的变化

现在，通过B超你可以看到宝宝各种姿势和运动时的动作了，千万别错过了这样的机会，和准爸爸一起分享这快乐幸福的时光吧！记得向医生索要B超图，这可是宝宝的第一张照片呀！

孕妈妈的变化

你的下腹部的隆起开始明显，子宫底也在升高——一般子宫底每周会升高1厘米左右。乳晕和乳头的颜色加深了，乳房也越来越大。如果你已经准备好了漂亮的孕妇装，那就美美地穿上，无声地向外人展示你怀孕的幸福滋味吧。

敏感的你也许已经可以明显地感到胎动。细细品味那种奇妙的感觉吧。胎动会让你更加体会到宝宝在你子宫内与你互动的甜蜜幸福感。

胎宝宝的变化

宝宝的身体发生了精细而快速的变化。在宝宝体内，基本构造已是最后完成阶段，肾脏已经能够制造尿液。宝宝的感觉器官开始按照区域迅速地发展：味觉、嗅觉、触觉、视觉、听觉，从现在开始在大脑中专门的区域里发育。脑部的指示已经可以传达到某些感觉神经了。这一切都为胎教的实施提供了可行的生理依据。

专家指导

如果你仰躺时发生头昏眼花的现象，应改成侧躺姿势来减轻眩晕。起床时也要慢，以免快速起床加剧眩晕。

第20周孕妈妈和胎宝宝的变化

幸福而劳累的孕期已经过去一半了，那个调皮的宝贝也在你的子宫内动得越来越频繁了——好好珍惜现在这种独特而幸福的经历吧，你的人生会因此变得更加丰满、充实！

孕妈妈的变化

一般情况下，你已经可以清楚地感受到宝宝在子宫内不停地运动了。在经历过最初体会到胎动的惊喜与幸福之后，你可能会为宝宝的惊人活力而烦恼：宝宝的生物钟和你可能是不一样的，所以，如果夜间胎动太剧烈，会让你晚上睡不着觉。在以后的 10 周里胎儿的运动将非常频繁，直到孕后期把你的子宫撑满为止。

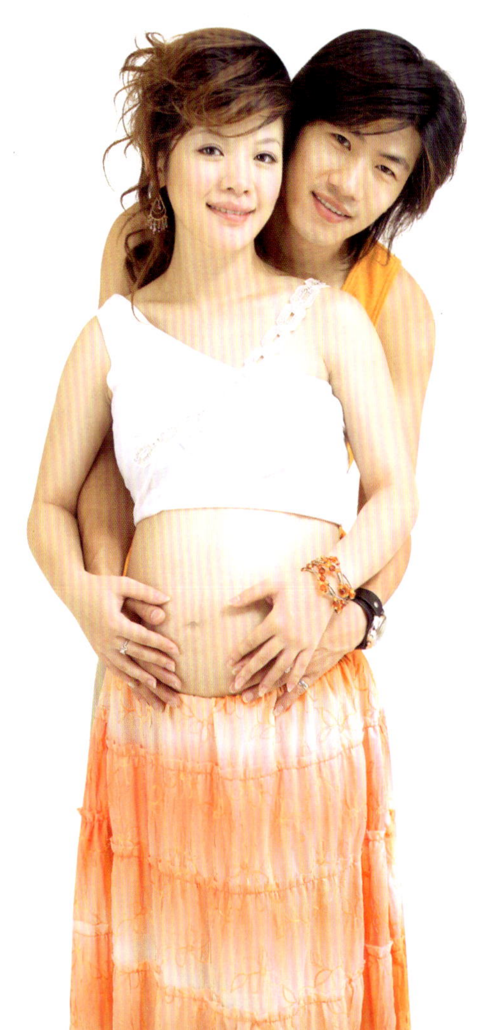

胎宝宝的变化

宝宝的生长趋于平稳。宝宝的运动能力增强了，现在的宝宝，运动力已经能和初生儿一样。宝宝的视网膜逐渐成形了，开始对光线有感应，能感觉到妈妈腹壁外的亮光。所以，从现在开始，亦可以逐渐地实施你的光照胎教课程了。

宝宝的眉毛也差不多形成了，整张脸看起来越来越成形。在头部，宝宝的大脑皮层结构形成，沟回增多，脑部正在迅速发育。如果你的宝宝是女孩，那么她的子宫现在已完全形成。

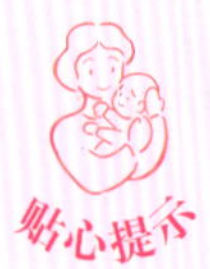

贴心提示

如果你是第一次怀孕，那么到本周一般已经可以感受到胎儿的第一次胎动了。如果到本周为止还没有感觉到胎动，请不必惊慌，可以咨询医生。

孕期好营养，让胎宝宝更健康

孕5月营养规划

保证营养的足量摄入

这个阶段为适应孕育宝宝的需要，你体内的基础代谢增加，子宫、乳房、胎盘迅速发育，需要适量的蛋白质和能量。胎儿开始形成骨骼、牙齿、五官和四肢，同时大脑也开始形成和发育。因此，保证你对营养素的足量摄取至关重要。

重视早餐

把早餐当做正餐来吃，重视早餐的质量和营养均衡。既可以加强营养和能量供给，又不至于使体重增长得过快。

少量多餐防胃胀

由于食欲增加，进食量逐渐增多的你，有时会出现胃中胀满。此时可服用1~2片酵母片，以增强消化功能。也可每天分4~5次吃饭，既补充相关营养，也可改善因吃得太多而胃胀的感觉。

吃鱼补脑

鱼肉含丰富蛋白质，还含有两种不饱和脂肪酸，即22碳六烯酸(DHA)和20碳五烯酸(EPA)。这两种不饱和脂肪酸对大脑发育非常有好处。DHA和EPA在鱼油中的含量要高于鱼肉，而鱼油又相对集中在鱼头内。从这个意义上讲，适量吃鱼头有益于宝宝大脑分区发育。

主食要多变花样

胎儿大脑发育需要充足的能量，这些能量的主要来源是碳水化合物，因此要保证粮谷类食物的摄取量。为满足热能需要，应注意调剂主食的品种花样，如大米、高粱米、小米、玉米、薯类等。这样不仅能满足你基础代谢率增加所消耗的能量，还能提供胎儿脑细胞形成和活动所需的能源。

每天800~1200微克维生素A

考虑到宝宝骨骼发育和即将开始的视网膜发育，你应注意补充维生素A、钙和磷。食物中肝、奶、蛋黄及鱼等含维生素A较多，还应吃些胡萝卜、南瓜、杏、李等。

吃动物肝脏每周应少于2次

动物肝脏含有大量蛋白质和多种维生素，特别是维生素A及磷、铁等无机盐含量丰富，可提供孕期需要的铁和维生素A。但也有人认为肝脏含胆固醇高（每100克中含有40毫克），而且作为代谢器官可能含有毒性物质，吃多了有害身体。所以，我们建议你每周吃动物肝脏不要超过2次。烹制肝脏前要充分浸泡冲洗。

科学合理地补充钙质

钙是人体内含量最多的矿物质，孕妈妈怀孕以后消耗的钙量要远远大于普通人，缺钙会出现抽筋、酸痛、浮肿等现象，严重的话会变为高血压、难产、牙齿松动、骨质软化症、产后乳汁不足等病，进而影响未来的健康。

同时，胎儿发育所需要的钙也来自孕妈妈，其中有99%用来制造骨骼，如果孕妈妈饮食摄取的钙不足，可导致胎儿的骨骼与牙齿发育不良，新生儿血钙低还容易惊厥、发生水肿。另外，由于钙对智力发育与神经系统十分重要，缺钙更会影响胎儿将来的智力发展。

所以，孕期补钙是孕妈妈的一项重要工作。

孕期你需要补充多少钙呢

在孕前，你的身体每日需要摄入钙质600毫克左右，以维持身体的正常需要。而怀孕后，你不仅要满足自身钙质的需求，还要为胎儿的骨骼与牙齿发育提供大量的钙质。整个孕期，胎儿体内含钙量将增加至30克左右。按日计算的话，胎儿每日需积聚钙250毫克。同时，你还要贮存约30毫克的钙以待泌乳需要。这样算下来，怀孕后的你每日应摄入1000毫克左右的钙。

怎么合理地补钙

我们建议你从准备怀孕的时候就开始补钙。整个孕期最好能保证每天摄入1000~1200毫克的钙，尤其是妊娠中晚期，每天摄入1200毫克钙比较合适。

在日常饮食中，你需要进行可靠有效的食补，多吃牛奶、豆及豆制品、硬果类、芝麻、虾皮、蟹、腐竹、黄豆以及绿叶蔬菜等富含钙质的食物，并且保证每天2袋牛奶的摄入量。补钙的同时不要忘记适当晒太阳，补充维生素D，怀孕中期开始补充维生素D和钙剂，从怀孕第5个月起，你可以在医生的指导下每天服用补钙制剂，尤其是出现缺钙症状的妈妈，可以一直服用至怀孕36周。

补钙的同时还要注意补充磷，如果磷摄入不足，钙磷比例不适当，尽管补充了足够的钙，钙的吸收和沉积并无明显增加。海产品中磷的含量十分丰富，如海带、虾、蛤蜊、鱼类等，另外蛋黄、肉松、动物肝脏等也含有丰富的磷。

铁对钙的吸收有一定的抑制作用，同样钙对铁的吸收也不利，如果妈妈有缺铁性贫血，那么补钙与补铁的时间最好隔开。

小腿抽筋是宝宝发出的补钙信号

在妊娠3~8个月的时候，一些孕妈妈就会发生小腿抽筋的现

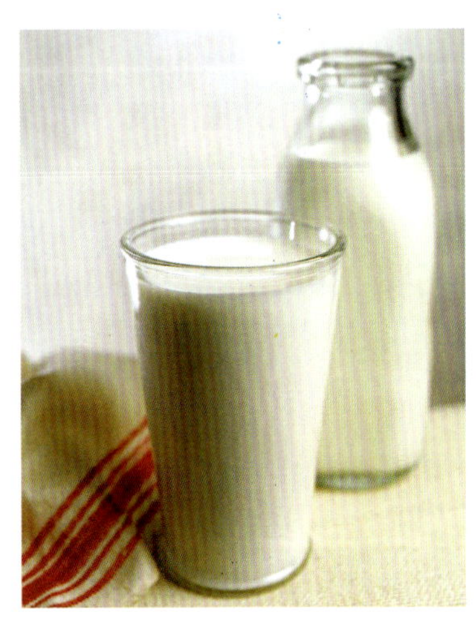

象，这可能与血液中的钙量不足有关。血液中的钙是维持肌肉神经稳定的重要因素，血钙水平下降时，就会引发肌肉收缩，如果肌肉收缩呈持续状态，感觉到的就是小腿抽筋。

如果长期缺钙或缺钙程度严重，不仅可诱发小腿抽筋或手足抽搐，还可导致骨质疏松，进而产生骨质软化症，胎儿亦可能产生先天性佝偻病和缺钙抽搐。

所以，如果你最近有发生过小腿抽筋的现象，千万不要等闲视之，一定要注意通过饮食补钙，病情严重者则需到医院治疗，补充钙剂。

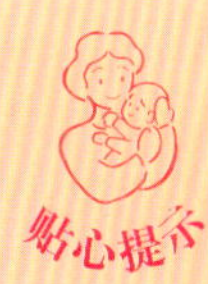

补钙的同时也要注意不要补过，通常补到36周就可以了，以避免宝宝头颅发育太硬，自然分娩时头部不易被挤压。

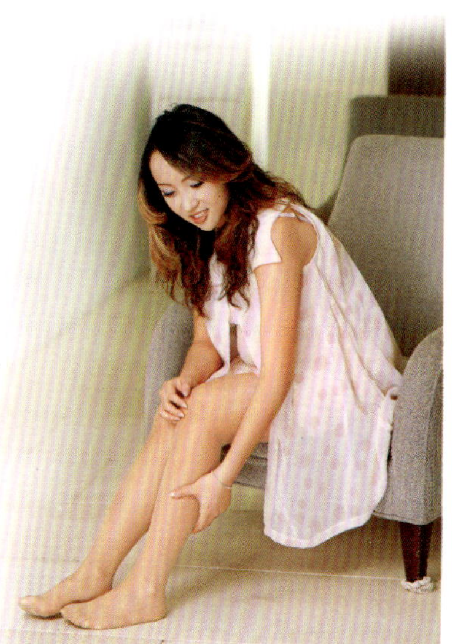

孕妈妈不能混着吃的食物

在孕期，孕妈妈应不挑食、不偏食，尽量摄取全面的营养，不过，同时也要注意一些食物的搭配常识，一些食物如果搭配不当的话，反而会引起身体的不适，严重的话还会导致中毒，一定要多规避。

下面的食物是日常饮食中常见的，我们为孕妈妈总结出几种很容易被误搭的食物：

小葱拌豆腐——阻碍钙吸收

豆腐中的钙与葱中的草酸会结合成白色沉淀物——草酸钙，会造成人体对钙的吸收困难。

鸡蛋与豆浆搭配——不利蛋白质吸收

生豆浆中含有胰蛋白酶抑制物，它能抑制人体蛋白酶的活性，影响蛋白质在人体内的消化和吸收；鸡蛋的蛋清里含有黏性蛋白，可以同豆浆中的胰蛋白酶结合，使蛋白质的分解受到阻碍，从而降低人体对蛋白质的吸收率。

水果与海鲜搭配——不容易消化

吃海鲜的同时，若再吃葡萄、山楂、石榴、柿子等水果，就会出现呕吐、腹胀、腹痛、腹泻等。

土豆烧牛肉——易造成胃肠不适

这两种食物消化时所需胃酸浓度不同，会延长食物在胃中的滞留时间，而拉长胃肠消化吸收的时间，造成胃肠的不适。

菠菜与豆腐搭配——易患结石症

豆腐里含有氯化镁、硫酸钙

这两种物质，而菠菜中则含有草酸，两种食物遇到一起可生成草酸镁和草酸钙。这两种白色的沉淀物不能被人体吸收，不仅影响人体吸收钙质，而且还容易患结石症。

萝卜与橘子搭配——易诱发甲状腺肿大

萝卜会产生一种抗甲状腺的物质——硫氰酸，如果同时食用大量的橘子、苹果、葡萄等水果，水果中的类黄酮物质在肠道经细菌分解后就会转化为抑制甲状腺作用的硫氰酸，进而诱发甲状腺肿大。

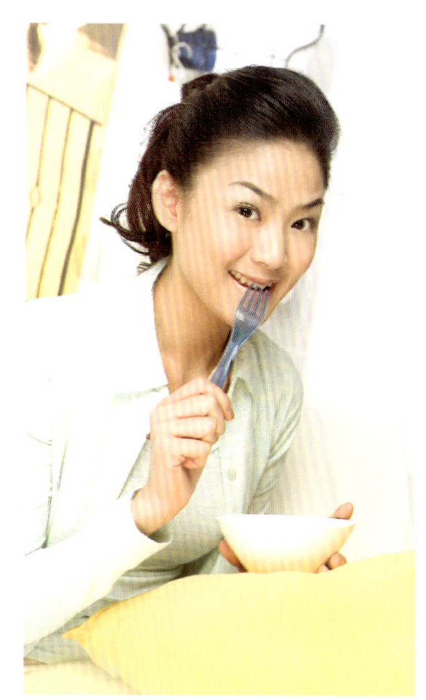

胖妈妈孕期该怎么吃

孕妈妈过于肥胖可导致分娩巨大儿，并造成妊娠糖尿病、妊娠高血压综合征、剖宫产、产后出血情况增多等并发症。

因此，孕妈妈在妊娠期间一定要合理搭配营养，平衡膳食，不可暴食，注意防止肥胖，已经肥胖的孕妈妈，不能通过药物来减肥，可在医生的指导下，通过调节饮食来减轻肥胖。

在日常饮食中，孕妈妈可以这样做：

1 每日摄入应兼顾营养和控制热量

多吃蔬菜、水果和粗粮；食盐限制在每日 6 克以下；注意补充各种维生素和铁质；控制糖类食物和高脂肪含量的食物；尽量选择脂肪含量相对较低的鸡、鱼、虾、蛋、奶，并适当增加一些豆类，以保证蛋白质的摄入量。

2 饮食要有规律，一日三餐要准时

休息时间不宜过长，做到早起床，餐后室外活动 20 分钟以上，并进行一些力所能及的体力活动。

3 进食时要细嚼慢咽，避免吃油炸、煎、熏的食物，多吃蒸、炖、烩、烧的食物，少食面制品、甜食、淀粉高的食物，两餐之间饿了时，可选择热量比较低的水果，如苹果做零食。

瘦妈妈孕期该怎么吃

一般，我们建议瘦弱的妈妈孕前先对自己的健康状况进行一次全面、系统的检查，并适当增肥，加强饮食和锻炼，待体重达标后再怀孕，在孕期，瘦妈妈也不应放弃营养的补充。

瘦妈妈孕期发生贫血、低钙和营养不良的倾向比普通妈妈要大，流产、早产、胎儿发育不良的发生概率也会多于正常孕妈妈，因此，瘦妈妈在孕期应坚持加强营养和锻炼。

瘦妈妈除了保证食物的质量，满足优质蛋白、钙、磷、铁等矿物质和多种维生素外，还要经常变换食品花样，食物应做得美味些，尽量增加食欲，必要时可增加用餐次数，可以多喝些浓汤，如排骨汤、鱼骨汤或鸡汤等，增加热量及营养素的摄取。一般在吃完饭后再喝汤，以免喝了汤之后就吃不下其他食物了。另外，可以用少骨、少刺、多肉，取代多骨费时的食物，例如以鸡腿肉块取代鸡翅、鸡爪等，这样能让孕妈妈获得更多的营养。

不过，瘦妈妈也应少吃高热量但无营养的食物，比如甜食类。

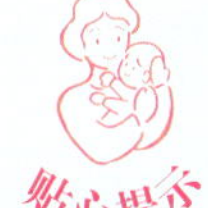

若是孕期体形过于瘦弱，孕妈妈应请医生指导，也可适当辅以一些营养药物和适当的补品，并坚持作好产前检查，以便及时发现异常及时处理。另外，矮小的孕妈妈难产风险高，应坚持适当锻炼，以增强肌肉力量。

缓解水肿该怎么吃

据统计，约有75%的孕妈妈在怀孕期间会发生水肿现象，并且越接近生产日越严重，如果又碰上天热，则会更加明显，水肿不会对胎儿产生不良的影响，但孕期会给孕妈妈带来一些不便，孕妈妈可以采取一定措施适当缓解。

在日常饮食中，孕妈妈可以这样做：

1 多吃蛋白质

蛋白质能提高血浆中白蛋白含量，改变胶体渗透压，将组织里的水分带回到血液中，因此孕妈妈应保证每天摄入足量的蛋白质，多吃一些禽肉、鱼、虾、蛋、奶等动物类食物及豆类食物。

2 多吃水果

蔬菜和水果中含有人体必需的多种维生素和微量元素，可以

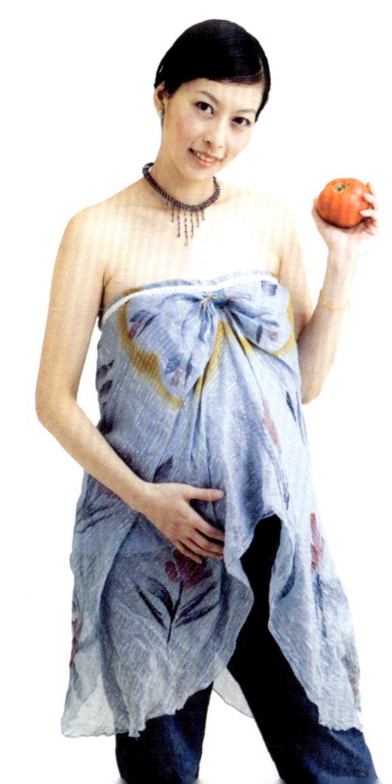

提高机体抵抗力，加强新陈代谢，还具有解毒利尿等作用，比如红豆、冬瓜、西瓜、茄子、芹菜等。

3 不要吃过咸的食物

发生水肿时要吃清淡的食物，不要吃过咸的食物，尤其是咸菜，以防止水肿加重。水肿较严重时，需适当控制水分的摄入。

4 少吃或不吃难消化和易胀气的食物

这样的食物容易引起腹胀，使血液回流不畅，加重水肿，比如油炸的糯米糕、白薯、洋葱、土豆等。

消水肿食谱推荐

● **鲤鱼赤豆汤：** 鲤鱼1条（约250克），去鳞及内脏，与60克赤小豆同放沙锅中用慢火炖，待鱼熟豆烂时进服，加极少量盐调味。每日1次，连服3~5日。

好孕美食推荐：牛肉

牛肉含有丰富的蛋白质，脂肪、B族维生素、烟酸、钙、磷、铁等营养成分，具有强筋壮骨、补虚养血功效，有利于胎宝宝神经系统、骨骼等各器官的发育，增强孕妈妈体质，是孕期的你进补全面营养的美食。

美食推荐

● **酸菜牛肉末**

功效： 增进食欲、补血、增强体质。

准备： 牛肉200克，酸菜150克，酱油、淀粉、白糖、盐各适量。

做法： 1. 牛肉洗净剁碎，用酱油和淀粉拌好；酸菜洗净，挤掉水分，剁碎备用。

2. 锅内放油烧热，放入牛肉碎中炒片刻，至牛肉碎熟时，捞出备用。

3. 另起锅，放油烧热，放入酸菜煸炒，加入白糖和少许盐，放入牛肉碎一起拌炒片刻即成。

美食延伸

牛肉享有“肉中骄子”的美称。古有“牛肉补气，功同黄芪”之说。凡体弱乏力、中气下陷、面色萎黄、筋骨酸软、气虚自汗者，都可以用牛肉进补。

牛肉不宜常吃，一周一次为宜。消化力弱的人不宜多吃。炖牛肉时，可放一个山楂、一块橘皮或一点茶叶进去，牛肉就容易熟烂了。

美食变化

萝卜炖牛肉、青椒牛肉丝。

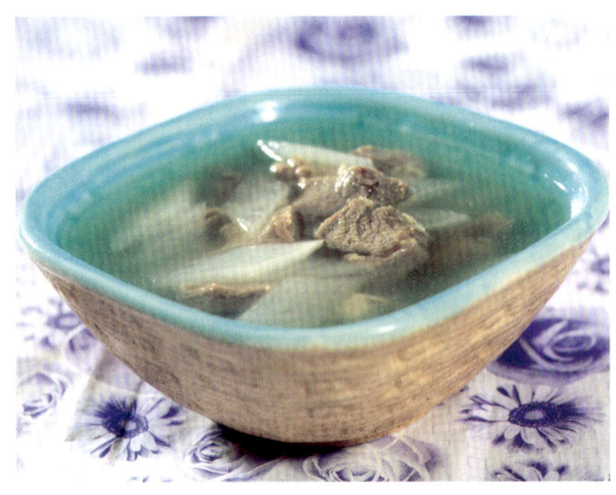

孕期日常护理，步步跟进

作好家庭自我监护

在整个孕期，除了定期产检，以确保孕妈妈与胎儿的健康外，还需要经常性地在家中进行自我监护，以便及早发现胎儿生长发育的异常情况，及时采取措施。

家庭自我监护的主要内容有：数胎动、听胎心音、测量宫高、腹围和体重等。家庭自我监护可以由孕妈妈自己进行，也可由准爸爸进行，但在孕晚期，孕妈妈行动不便，最好还是由准爸爸来进行。

数胎动

在怀孕18~20周时，孕妈妈开始能够感觉到胎儿在子宫内的活动。

从有胎动开始，胎宝宝每小时胎动3~5次，随着怀孕时间的推移，胎动会越来越活跃，直到孕晚期胎头入盆固定，胎动会逐渐减少。

孕28周（孕7月）后，可在每天早、中、晚各计数胎动1小时，3次相加再乘以4，胎动在30次以上为正常。如果12小时内胎动次数少于20次，就有异常的可能，少于10次就是胎儿在宫内有缺氧的危险信号。

注意：根据以往经验，胎儿死亡往往发生于胎动停止后的12~18小时，所以，一旦发现胎动减少，孕妈妈应立即就医。

体重测量

孕妈妈的体重包括自身体重、胎儿、胎盘和羊水的重量。

一般情况下妊娠1~12周，体重增加2~3千克；妊娠13~28周，体重增加4~5千克；妊娠29~40周，体重增加5~5.5千克；

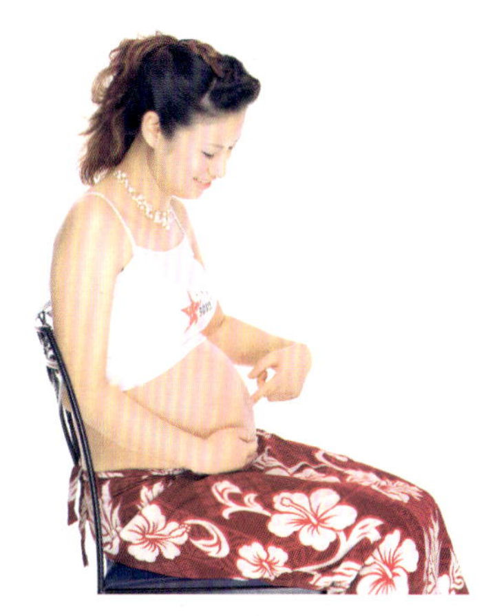

整个妊娠期，孕妈妈平均体重增加9~13.5千克。

在怀孕中、晚期，孕妈妈每周体重增加约450克，超过这个增长速度时，要引起重视。

胎心音

孕16周（孕4月）后，用听诊器可在孕妈妈腹部的适当位置直接听到胎心音，到了孕晚期，在孕妈妈腹部直接用耳朵便可清楚地听到胎心音。

一般胎心每分钟跳动120~160次，每日可数一次或数次。每次数1~2分钟，若胎心音超过160次/分或低于100次/分，应及时咨询医生。

测量宫底高

从下腹耻骨联合（通俗地来说，就是阴毛覆盖区域的那部分骨头）处至子宫底间的长度为宫底高，从20周开始直到孕36周，每过一周孕妈妈的宫底高都会相应增加。如果期间持续2周宫底高都没有变化，或者说增加过快、过慢，我们都建议你及时去医院就诊。

从这个月起，应每周测量宫底高，测量方法如下：

1 孕妈妈排尿后平卧于床上。

2 准爸爸用软尺测量耻骨联合上缘中点至宫底的距离。

宫底高的变化规律一般为：

第5个月末	在脐下2横指	第8个月末	在脐和剑突之间
第6个月末	平脐	第9个月末	宫底最高，在剑突（胸骨下端）下2横指
第7个月末	在脐上3横指	第10个月时	宫底下降回复到8个月末水平

测量腹围

怀孕20~24周时，腹围增长最快；怀孕34周后，腹围增长速度减慢。从这个月起，可以每周一次用皮尺（以厘米为单位）围绕脐部水平一圈进行测量。

若腹围增长过快时则应警惕羊水过多、双胎等。

孕期乳房保健建议

不管孕前你的乳房如何坚挺，从现在开始，你都要作好乳房的护理保健了。这样做不仅可以使胸部更健美，还有利于产后宝宝吸吮乳汁以及体形的恢复。

1 每天穿戴胸罩给乳房提供良好的支撑，防止乳房下垂。

2 从本周开始，每日用毛巾蘸肥皂水擦洗奶头数次，以增加其弹力，并可使表皮增厚，从而耐受宝宝吸吮，减少产后乳头皲裂的发生。清洗完后在乳头部位涂一些冷霜膏或橄榄油等，并用拇指和食指按顺时针方向轻轻做按摩乳头及乳晕的动作，直到乳头突出来。这样会有助于产后哺乳。

3 如果你乳头处皮脂腺分泌旺盛，常有孕积垢和痂皮的话，千万不要强行清除，应先用植物油（麻油、花生油或豆油）涂敷，使之变软再清除，这样才不会伤害到娇嫩的乳头。

4 如果你的乳头扁平或凹陷，可以用以下方法来进行校正：每天擦洗干净乳头后，用双手手指置乳头根部上下或两侧，同时下压或轻轻外牵乳头，使乳头突出。只要每日坚持15次左右，就可见到成效。也可以使用乳头纠正工具进行矫治。

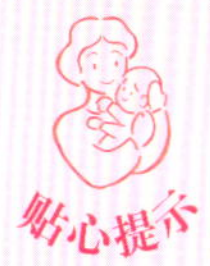

如果发觉诸如乳房急性红肿热痛、血丝性乳头分泌、乳头皲裂及皮肤溃疡，我们建议你立即就医确诊。

长时间看电视不利宝宝发育

电视机显像管会释放出大量的正离子，正离子能吸收空中带负电的尘埃。荧光屏周围就飘浮着含大量微生物的灰尘，这些微生物、灰尘飞附在人们的皮肤上，虽然对普通人没什么明显危害，但孕期的你却会被这些正离子干扰，使得人体健康所需的电离环境改变，容易产生头痛、胸闷等不适感。有研究表明，每天收看电视2.8小时以上，孕妇常会出现眩晕、疲倦、乏力、食欲减退、心情烦躁、焦虑不安及妊娠高血压综合征，孕期的你长时间看电视还会影响胎儿的生长发育。

所以，我们建议你少看电视，并在看电视时遵循以下守则：

1 看电视时坐姿要端正，人与电视的距离要超过2米。每天看电视不超过2小时，中间要起身活动一下。注意不要吃零食，边看电视边吃零食，非常容易让你长胖哦。

2 不要看影响情绪的节目，如恐怖、悲伤等刺激性的电视节目。

3 还要注意室内要通风，以减少电视在播放时所产生的静电荷和X射线等。

4 看完电视后用清水洗脸洗手，消除阴极线、放射线对人体的影响。

换一双舒适合脚的鞋子

在孕期，孕妈妈应为自己选一双合脚的鞋，这样能够减轻足部的压力，让自己感觉更舒适。那么，怎样为自己选择一双舒适的鞋子呢？

1 选择圆头且肥度较宽，鞋面材质较软的鞋子，春秋季节可以选择布料鞋，布料透气性、吸汗性比较好，行走起来比较省力，冬天可穿保暖性好、柔软轻薄的牛皮、羊皮鞋。

2 鞋底要选择耐磨度好且止滑性较佳的大底，鞋底、鞋帮不要太硬，建议孕妈妈穿柔韧易弯曲的软底布鞋、旅游鞋。

3 鞋形选择上开式，即系鞋带式或魔术粘贴带式较佳，其次可以选择有松紧带或可调整宽度的鞋类款式。

4 鞋类尺码需依脚长而定，并且略比脚大 1 厘米左右，为脚的胀大留出空间。

5 注意鞋跟高度，理想的鞋跟高度为 1.5~3 厘米。平跟的鞋子则会由于妈妈身体重心前移、体重增加等原因，给妈妈带来足底筋膜炎等足部不适的困扰。

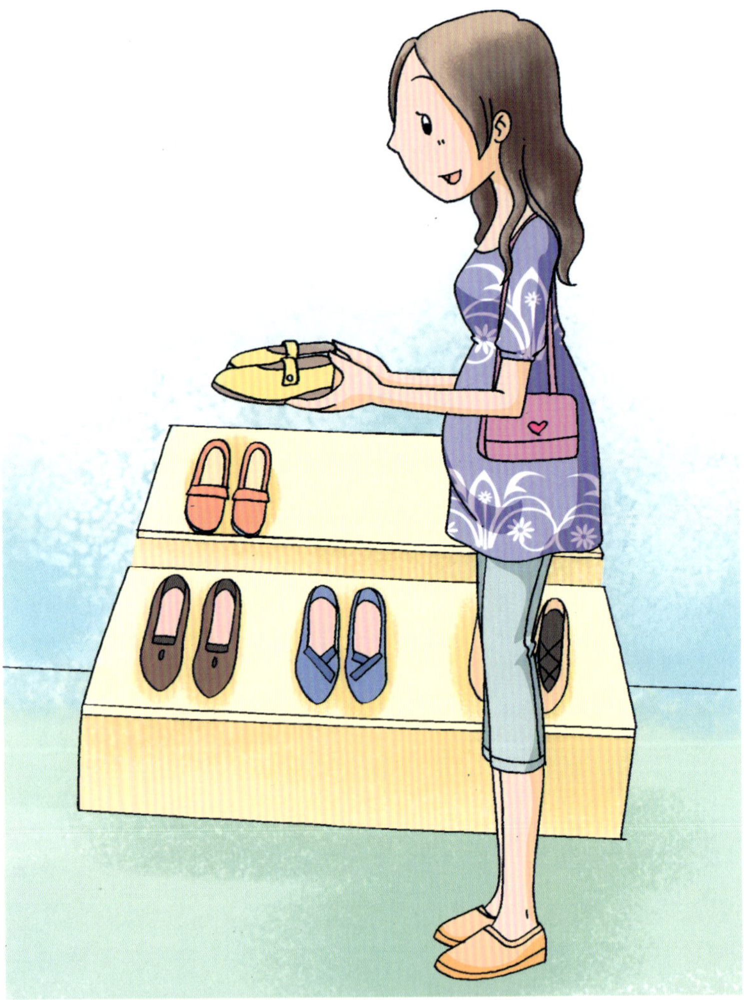

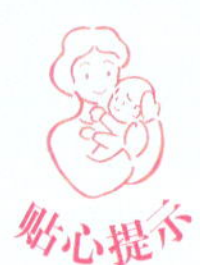

流行的长靴大多不适合孕妈妈，首先孕妈妈本身末梢血液循环较差，而长靴又是包裹小腿和脚部的设计，透气性也不好，会阻碍脚部血液循环，引发冻疮。

孕期常见不适，注重防治

妊娠瘙痒症的防治

妊娠瘙痒症好发于怀孕中晚期，主要表现为皮肤瘙痒，轻者只是感到皮肤稍有瘙痒，重者瘙痒难忍，导致坐立不安，非常痛苦，严重时还会出现黄疸、红色丘疹、风团块、红斑和水疱等，少数患者还会乏力、腹泻、腹胀。

妊娠瘙痒症是体内雌激素分泌量增加，使肝细胞内酶出现异常，导致胆盐代谢能力改变，造成胆汁淤积而引起的，这会导致胎盘的物质交换和氧供应受到影响，引发早产、胎儿宫内发育迟缓、宫内窘迫甚至死亡。

妊娠瘙痒症具有一定的家族遗传性，因此不可能严格控制它的发生。不过这种症状一般在分娩后就会逐渐消失，孕妈妈不用太担心。

妊娠瘙痒症的防治

1 减轻精神负担，避免烦躁和焦虑不安的情绪，不良情绪会加重瘙痒。

2 避免搔抓止痒，过分抓痒会令皮肤出现抓痕，使表皮脱落出现血痂，日久会导致皮肤增厚、色素加深，继而加重瘙痒，甚至还能引起化脓性感染。

3 注意卫生，保持皮肤清洁，不要穿着不透气的化纤内衣，避免进入湿热的环境。

4 皮肤出现瘙痒时可用毛巾热敷后涂抹一些炉甘石洗剂，并认真记录胎动，密切监测胎儿的情况，一旦出现异常，要及时就医。

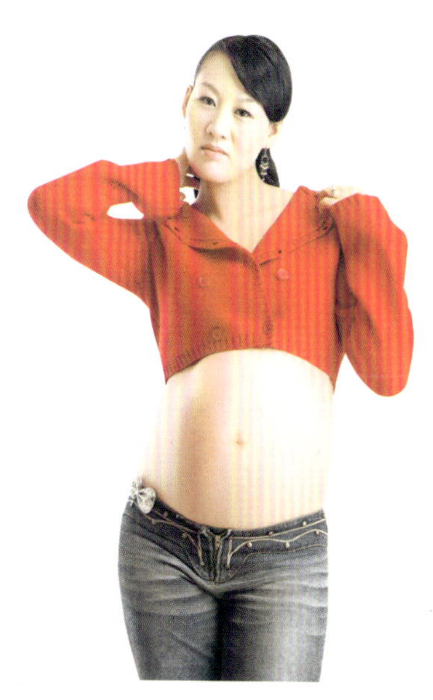

5 不要用温度过高的水或使用碱性肥皂使劲擦洗，不然会加重瘙痒。

如果确实瘙痒难耐，要及时就医，在医生指导下用药。

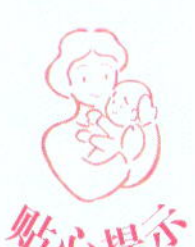

贴心提示

孕妈妈在孕吐期间不要做一些剧烈的运动，否则会加重孕吐，孕吐期间要少做点家务，多点休息时间，在床边放些营养饼干或其他干粮，醒来之后就可以吃点东西。

鼻出血怎么办

鼻出血就是鼻血衄。孕期的你由于体内雌激素分泌增多（孕期比妊娠前增加 25~40 倍）的影响，会导致鼻黏膜肿胀，局部血管扩张充血，鼻内易于破损出血。这种现象会逐渐减轻。

鼻出血时，千万别惊慌，要镇静，因为精神紧张，会使血压增高而加剧出血。切忌自己滥用滴鼻液和抗过敏药物。

一旦发生鼻出血，可以参考以下措施作好应急处理：

1 如果为一侧出血，并且出血量不多，或仅鼻涕中夹杂血丝，只需把出血那侧的鼻翼向鼻中隔紧压或塞入一小团干净棉花再压迫一下即可止血。

2 若双侧鼻孔出血，可用拇指和食指紧捏两侧鼻翼部以压迫鼻中隔前下方的出血区，时间稍微长些（5 分钟左右），再在额鼻部敷上冷毛巾（不时更换）或冰袋，促使局部血管收缩可减少出血、加速止血。

3 如果血液流向鼻后部，一定要吐出来，不可咽下去，否则将刺激胃黏膜引起呕吐，呕吐时，鼻出血必然增多。

出现以下情形时，应及时去医院就诊：

1 反复、多次发生鼻出血，应去医院进行详细检查是否存在局部或全身性疾病，以便针对原因，彻底治疗。

2 发生严重的鼻出血，应考虑是否发生妊娠高血压综合征，我们建议你及时就医。

孕期水肿怎么缓解

由于在整个怀孕过程，孕妈妈的体液会增加 6~8 升，其中 4~6 升为细胞外液，它们贮留在组织中，从而造成水肿，脚掌、脚踝、小腿是最常出现水肿的部位，有时候甚至脸部也会出现轻微的肿胀，一般分娩后即可恢复，并无大碍。

孕妈妈可以用以下方法判断自己是否有水肿：用手按压皮下脂肪较少的地方，如小腿前侧、手背、脚背等地方，如果会形成明显凹坑，手收回后，需要 3~4 秒时间凹坑才能恢复，说明你患上产后水肿了。

在日常生活中，你可以从以下方面来改善孕期水肿：

1 **保持侧卧睡眠姿势，并保证充分的休息**

这可以最大限度地减少早晨的浮肿，建议孕妈妈在睡前（或午休时）把双腿抬高 15~20 分钟，加速血液回流、减轻静脉内压，缓解孕期水肿。

2 注意保暖，不要穿过紧的衣服

当患有水肿时，必须保证血液循环畅通、气息顺畅，所以不能穿过紧的衣服。

3 避免久坐久站，经常改换坐立姿势

孕妈妈步行时间不要太久；坐着时应放个小凳子搁脚，促进腿部的血液循环通畅，每一个半小时就要站起来走一走；站立一段时间之后就应适当坐下休息。

4 适当运动

散步、游泳等都有利于小腿肌肉的收缩，使静脉血顺利地返回心脏，减轻浮肿。

5 平时可以做简单的腿部运动

晚上仰卧于床上，双腿高高竖起，靠在墙上，保持5~10分钟，这可以消除紧张过度，促进血液循环。

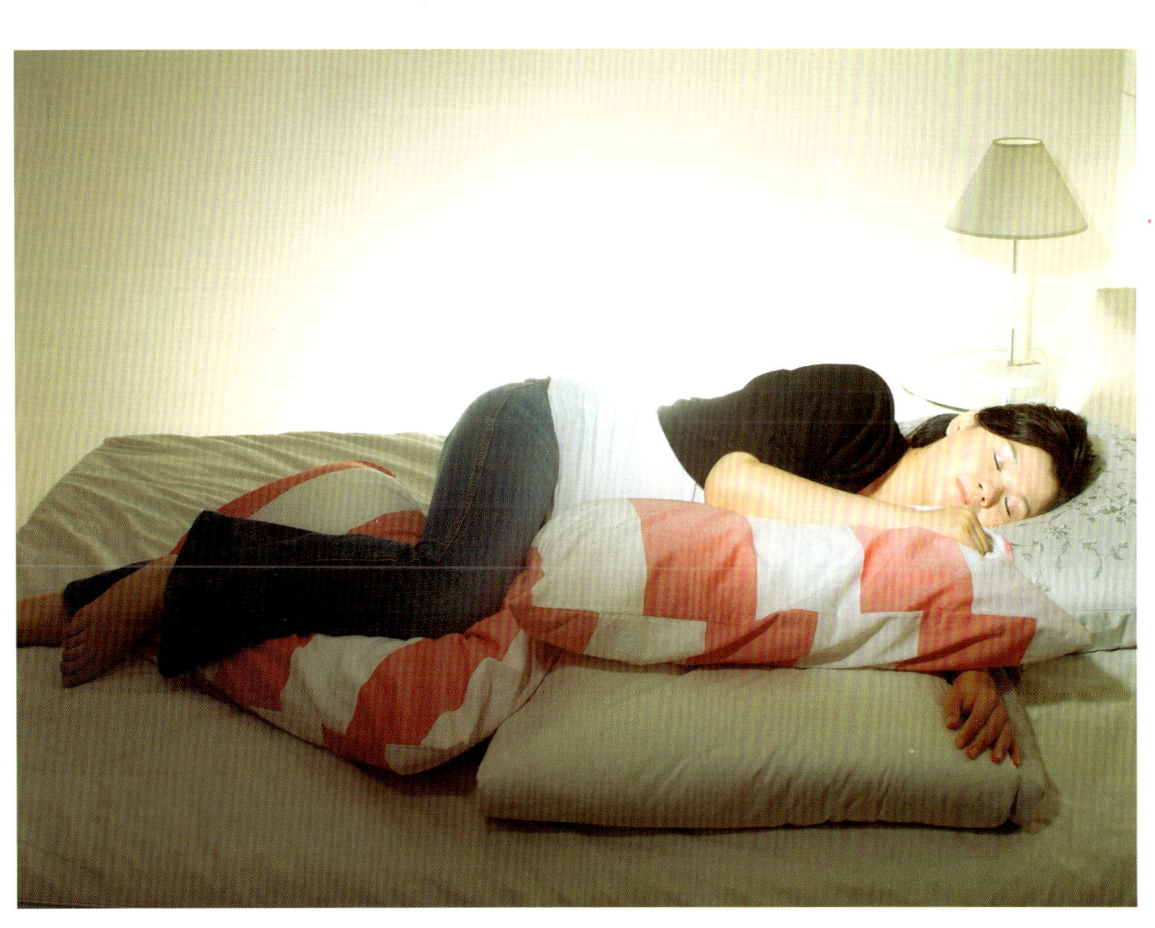

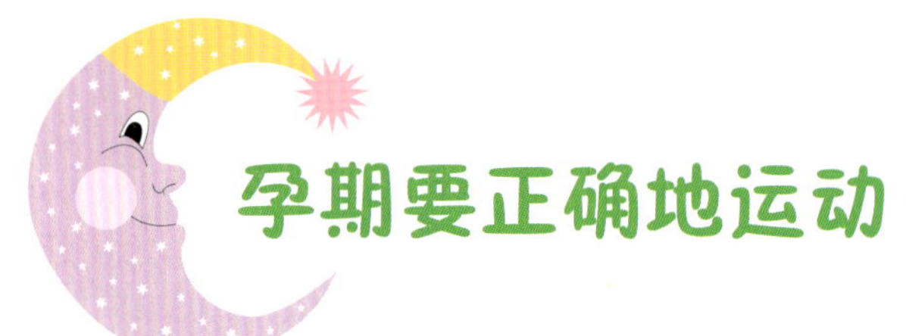

孕期要正确地运动

孕期体操可帮助顺利分娩

孕期体操能帮助孕妈妈更好地控制自己的身体，减轻分娩时的阵痛，而且通过体操运动，可以拉伸全身的肌肉和韧带，减少胎儿在分娩过程中所承受的压力。

体操锻炼还可以增强腹肌、腰背肌和骨盆底肌肉的张力和弹性，使关节、韧带松弛柔软，有助于分娩时肌肉放松，减少产道的阻力，使胎儿能较快地通过产道。

此外，孕期体操还可以缓解孕妈妈的疲劳和压力，增强自然分娩的信心。

孕期体操可以从怀孕中期开始进行，持续到32~35周，如果能在医生指导下练习会更好，训练动作应尽量柔和，一般每周做一次孕期体操即可。

练习孕期体操需要注意的几点：

1 每天训练10分钟左右，在不感到身体疲劳的前提下练习，也可只练习其中一两个动作，训练时最好铺上地毯。

2 最好在优美的音乐伴奏下进行训练。训练开始前注意排空膀胱，不宜在餐后进行，禁止过度训练。

3 所有的运动进行完毕，不要马上躺下休息，放松身体地稍散散步，然后在椅子上安静地休息片刻。

4 如果准妈妈患有心肺疾病，或既往发生过流产征兆，如先兆流产、早产、羊水过多、前置胎盘、阴道流血、子宫颈提前开口等，不宜进行训练，以防引发意外。

几种适合孕期练习的体操

孕期练习体操的主要目的是增强孕妈妈背部、腹部及骨盆底肌肉张力，使它们更有力地支托子宫，保护胎宝宝，并维持身体的平衡。

你可以根据自己的身体情况酌情选做以下孕期体操：

单腿交换伸展

1 坐在垫子上，两腿向前伸出，然后用两腿的肌肉力量把右脚收到腹股沟部位。两臂向前伸，两手并拢，与眼睛同一高度。

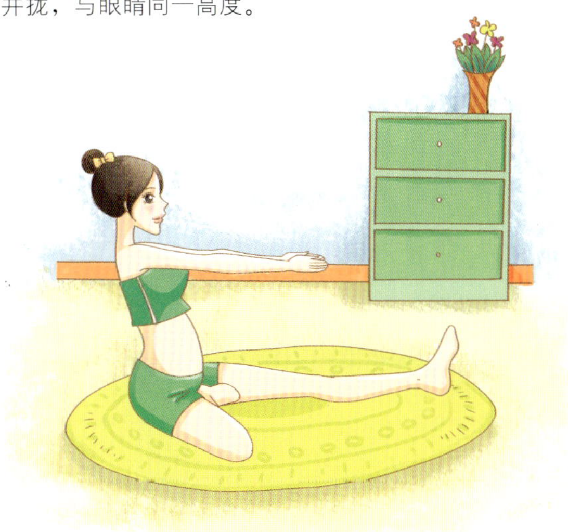

2 慢慢吸气，两手上升高过头顶。

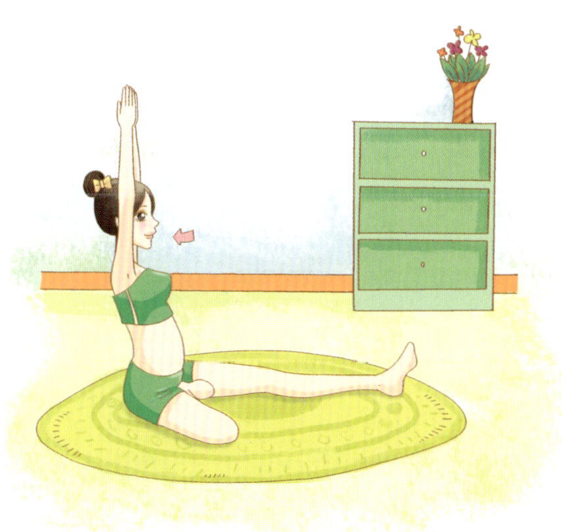

3 慢慢呼气，向前弯曲你的身体。用两手抓住左腿，尽量抓靠近脚的位置，把躯干慢慢拉近脚部。

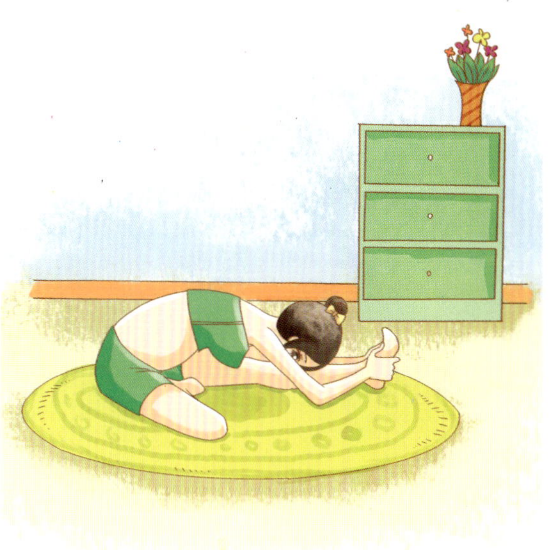

4 放松颈部肌肉，让颈项向下垂。闭目，把注意力集中在两眉之间。保持这个姿势10秒钟。右腿也是同样练习，每条腿可以交换两次作这个练习。

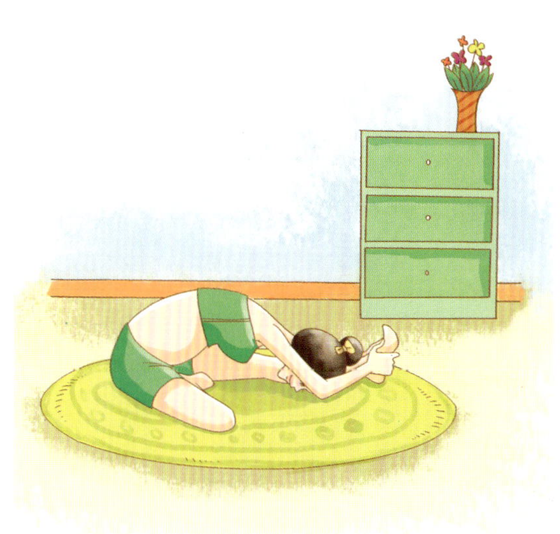

坚持做胎教，让胎宝宝更聪明

可以开始对话胎教了

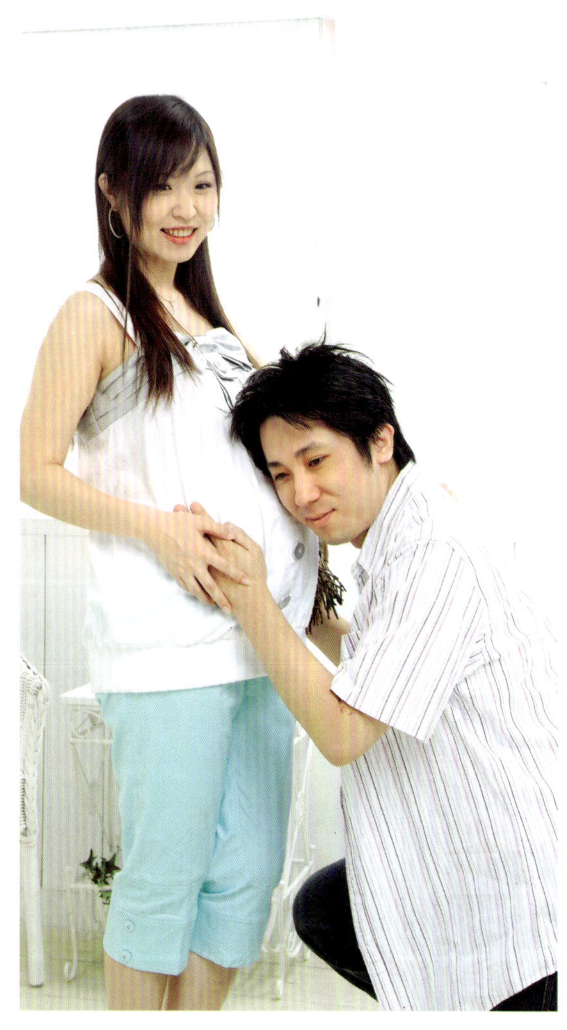

这一阶段，胎儿的听力迅速发育，能够听到外界的声音刺激了，所以，可以开始对话胎教了。

和胎儿聊天是对话胎教的重要形式，聊天的内容可以就地取材，将自己的所见、所闻、所感随时跟胎儿聊一聊。

例如，闻到准爸爸做的早饭香味时，可以跟他说："宝宝，闻到饭的香味没，那是你爸爸做的哦。"吃早饭的时候可以告诉他："这个圆圆的、红彤彤的东西是苹果，那个椭圆形的，外面有一层壳包着的是鸡蛋……"还可以给胎儿介绍屋内的摆设等。

聊天的内容也可以是对胎儿的问候或者祝福，如"宝宝你今天感觉怎么样啊？""宝宝祝你快乐！"等。

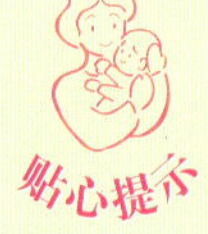

你和准爸爸要随时随地注意自己的言行，你们之间的吵闹声、聊天声甚至是窃窃私语声等都可能会被胎儿听到，无形中影响到胎儿的身心发育。

抚摸胎教，让胎儿感受温柔的接触

抚摸胎教是通过轻轻抚摸、触压孕妈妈的腹部，让腹中的胎儿感觉到父母的存在并作出反应，把父母对宝宝的关爱传达给他，建立良好的亲子关系。

抚摸胎教还可以锻炼胎儿皮肤的触觉，促进胎儿的智力发育和运动神经的发育。经常受到抚摸的胎儿，对外界环境的反应也比较机敏，出生后翻身、抓握、爬行、坐立、行走运动方面的能力，要比一般婴儿超前发育。

这个月胎儿已经开始活动了，可以通过抚摸胎儿与其沟通信息、交流感情。

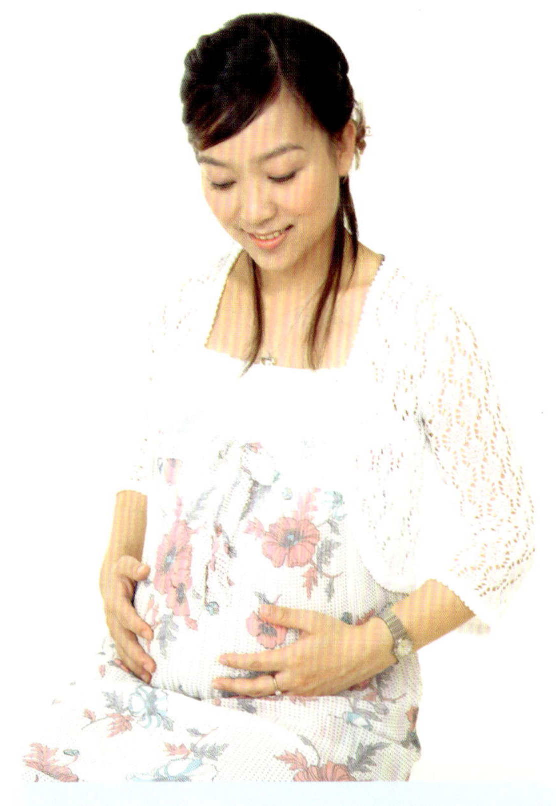

抚摸方法

妈妈平躺在床上，全身尽量放松，在腹部松弛的情况下，妈妈或爸爸用一个手指轻轻按一下胎儿再抬起，此时胎儿会立即有轻微胎动以示反应；有时则要过一阵子，甚至做了几天后才有反应。

抚摸胎教要有规律性，每次时间不要太长，5~10 分钟即可，每天 2 次，坚持在固定的时间进行，这样胎儿才能心领神会地在此时间里作出反应。

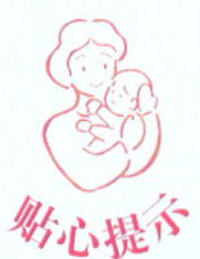

贴心提示

在孕晚期，抚摸胎教时应在医生的指导下进行，以避免因用力不当或过度而造成腹部疼痛、子宫收缩，甚至引发早产。

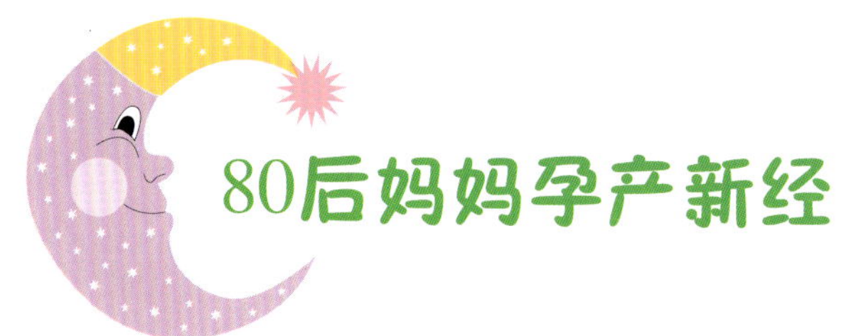

怎样为宝宝起个国际通行的好名字

地球村的概念已经普及了好多年，如何给孩子起名，尤其是起个国际通行的好名字呢？给宝宝起个好的中文名，然后配个相呼应的英文名是最有效的办法。

语言学家对起中文名的建议

1 不要选生僻字，既难为别人，也不利于孩子日后与他人交往。

2 最好起双字名，并尽量避开京生、家明、桂英之类常见名字。据统计，我国每57万人中，就有1336个桂英。

3 名字要响亮好读，首先是音调上要有变化，避开张湘江、丰田堪这样只有一个声调的名字；姓和名字的声母和韵母也最好不一样，以免出现李妮丽这样拗口的名字。

4 字形上要有一定的变化，像田圆圆、林桦松之类的名字就太过单调。

5 避免名字里有不雅的谐音，如范婉、杜子藤、庞光大等。

6 起名时要考虑到性别因素，以免对孩子将来的生活造成不必要的麻烦，而且也会影响到他人对孩子的印象，尤其是不要给男孩起个女性化的名字。

7 名字最好不要太崇洋，如田中慧一、龙太郎或是李约翰，这样不伦不类的名字容易招致反感，另给孩子起个英文名会更好。

对于起英文名的建议

英文名发音要响亮、好听，拼写要便于书写和记忆，中国宝宝起英文名，尤其着意是否有独特的风格，不能与太多人重复，能给人留有深刻印象。

起英文名的几种思路建议：

1 最好与中文名字有巧妙的呼应，毕竟代表同一个宝宝：

有些中文名字刚好有适当对应的英文名，比如希蒙可以是Simon；

如果中文名字不能与英文名完全吻合，可以谐音，比如拓可以是Tom、Tommy、Tomas，珊可以是Sharon、Sherry；

还可以用意译法进行呼应，例如颜冰可以起名Ice，张纯纯可以起名 Catherine。

2 不使用呼应法时，最好能选择有美好意义的名字，如 Frank（自由）、Andrew（刚强）、Joy（高兴）、Hope（希望）、Grace（优美兼优雅）、Sunny（阳光）。

3 可以选择自己喜欢的欧美歌星、传奇人物或神话故事里的名字，如 Helen(海伦)。

4 利用姓与名的巧妙搭配，英文签名时经常用到姓与名的首字母，比如 Baron Bao 常签名为 B.B，父母也可以将宝宝昵称为 BB，非常有韵味，也很时尚。

由此，还可以为宝宝起一些比较好听的重叠首字母的名字，比如 Joy Jin、Katharine Kong、Mary Mei、Qreena Qiu、Triston Tan 等。

5 当以上方法都起不出满意的名字时，不妨参考一下老外的喜好，据统计，英语国家最受欢迎的女孩名，前 5 名依次是 Emily、Emma、Madison、Hannah、Olivia；男孩名依次是 Jacob、Michael、Joshua、Matthew、Ethan。

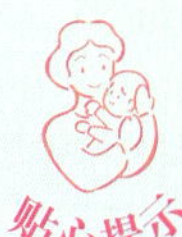

贴心提示

在涉及入学报名等正式文件时，如果官方证件只有中文名，最好把中文名作为第一名字，需要写英文名时，应将英文名放在中间，最后写上姓，以避免可能会出现的烦恼。

此外，起名不能太标新立异，宝宝上户口得经由户籍派出所，一些如王@、赵.com 等有标点和数字的名字，不在户籍管理制度允许范围，上户口怕是比较麻烦。

当胎宝宝遭遇你最爱的涮火锅

80后的小年轻们都有很多相似的爱好，比如爱看日韩剧、爱网购、爱 KTV、爱吃大排档、爱涮火锅……

不过，当你怀孕后，这些平日的诸多爱好都要挑一挑哦，尤其是吃的东西更应多筛选，像涮火锅更应注意了。

怀孕后的饮食非常重要，良好的饮食习惯有利于胎儿的成长发育，虽然火锅可以刺激食欲，但是辛辣与刺激性的食物会造成孕妈妈胃肠蠕动加速、胀气、痔疮发作等不适。

同时，火锅食物中含有一些寄生虫，据有关资料表明，羊群中弓形虫的感染率为 61.4%，猪为 0.6%，牛为 13.2%，鹅为 35%，而狗尤为惊人，达 70% 以上，吃火锅时的短时间加热并不能杀死寄生在肉片细胞内的弓形虫幼虫，胎儿感染弓形虫可能会导致流产、死胎，或影响胎儿脑的发育而发生小头、大头（脑积水）或无脑儿等畸形。

所以，孕妈妈最好减少吃火锅的次数，如果偶尔食用火锅，一定要注意作足防范措施：

1 最好自己在家准备，除汤底及材料应自己安排外，食物卫生也是最重要的。

2 尽量避免用同一双筷子取生食物及进食，这样容易将生食上沾染的细菌带进肚里，造成腹泻及其他疾病。

3 假如火锅的位置距自己太远，不要勉强伸手取食物，以免加重腰背压力，导致腰背疲倦及酸痛，可以请爸爸或朋友代劳。

4 怀孕期间可能会出现呕吐反胃现象，因此胃部的消化能力自然降低。吃火锅时，孕妈妈若胃口不佳，应减慢进食速度及减少进食分量，以免食后消化不了，导致不适。

5 一定要将任何食物，尤其是肉片，煮熟煮透后再食用，同时也不能吃得太辣。

6 吃火锅前最好先喝小半杯新鲜果汁，接着吃蔬菜，然后才吃肉，合理利用食物的营养，减少胃肠负担。

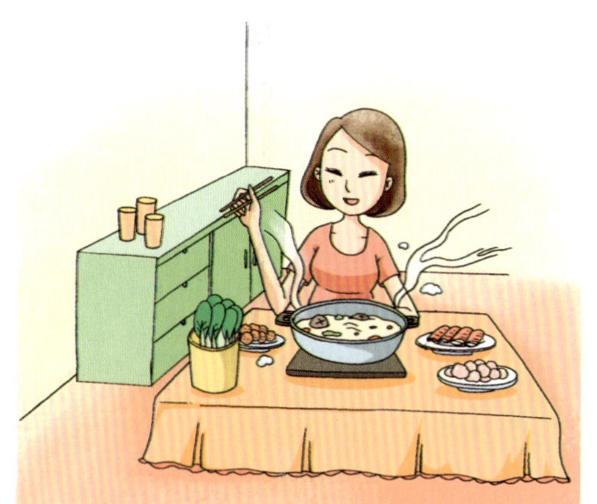

怎样轻松实现你的K歌欲望

孕妈妈到KTV去K歌是特别不利于胎宝宝的。一来，KTV是个高音量场所，平均音量在80分贝以上，而超过70分贝的音量就会影响胎儿的健康发育；二来，KTV里多种声音混杂，对胎宝宝来说是一种噪声，在噪声环境中平均停留20分钟，就会使胎宝宝躁动不安；三来，KTV包房内的空气很污浊，不利胎宝宝健康。

然而，要一个很爱K歌的孕妈妈，在孕后长达10个月的时间里完全放弃K歌的爱好是一件很残酷的事情，尤其是在心情不错，身体也OK的孕中期，不唱两嗓子真的是心痒痒，怎么办呢？

当然，去KTV是绝对不行的，只能更换K歌环境，所以在家里K歌是个好办法，那么，怎样在家K得满意而有效呢：

1 中医讲，戌时（晚7点~9点）是“欢愉之时”，这个时间段也是胎儿胎动最活跃的时候，孕妈妈已经吃过晚饭，准爸爸也回到家中，孕妈妈这时K歌比较好。

2 不要试图追求KTV包房内的音量和音效，这不仅是顾及邻居，也要考虑音量过大会影响胎儿。

3 K歌气氛的调动需要人气，孕妈妈不妨邀请一二闺密作陪，或是夫妻二人相伴，唱个三五首拿手的歌，博点掌声即可，千万不要久唱。

专家热线，给胎宝宝最好的呵护

为啥脾气会变暴躁

一般认为，孕期情绪的大起大落，是因为怀孕期间体内激素失调所造成的。

其实，孕期情绪除了受激素的影响，还会被各种问题困扰，如准爸爸会不会变心，自己会不会变丑，分娩会不会顺利，宝宝将来给谁带等。

在面对情绪变化时，你要及时将自己的疑问与准爸爸进行沟通；某些不能沟通的问题，也可以找自己的至亲或者朋友沟通，寻求他们的支持和帮助；还可以参加一些安全轻松的娱乐活动，转移自己的注意力，尽量化解内心的郁闷，及时调节好自己的情绪，做一个快乐的孕妈妈。

四维彩超比三维彩超好吗，有什么区别

四维彩超不一定比三维彩超好。一般而言，三维彩超与四维彩超感觉差不多的，三维彩超其实已经比较清楚了。所以，如果你已经做过三维彩超，那就没有必要去做四维彩超了。

不过，比起单一的黑白B超，彩色B超功能更多，图像分辨力优于普通黑白超，诊断疾病的途径亦更多，对疾病的诊断亦更明确。

四维彩超与三维彩超的区别如下：

彩超	显著特点	作用
三维彩超	可拍摄到不同孕周的胎儿在宫内生长发育的局部立体图像，从三维画面中可清晰看到宫内沉睡胎儿的左耳和小拳头以及面部生动鲜明的表情	可直接对胎儿先天畸形进行诊断，特别是二维彩超难以显示的头面部畸形
四维彩超	能立体显示胎儿的颜色、面、各器官的发育情况，甚至胎儿在母体里的状态也可以观察到	对胎儿畸形，如唇裂、腭裂、骨骼发育异常、心血管畸形等能早期诊断

在给胎宝宝做抚摸胎教时，发现他一直抵触怎么办

在抚触胎儿时，动作要轻柔，切忌粗暴，如果感觉到胎儿用力挣扎或蹬腿，或来回扭动身体，表明他不喜欢你的抚摸，应立即停止，但不应放弃，可以隔一段时间后用手轻轻抚摸腹部，直到他能接受。

身体、口腔异味重，如何消除

身体、口腔异味是由于内分泌改变引起的，加之孕期体温偏高，比较容易出汗，会加重这种特殊气味。

这种气味不会对身体造成伤害，但会影响孕妈妈的心情，可以从以下方面加以抑制：

1 夏天换穿棉质吸汗、宽松舒适的衣物，冬天可以少穿一件衣服。

2 勤洗澡，勤换衣物，以此来消除体味，而不是用止汗露、香水之类的化学产品。

3 口腔异味重的要勤刷牙、漱口，可以选择含植物成分的漱口水。

4 不要过分止汗，孕期抵抗力比平时要低，出汗恰是排泄体内废物的最好的渠道，因为难受而使用各种方法来止汗的话，势必会影响身体的正常排毒过程。

唇部干燥时可以涂一点润唇膏吗

一般不建议孕妈妈使用。

润唇膏本质上是外用药品，各个厂家的选料、配方、制作技术都不同，虽然有些产品标出是孕妇唇膏，但实际上大部分唇膏是合剂，成分多样，给判断能否使用该产品带来较大困难。

孕妈妈可以选用天然的维生素 E 来滋润嘴唇，还可以通过补充花生油或者是天然植物油来改善嘴唇干裂的情况。

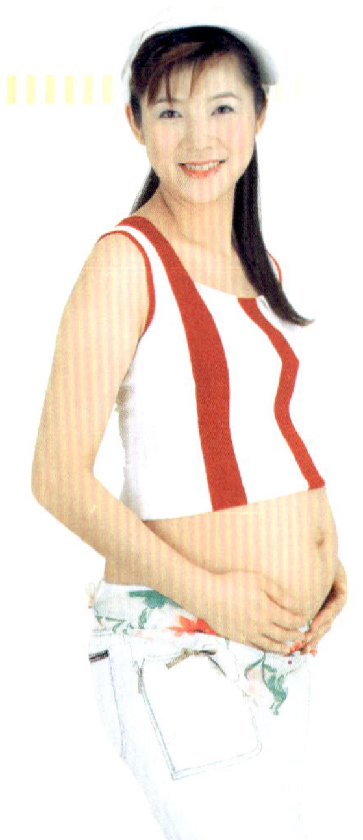

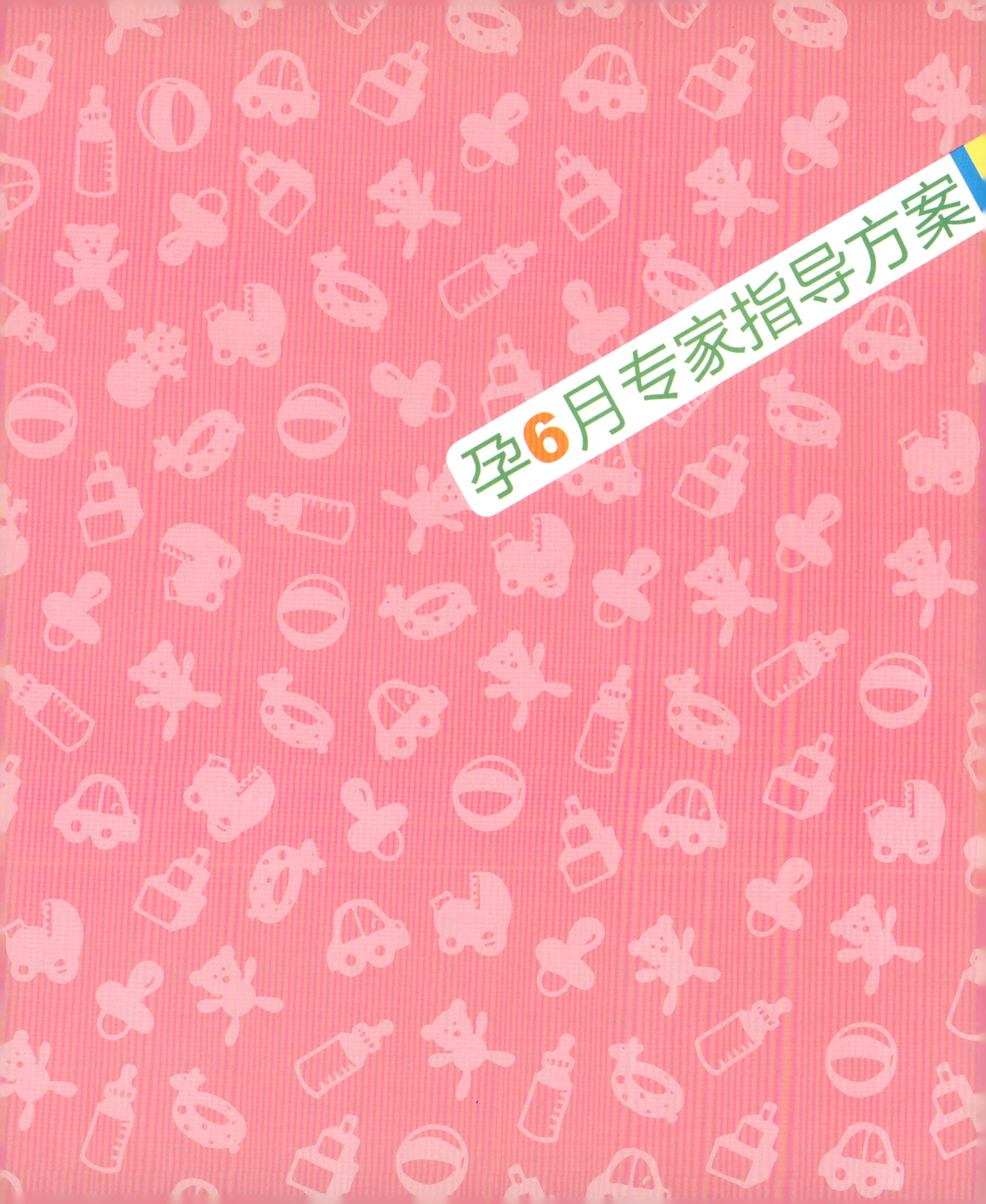
孕6月专家指导方案

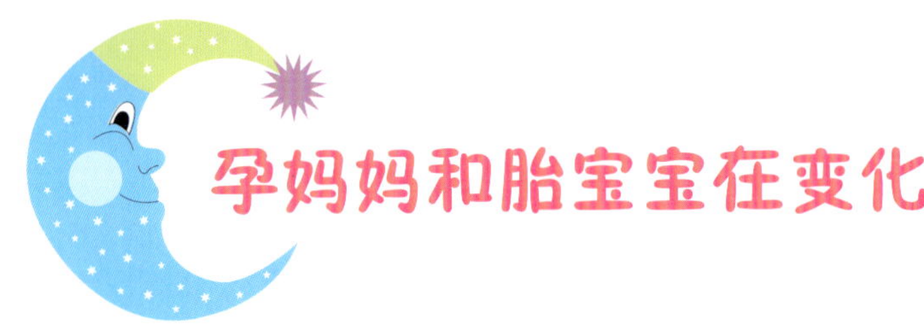

孕妈妈和胎宝宝在变化

第21周孕妈妈和胎宝宝的变化

再有19周，你就要和宝宝见面了，兴奋的同时还会有些紧张吧，适当地参加些产前教育学习培训班，不仅可以帮助你减轻心理负担，更可以教你一些生产时的小窍门。

孕妈妈的变化

到本周，你的体重比孕前将增多4~6千克，隆起的腹部让周围的人一看就知道你怀孕了。你子宫底将上升到肚脐上方，把手放在肚脐上1.3厘米的地方，将可以摸到子宫。

由于孕期激素的影响，你的小腿可能会有点浮肿。上班时不妨搬个小凳子垫脚，对减轻浮肿有好处。同时要注意有规律地交替坐姿与站立，避免久坐或久站，这样可以保证血流畅通，避免浮肿。

胎宝宝的变化

宝宝的体重不断增加，眉毛和眼睑已经清晰可见了。

宝宝的体表仍覆盖了一层白色的滑腻的物质——胎脂，以保护胎儿的皮肤避免在羊水长期的浸泡下受到损害，在分娩时也能帮助宝宝顺利通过产道。

第22周孕妈妈和胎宝宝的变化

孕期最舒适的日子已经过去了，眼见肚子一天大似一天，你的行动也变得越来越笨拙、吃力。静脉曲张、水肿也接踵而来。更辛苦的还在后面呢！但为了宝宝，一切都是值得的！

孕妈妈的变化

随着子宫的增大，你身体的重心发生了变化，突出的腹部使重心前移，为了保持平衡，你不得不挺起肚子走路。越来越重的身体，以及子宫日益增高压迫到肺部，会让你在上楼时感到吃力以及呼吸相对困难。

你现在可以察觉到腹部有挤

压感，这是子宫在规律地收缩，为以后的分娩作准备。此外，由于孕激素的作用，你的手指、脚趾和全身关节韧带变得松弛，这也会使你觉得有些不舒服。

胎宝宝的变化

胎儿的骨骼已相当的结实，骨关节开始发育，身体逐渐匀称。虽然宝宝体重在继续增加，但目前的胎儿的外表看起来皱巴巴的，这是因为它还没有足够的体积撑开皮肤呢。

胎儿的眼睛已经完全形成，嘴唇也清晰可辨了。宝宝现在的心跳十分有力，精神十足，胎动次数也增加了。

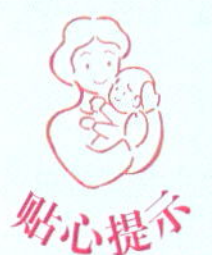

贴心提示

从现在开始，你大约以每周增加250克的速度在迅速增重。平时要注意多关注自己的体重增加，避免增长过快。

尽量少穿高跟鞋，因为高跟鞋会使你的背部肌肉紧张程度加重而导致疼痛，还会使你重心不稳，这很危险。

第23周孕妈妈和胎宝宝的变化

周末的时候，不妨约几个“大肚婆”一起交流交流孕期的感受，对老公的怨言、对宝宝的期待、对孕期反应的疑惑，都可以“晒”出来，让自己的心在交流中放松、愉悦！

孕妈妈的变化

在这周，随着子宫的增大，你的肚脐可能会突出。同时，子宫扩展到了肚脐上方约3.6厘米处，刚好在膀胱上，所以你可能会发觉有液体渗漏到内裤，有时很难分辨究竟是羊水还是尿液。如果漏液没有味道，要怀疑羊水的可能，请及时去医院就诊。

到目前为止，你的体重估计已经增加了5~7千克了，此后，你的体重还会保持每周250克左右的增长速度。

胎宝宝的变化

在宝宝的面部，嘴唇、眉毛和眼睫毛已各就各位，清晰可见。牙龈下面，恒牙的牙胚也开始发育了。视网膜进一步发育，感受光线的能力加强了；听力也正在进步。

在宝宝体内，肺中的血管形成，呼吸系统正在快速地建立；肾脏已能够制造尿液，一种深绿或黑色的黏物质组成了宝宝的第一块“脏尿布”。

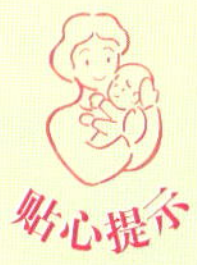

贴心提示

为了利于血液顺利到达胎盘，建议你选择侧卧的睡眠姿势，如果你觉得这样不舒服，可以用一个松软的枕头垫在两膝之间，减轻侧卧的压力。

第24周孕妈妈和胎宝宝的变化

胎儿跟你就像是通过脐带连接在一起的一个整体，你的言行、情绪、病痛等一切都可以被胎儿感受到。所以，想要胎儿健康，首先你就要健康、快乐！

孕妈妈的变化

照镜子时，你是不是已经发现你的肚脐转到肚子下去了？那是子宫扩张到肚脐以上了。由于乳房的膨胀和腹部的扩张，你的皮肤被进一步拉伸，可能会有发痒的感觉。脸上和腹部的妊娠斑更加明显并且增大。

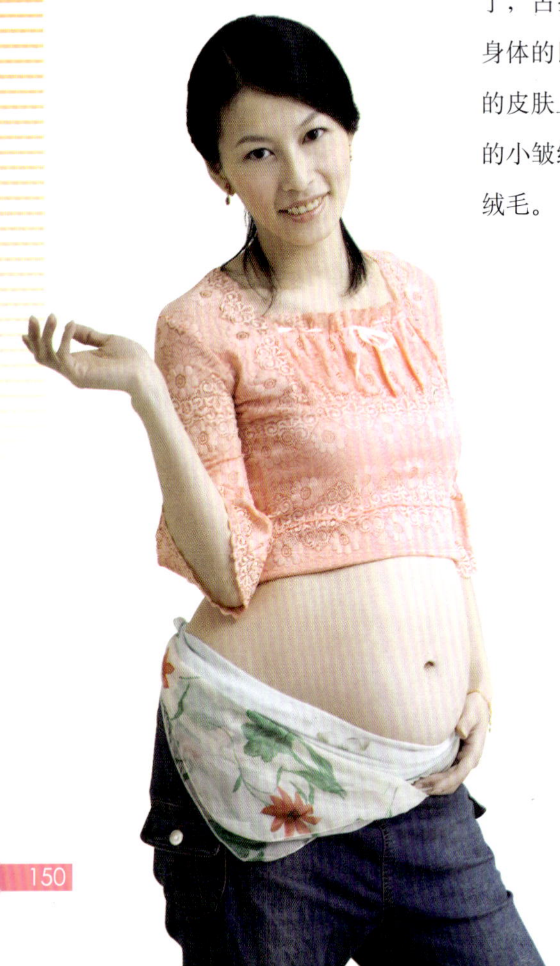

胎宝宝的变化

宝宝的体重已经超过500克了，占据了子宫相当大的空间。身体的比例也开始匀称。薄而透的皮肤上仍然有很多没有被撑开的小皱纹，还覆盖了一层细小的绒毛。

宝宝的内耳已经完全发育成熟，已经可以分辨自己在羊水中飘浮时是仰躺还是右卧。胎儿还可以听到一些大的噪声了，比如吸尘器发出的声音、开得很大的音响声、邻居家装修时的电钻声，这些声音都会使胎儿躁动不安。

胎儿仍然从胎盘获得氧气，但肺部也在发展肺泡表面活性物质，这种物质可以使人在呼气时，肺部的气囊不致压扁或粘在一起。

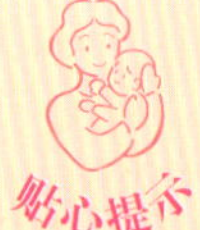

贴心提示

如果此时正值烈日炎炎的夏季，则需要注意避免脱水，因为脱水可能引发早产。

一旦发现有以下迹象：胎动多于5次/小时，阴道分泌物有鲜血，脸、手的浮肿，尿痛，胃痛，下腰背疼等，建议你及时就诊。

孕期好营养，让胎宝宝更健康

孕6月营养规划

每天1000毫克钙

保证钙的摄取量至少达到每天1000毫克。补充钙质应以食补为主，注意不要超量，否则会造成宝宝骨骼过硬，不易正常分娩。你可以到医院作有关钙的检查，确定体内钙的代谢情况。

可以多吃豆制品。一般来讲摄取100克左右豆制品，就可摄取到100毫克的钙。乳酪也是不错的补钙食品，它浓缩了相当于10倍牛奶的蛋白质、钙和磷，而且营养的吸收率达到96%，还有健胃、固齿的作用。注意吃奶酪前后1小时不要吃水果，因为果酸易与钙结合，不利于吸收。

继续注意补铁

多吃富含铁质的食物，如：瘦肉、鸡蛋、动物肝、鱼、含铁较多的蔬菜及强化铁质的谷类食品，如有必要，也可在医生的指导下补充铁剂。还应注意多吃一些含维生素C较多的食品，以帮助身体吸收更多的铁质。

素食妈妈要增加蛋白质的摄入

世界卫生组织建议，孕中期的女性每日优质蛋白质应比孕前增加9克（相当于牛奶300毫升或鸡蛋2个或瘦肉50克）。如果你在孕期一直以植物性食品为主，则每日应增加蛋白质15克（相当于干黄豆40克或豆腐200克或豆腐干75克或主食200克）。

控制糖类食品的摄入

这段时间还要注意不要摄入过多简单的糖类食品（如蔗糖、果糖、葡萄糖等），注意能量平衡，否则易引发妊娠糖尿病。

调整饮食习惯

在这个时候你会发现自己异常的能吃，很多以前不喜欢的食品现在反倒成了最喜欢的东西，因此，你可以好好利用这段时间调整自己的饮食习惯，加强营养，增强体质，为将来分娩和产后哺乳作准备哦。

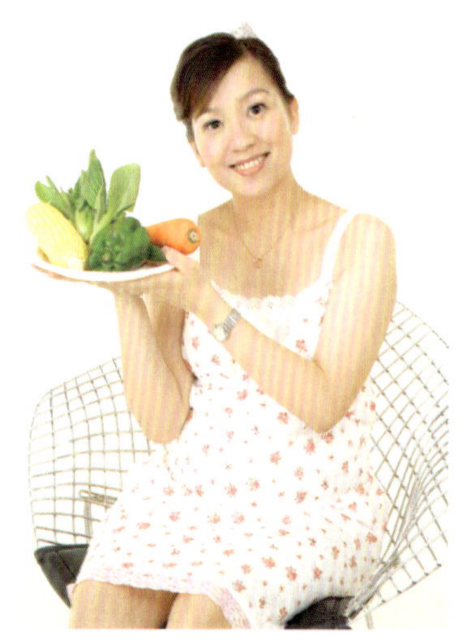

多吃润肠通便的食物

这个时期的你很容易被便秘所困扰，发生便秘现象后，要注意饮食调节，多吃一些润肠通便的食品，如各种粗粮、蔬菜、黑芝麻、香蕉、蜂蜜等。也应该注意适当运动，促进肠蠕动，利于消化。不要自己随便服用泻药。

少吃香辛食物

香辛性的食物作料如辣椒、花椒、胡椒、小茴香、八角、桂皮、五香粉等，容易消耗肠道水分，使胃肠分泌减少，造成肠道干燥、便秘。而便秘容易在解便时造成腹压增加，压迫子宫内的胎儿，对宝宝的健康发育不利。

餐后要漱口

用餐后喝一些柠檬水（在水中加上 1 片柠檬）或漱口，可令口腔保持湿润，还能刺激唾液分泌，减少因鼻塞、口干或口腔内残余食物引起的厌氧细菌造成的口臭。

如果你有烧心的感觉可以试试少量多餐，一天分 5~6 次进食，或在晚上适当吃点健康的小零食，也可以减轻烧心的感觉。

补充维生素K，预防出血病

维生素 K 是人正常凝血过程中必需的物质。人体若维生素 K 吸收不足，血液中凝血酶原减少，易引起凝血障碍，发生出血症，因此，它也有“止血功臣”的美称。

孕妈妈如果缺乏维生素 K，会增加流产率，即使宝宝存活，由于其体内凝血酶低下，容易出血，或者引起宝宝先天性失明和智力发育迟缓甚至死胎，达不到优生的要求。

维生素 K 可以从食物中摄取，也能在人体肠道内合成，孕妈妈可以多食维生素 K 含量丰富的食物，如菠菜、菜花、白菜、番茄及鱼类等，必要时，也可在医生的指导下口服或肌肉注射维生素 K。

有助于通便的食物

土豆

土豆是一种营养非常全面且易消化的食物，有助于胎儿的发育，保证孕期健康。同时，它所含的粗纤维可促进胃肠蠕动和加速胆固醇在肠道内的代谢，具有降低胆固醇和通便的作用，对改善孕期便秘很有助益。

食用土豆前请注意观察，发芽或皮变青、变绿、变紫的不可食用。

玉米

玉米是粗粮中的保健佳品，其膳食纤维含量很高，能刺激胃肠蠕动，加速粪便排泄，对孕期便秘大有好处，此外，它还具有利尿、降压、增强新陈代谢，细致皮肤等功效。

食用玉米要避免过量，因为玉米易致胃闷、胀气。

黄豆

黄豆的营养价值很高，它含有非常优质的蛋白质和丰富的膳食纤维，有利于胎儿的发育，并促进孕妈妈的新陈代谢。同时，丰富优质的膳食纤维能通肠利便，利于改善孕期便秘。

黄豆不宜生吃，夹生黄豆也不宜吃。

芋头

芋头富含营养，是一种很好的碱性食物，有保护消化系统、增强免疫功能的作用。孕妈妈常吃芋头，可以促进肠胃蠕动，帮助吸收和消化蛋白质等营养物质，还能清除血管壁上的脂肪沉淀物，对孕期便秘、肥胖等都有很好的食疗作用。

食用芋头应避免过量，芋头易致胃闷、胀气。

草莓

草莓营养丰富，其含有多种人体所必需的维生素和矿物质、蛋白质、有机酸、果胶等营养物质，其中的胡萝卜素有明目养肝的功效，尤其是其所含的果胶和膳食纤维可以助消化，通大便，对胃肠不适有滋补调理作用。

扁豆

扁豆含有丰富的蛋白质和多种氨基酸、维生素、矿物质，经常食用能健脾胃、增进食欲、健美肌肤、提高注意力，豆荚中的膳食纤维丰富，便秘的孕妈妈常吃可以促进排便通畅。

扁豆烹煮时间宜长不宜短，没煮熟的扁豆可能导致中毒。

好孕美食推荐：豆腐

豆腐含有铁、钙、磷、镁等多种微量元素和丰富的优质蛋白，可满足一个人一天钙的需要量，豆腐有补中益气、清热润燥、生津止渴、清洁肠胃的功效。

美食推荐

虾仁豆腐

功效：促进胎儿发育、补充胎儿所需的微量元素。

准备：虾仁100克，豆腐250克，料酒、葱花、蒜末、姜末各少许，料酒、水淀粉、盐、鸡精各适量。

做法：1. 将虾仁洗净，用料酒、葱花、姜末、蒜末及水淀粉调好的味汁腌浸片刻；豆腐洗净，切成小方丁，放入沸水锅内煮3分钟后捞出沥干。

2. 锅置火上，放油烧热，倒入虾仁，用旺火快炒至变红后，捞出控干油。

3. 锅内留余油，放入豆腐、盐和适量清水，煮沸，然后加入虾仁、葱花、鸡精，用水淀粉勾芡，炒匀即成。

美食延伸

豆腐素有“植物肉”之美称。但豆腐虽好，一次食用也不要过量。如果你有缺铁性贫血、痛风、胃寒、腹泻腹胀、脾虚等症的话，要控制好食用的量，不要贪吃。

美食变化

鱼头炖豆腐、香菇炖豆腐、家常豆腐、鱼香豆腐。

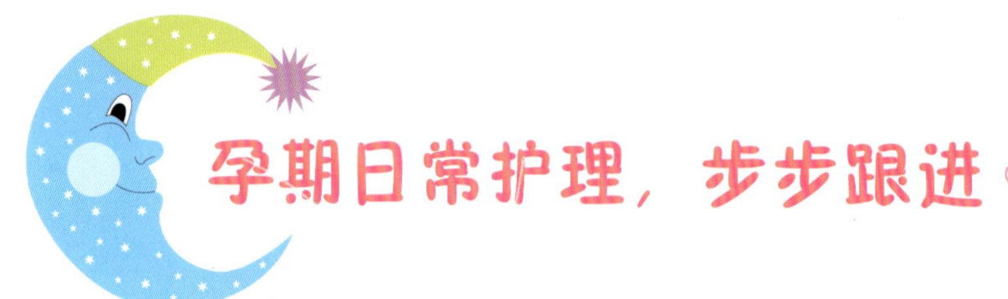

孕期日常护理，步步跟进

忙里偷闲放松身体——办公室体操

上班的你，挺着个大肚子在办公室坐久了，长时间保持一种姿势，难免会感觉腰酸背痛，尤其是颈部、背部、手腕、手肘这几个部位，更容易劳累。身体是革命的本钱，更何况是有孕在身的你，一定要懂得忙里偷闲，在工作期间偶尔做几个小动作，放松一下自己的肌肉。

1 放松颈部的动作

颈部先挺直前望，再弯向左边，让左耳尽量靠近左肩。再把头慢慢挺直，然后把头弯向右边，让你的右耳尽量靠近右肩。重复做 2~3 次。

2 放松肩膀的动作

先挺腰，再把两肩往上耸，尽量贴近双耳，停留 10 秒后放松肩膀。重复做 2~3 次。

3 放松手部的动作

手部合十，把手腕下沉至前臂有伸展感，停留 10 秒后放松，重复做 2~3 次。接着翻转手掌，把手指指向下方，把手臂提升至有伸展的感觉，停留 10 秒后放松，重复做 2~3 次。

4 放松腰腹的动作

把肩胛骨往背后方向下移，然后挺胸，停留 10 秒后放松至原位。重复做 2~3 次。

职场安产小锦囊

怀孕期，你在办公室作一些简单的布置，就可以舒适地工作了，每一点微小的变化都会给你带来一天的好心情，试试看吧。

1 把你的桌椅调整得尽可能地舒适。在办公室长时间坐着的时候，可以在办公桌底下放个鞋盒做搁脚凳，把脚垫高点有利于血液循环，减少腿部的水肿。还可以摆一双拖鞋在办工桌底下，来上班以后就穿拖鞋，脚就更舒服了。

2 在办公桌上准备一个大水杯，随时填满你的喝水杯，这样你就不用因为懒得站起来接水而忘记补充水分了。

3 如果因为尿频而不得不去洗手间的话，就尽快去，以免膀胱受到压力。

4 工作一段时间后要适当地做做伸展运动，拍腿并适当按摩小腿部以放松压力，促进血液循环。这样还可以缓解工作期间遇到的压力，放松身心。

这是你生命里一个非常特殊的时期，所以不必感到害羞而拒绝别人的帮助。必要的时候，你还可以寻求同事取得帮助。尤其是做过母亲的同事，她们在帮助你的同时，你们之间的关系会更进一层。

孕期私密处的护理方法

孕期，孕妈妈的白带要比孕前多一些，因此要注意保持外阴清洁，不要让细菌入侵，引起炎症。以下是我们给孕妈妈护理私密处的建议：

1 保持外阴清洁，每天用温开水清洗外阴 2~3 次，但最好少用或不用护理液或洗剂，避免坐浴，也不要冲洗阴道，否则会影响阴道正常的酸碱环境而引起感染，应切忌将手指伸入阴道内掏洗。

2 水盆及浴巾必须专用，以防止交叉感染，用盆洗外阴时，应由前向后洗，注意不要把脏水灌入阴道内，大便后要注意清洗肛门，大便擦拭应从前向后，避免将肛门周围的残留大便或脏物带入阴道内。

3 勤换内衣、内裤，最好以中性肥皂单独清洗，不要和其他衣服一起洗，洗净的衣裤不要放在阴暗角落晾干，应放在太阳底下曝晒。

4 不要穿着太紧的裤子或裤袜，尽量保持通风干燥，洗好澡过后，别急着穿上内裤，可穿上宽松的长衫或裙子，等阴部风干后，再穿上内裤，以免阴部瘙痒。

当孕妈妈阴道分泌物出现以下异常或有瘙痒等症状出现时，应该尽快去医院就诊：

1 阴道分泌物出现黄色、绿色、灰色、凝块等，有时还伴有下腹疼痛的现象。

2 进行性生活时，最好避免使用润滑剂，如果使用润滑剂后出现红肿、瘙痒情况，必须立刻就医。

清洁嘴唇，防止“病从口入”

这里的“病从口入”不是说吃错了东西，而是在吃东西的时候，把嘴唇上沾染的细菌一道吃进了你的肚子里。

嘴唇上有细菌吗？嘴唇上当然有细菌。空气中不仅有大量的尘埃，而且其中还混杂不少的有毒物质，如铅、氮、硫等元素。它们会落在你的身上、脸上以及嘴唇上。尤其是在你外出的时候，也许你会注意洗手，但你很可能忽略了清洁一下嘴唇，在没有清洁嘴唇的情况下喝水、吃东西，或时不时地总去舔嘴唇，就很容易把嘴唇上的细菌及有害物质带进体内。如果你还没有怀孕，这样做一般对身体健康不会产生大的危害。但你现在的身体可不能跟普通人相提并论哦，你的身体内孕育着一个对有害物质十分敏感的胎儿。

所以，为了胎儿的健康，我们建议你在外出时，最好在嘴唇上涂上能阻挡有害物的护唇膏。如果要喝水或吃东西，一定要先用清洁湿巾擦拭干净嘴唇。回到家后，洗手的同时别忘了给嘴唇做个清洁工作。

大肚妈妈最需要适应的日常姿势

孕妈妈的腹部变大后，日常姿势不当就很容易引起全身酸痛，那么，孕期该采取怎样的走、站、坐的姿势才能避免不必要的酸痛呢？

走姿

行走时背要直、头要抬起、臀要紧收，保持身体平衡，稳步行走，不要用脚尖走路。如果需要的话，可以扶着扶手或栏杆行走，这样就更省力了。

站姿

两腿平行，两脚稍微分开，这样可以使身体重心落在两脚中间，不易疲劳。若站立时间较长，则应将两脚一前一后站立，并每隔几分钟就变换两脚前后位置，使体重落在伸出的前腿上，可以减少疲劳。

坐姿

深坐椅中，后背笔直靠椅背，股和膝关节成直角，大腿呈水平位。这样可以减轻长时间坐姿带来的疲劳感。

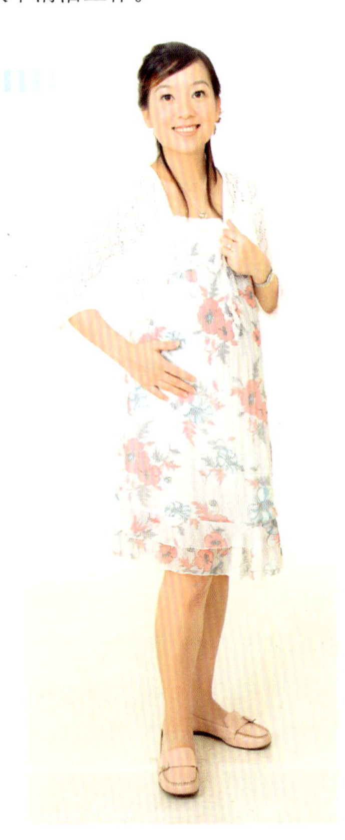

孕期常见不适，注重防治

孕期消化不良的缓解

孕期消化不良是由于体内孕激素含量增加，胃肠蠕动减弱，胃酸分泌减少，加上逐渐增大的子宫压迫胃肠造成的，是正常现象，这种现象到孕晚期会更明显。

为缓解孕期消化不良，孕妈妈需要注意的事情有：

1 食欲不振时要少吃多餐，择其所好，吃一些清淡、易消化的食物，如粥、豆浆、牛奶以及水果等，少吃甜食及不易消化的油腻荤腥食物。待食欲改善后，可增加蛋白质含量丰富的食物，如肉类、鱼虾和豆制品等。

2 任何精神方面的不良刺激，都会招致消化不良，孕妈妈要及时释放不良情绪，保持心情愉快，可以多听音乐或观赏美术作品等。

3 为增加食欲，保持适当的活动是必不可少的，每天散散步，孕妈妈可以做一些力所能及的工作和家务，不仅能增进消化，也有利于宝宝的生长发育。

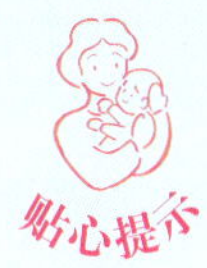

孕期出现消化不良时不建议孕妈妈用药，最好通过饮食调理，但如果症状比较严重，甚至无法进食时，可以在医生的指导下用一些成分相对安全的助消化药物。

胃灼热的应对方法

胃灼热是感觉上胃部或胸骨下温热或烧灼的症状，会随着弯腰、坐躺卧而加剧，在孕晚期会更明显，多因下食道括约肌压力下降、子宫变大，导致酸性的胃内容物逆流，刺激到敏感的黏膜引起。

大约一半以上的孕妈妈在怀孕期间会发生胃灼热的现象，通常在孕中期及孕晚期，分娩后即可恢复正常，若孕妈妈怀疑自己有溃疡、食道狭窄或出血等并发症，作一次内视镜检查是极为必要的。

可以帮助孕妈妈应对胃灼热的方法有：

1 遵从少量多餐的原则，不要让胃部过度膨胀，这样也能减少胃酸的返流。

2 避免一切能够加剧胃酸逆流或会对胃部产生刺激的

食物，如油炸食物、咖啡、浓茶、辛辣食物。

3 多吃含维生素C的蔬果，对缓解胃灼热症状有所帮助，如胡萝卜、甘蓝、青椒、猕猴桃等。

4 睡前2小时不要进食，饭后半小时至1小时内避免卧床，睡觉时尽量将头部垫高，防止胃酸发生逆流。

当胃灼热很严重，影响到日常的活动和饮食时，可以服用一些中和胃酸的药物来缓解，不过一定要在医生的指导下使用。

防治妊娠高血压综合征

妊娠高血压综合征，简称妊高征，是指怀孕20周（孕5月）以后出现的高血压、蛋白尿及水肿等的综合征。多发于妊娠32周，发病越早病情越重。

据全国孕产妇死亡原因调查报道，威胁孕产妇生命安全的有6大疾病，妊娠高血压综合征仅次于产科出血居第2位。妊娠高血压综合征还会影响胎盘功能，使胎儿发育迟缓，甚至窒息。

所以，孕期的你一定要做好妊娠高血压的防治工作：

1 首先是作好预防，坚持定期作产前检查。如果你属于身材矮胖、贫血、营养不良、工作紧张或有高血压家族史的易患人群，则更要密切注意高血压的防治！在孕中、后期要常测量血压、体重、尿蛋白等以排除情况。

2 其次，孕期要注意饮食营养，应进三高一低饮食，即高蛋白、高钙、高钾及低钠饮食，有助于预防妊高征。因此，孕妇应多吃鱼、肉、蛋、奶及新鲜蔬菜，少食过咸食物。同时，尽量避免紧张、焦虑、发怒、劳累等，以防血压上升。

3 第三，要明确妊娠高血压的症状，一旦发生类似症状时应及时就医治疗。

初期阶段症状

血压轻度升高，伴有水肿和蛋白尿。水肿多由踝部开始，渐延至小腿、大腿，重者达外阴部及腹部，指压时有明显的凹陷，经休息也不消退。

病情恶化阶段症状

会出现头晕、眼花、恶心及呕吐等症状。

严重阶段症状

发生抽搐，临床上称此为先兆子痫，如不采取紧急治疗将迅速出现全身抽搐及昏迷，易产生脑出血、急性心力衰竭、胎盘早期剥离及急性肾功能衰竭等各种并发症，直接危及母子的生命，甚至导致母子死亡。

孕期要正确地运动

孕期瑜伽能让分娩更轻松

温和的瑜伽可以增加孕妈妈心肺功能，促进血液循环及新陈代谢，还能够很好地控制呼吸，减少怀孕期的疲倦感。瑜伽还有益于改善睡眠，形成积极健康的生活态度。

瑜伽的重点在下背、脊椎的活动，除了能舒缓孕期腰背酸痛外，也能锻炼下腹及大腿的力量，有助于生产，同时增强体力和肌肉张力，增强身体的平衡感，提高整个肌肉组织的柔韧度和灵活度。

练习瑜伽时，避免做强度大的动作，一切动作应以缓和而从容的心情去做，在整个妊娠过程中，孕妈妈都可以练习不同的瑜伽姿势，但必须以个人的需要和舒适度为准，瑜伽的练习因人而异，必须与自己的身体状况协调，练习时如有不适感，可以改用更适合自己的练习姿势。

要注意的是，瑜伽并不是使怀孕和分娩更为安全顺利的唯一方式，只是在整个妊娠过程当中帮助准妈妈进行适当锻炼，让分娩过程因平和的心态而变得轻松简单。

练习瑜伽前，最好是先向医生咨询可否练习，一般来说，当孕妈妈患有心肺疾病，或既往发生过流产征兆，如先兆流产、早产、羊水过多、前置胎盘、阴道流血、子宫颈提前开口等情况时不宜进行瑜伽练习，以防引发意外，有条件的话，可以在专业人员的指导下练习。

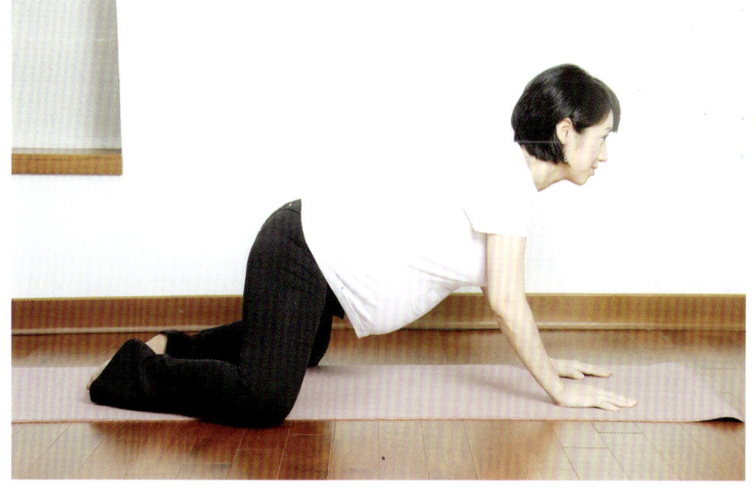

做做孕产瑜伽，体会和宝宝的“心灵感应”

孕中期是孕妈妈感觉相对最舒服的几个月，所以，孕期瑜伽可有目的地提上日程，今天先来学两个简单的动作。练习过程中如果出现晕眩、恶心或疲劳等情况，应立即停止，发生腹痛或阴道出血等症状时，要及时去医院就诊。

蝶式

1 慢慢地坐在床上或垫子上，两膝曲起，两脚脚心相对，双手抓住两脚尽量向内拉。

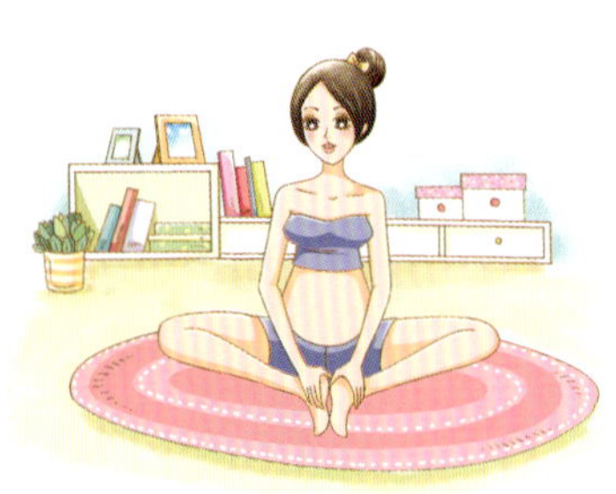

2 上下轻轻抖动双膝，像蝴蝶轻轻拍打翅膀一样。

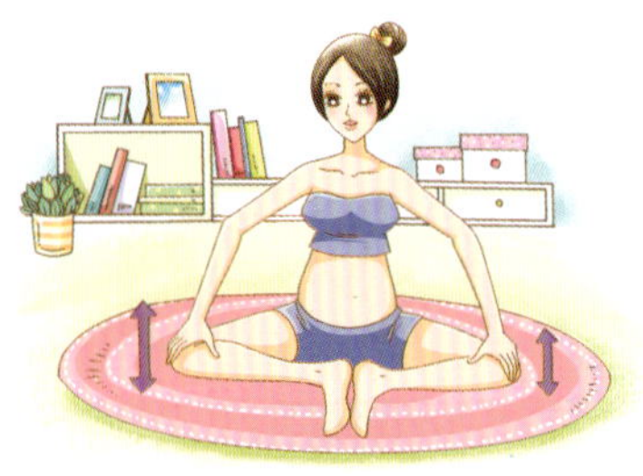

蹲式

1 挺身直立，双脚分开，双臂自然下垂，双手在腹前十指相扣。

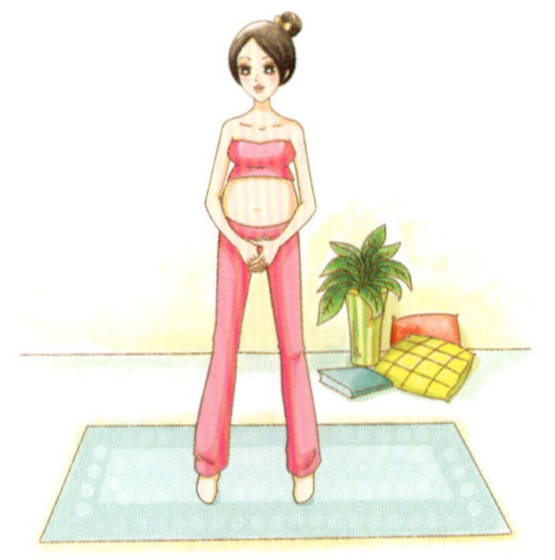

2 两膝微曲，一边呼气一边慢慢下蹲，直到大腿与地面平行。

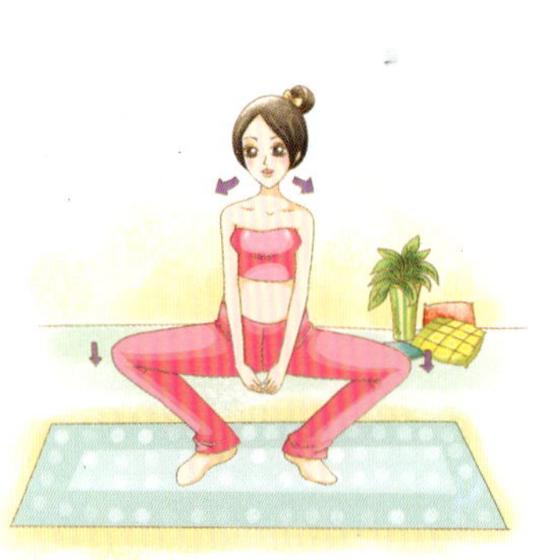

3 尽自己所能继续慢慢下蹲，保持双腿的肌肉绷紧。

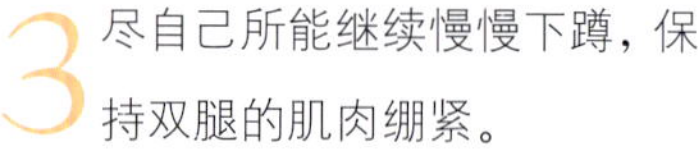

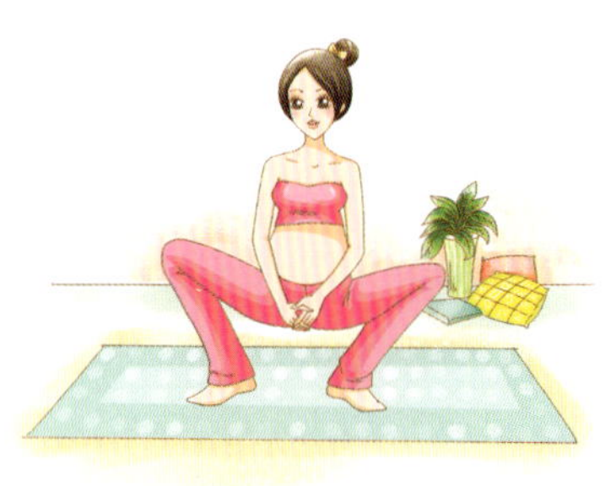

4 然后慢慢伸直身体，吸气回到站立姿势，每天做 5~6 组。

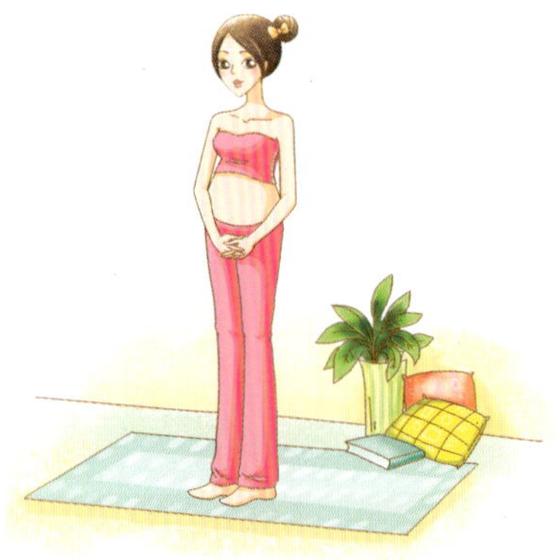

坚持做胎教，让胎宝宝更聪明

适时适度进行音乐胎教

孕中期后，胎宝宝已经具备听力，可以适时适度地进行音乐胎教，每天做 1~2 次，每次 5~20 分钟，随孕龄增加可适当延长音乐胎教时间，但不要超过 30 分钟。

音乐胎教的具体方法

1 欣赏胎教音乐

选择胎教音乐，放在距离孕妈妈 1~2 米的地方，或者用胎教传声器放在孕妈妈的腹部，让孕妈妈和胎宝宝欣赏音乐，将美好的联想通过神经体液传导给胎儿。

2 哼抒情歌曲

孕妈妈每天哼唱几首歌，唱时应心情愉快，富有感情，通过歌声的和谐振动，使胎儿有良好的感觉，获得感情、感觉上的满足。

注意：进行音乐胎教要在有胎动时，胎动说明宝宝是意识清醒的，此时跟宝宝进行各种互动和胎教，都是最好时机，能取得更好的效果。

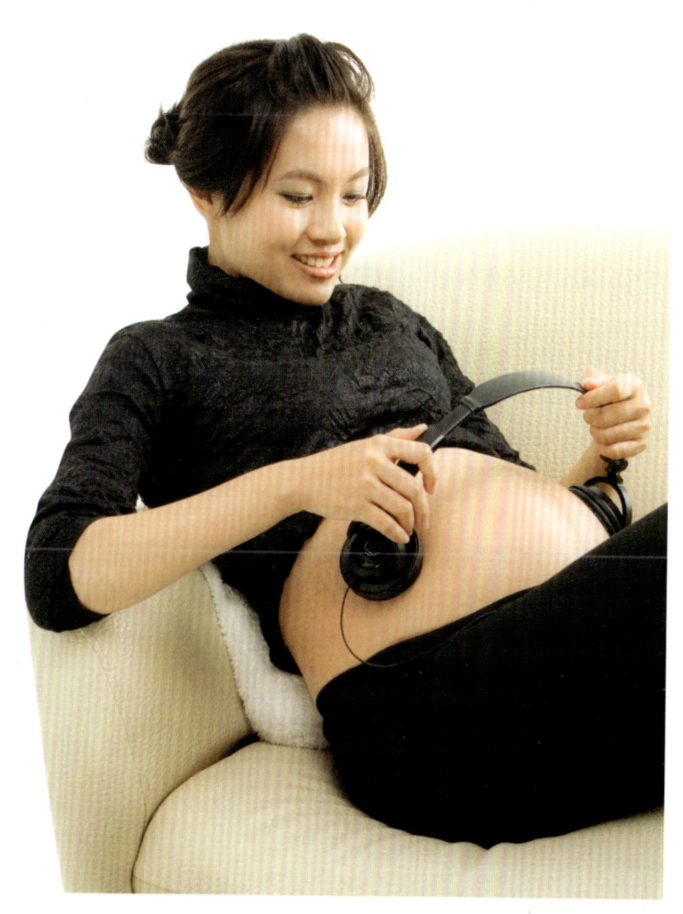

给孕妈妈推荐十首胎教音乐

1 约翰·施特劳斯的《维也纳森林的故事》——感受春天早晨扑面而来的清新气息。

2 贝多芬的F大调第六号交响曲《田园》——在细腻的旋律中享受宁静。

3 老约翰·施特劳斯的《拉德斯基进行曲》——激情澎湃中感受无限活力。

4 勃拉姆斯的《摇篮曲》——母爱绵绵，在乐曲声中与胎宝宝谈谈心。

5 维瓦尔第的小提琴协奏曲《四季·春》——体验春季生机勃勃的感受。

6 普罗科菲耶夫的《彼得与狼》——告诉胎宝宝要做个勇敢的人。

7 德沃夏克的E小调第九交响曲《自新大陆》第二乐章——抚平焦躁的心情。

8 约纳森的《杜鹃圆舞曲》——特别适合在早晨睡醒后倾听。

9 格里格的《培尔·金特》组曲中《在山魔王的宫殿里》——感受力度与节奏。

10 罗伯特·舒曼的《梦幻曲》——感受清新与自然。

轻轻拍打腹部，帮胎宝宝做运动

帮助胎儿在子宫里作运动训练，会有助于他出生后的运动发展，如翻身、抓握、爬行、坐及手指等动作，可以轻轻拍打腹部，帮助胎儿做运动，具体方法为：

1 孕妈妈仰卧在床上，头部不要太高，全身尽量放松；双手捧住肚子里的胎宝贝，从上到下、从左到右来回做抚摩的动作。

2 以上动作反复10次后，用食指或中指轻轻点触宝宝，并注意观察宝宝的反应。刚开始，宝宝可能并不出现明显的反应，但经过一段时间，待手法娴熟后，宝宝便能出现较明显的回应，反应速度和程度会因人而异。

这个活动最好在晚上9~10点开始练习，这时宝宝的活动较为频繁，注意手法要有规律，动作注意轻柔，每次以5~10分钟为宜。如果宝宝出现“拳打脚踢”的反应，这表示他不舒服了，应该停止。

到了38周后，这个活动就不宜进行了。

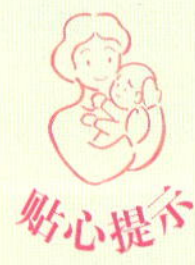

24周（孕6月）后，若能摸到胎宝宝的头和四肢，还可配合音乐轻轻地拍打肚子，并用双手轻轻推动胎宝宝。

80后妈妈孕产新经

利用逛街经验来放松心情

身心日渐稳定的你，只要一切健康，适当出门购物是没有问题的。

逛街走路等于散步，也是一种很好的锻炼，同时，跟亲密好友或者老公一起逛街购物，还会使你的心情放松，对于调节孕期的情绪很有好处。

但出行逛街的时候，一定要注意安全，如果能少转弯路，熟悉商场的格局、路线，将对保证逛街的安全十分有益，这时候你以前的逛街经验将起到很大的作用：

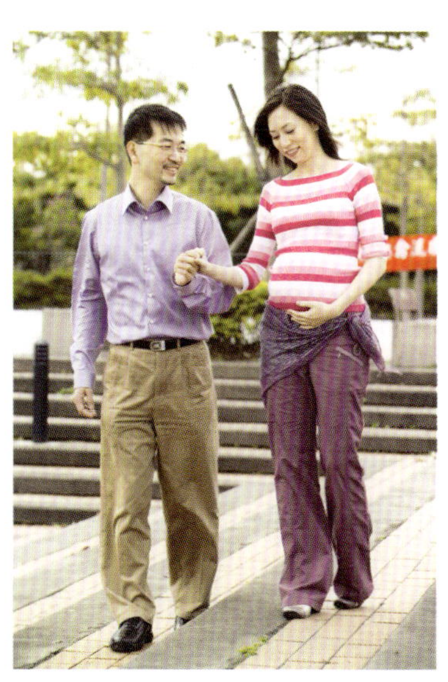

尽量去你熟悉的商场、多去那些你很喜欢的商家看看，是否有你喜欢的款式上架，什么时候会打折，产后你是否能赶上新品打折，也可去平时路过但没有进去过的妇婴专卖店看看，是否有更方便孕期的产品，也许会淘到一些你和宝宝即将用到的好东西。

除此之外，你还需要注意的事情有：

1 在气候恶劣（寒潮、大风、大雨、大雾）时，不要上街购物，以免因身体笨重及不便而发生摔伤或扭伤，或因被滑倒而引起流产或早产。在流感和其他传染病流行时，也不要到人群过于拥挤的地方去。

2 不要在人流高峰时间出去搭乘公交车出行。平时出行逛街最好也有人陪同，不仅可以帮忙提重物，还可以保护你的安全。

3 逛街要有度，感觉累了应尽早离开，在商场内逗留的时间不要超过 2 个小时，并尽可能避开人流高峰，免受拥挤之累，途中多到街心花园或人静境幽处休息一会儿。

4 不要在刚装修完毕的商场或商店停留过久，以免接触装修材料产生的化学污染物。

5 逛完街后回到家里应当及时洗手、洗脸，换下外衣，购回的物品要合理存放，外包装要妥善处理。也可坐定后闭目养神或听听优雅音乐，以消除躯体疲劳，缓解紧张情绪。

保护自己不得空调病

经常待在空调房的人容易患空调病，一般表现为畏冷不适、疲乏无力、头痛、紧张、失眠、四肢肌肉关节酸痛、腰痛，严重的还可引起口眼㖞斜，这是由于局部组织血管神经机能发生紊乱，引起静脉充血压迫面神经而致。

孕妈妈防治空调病需要注意以下几点：

1 注意通风，每天应定时关闭空调，打开窗户换气，使室内保持一定的新鲜空气，最好每两周清扫空调机一次。

2 降低温差，空调室温和室外自然温度相差不宜过大，以不超过5℃为宜，夜间睡眠时最好不要使用空调。

3 避免冷风直吹，不要让通风口的冷风直接吹在身上，大汗淋漓时更加不要直接吹冷风，降温太快，非常容易发病。

4 保持皮肤清洁卫生，经常出入空调环境、冷热突变，皮肤附着的细菌容易在汗腺或皮脂腺内阻塞，引起感染化脓，因此，要常常清洗，保持皮肤清洁。

5 不要在静止的车内开放空调，防止汽车发动机排出的一氧化碳回流车内而发生意外，即一氧化碳中毒。

6 注意保暖，多备一件外套或披肩，确保达到空调环境中的保暖要求。

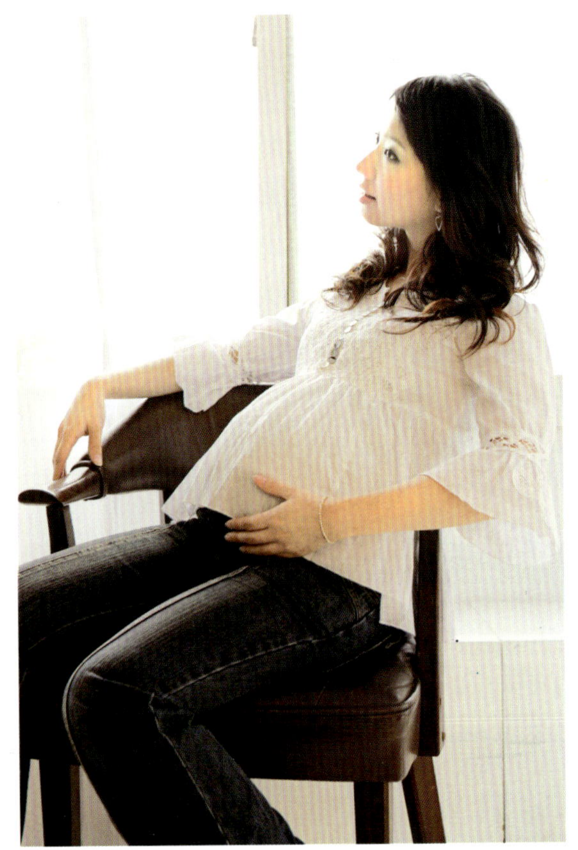

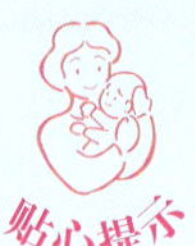

贴心提示

经常出入或待在空调房的孕妈妈，可以喝粥或增加水分摄入，这能调节人的体温、水盐代谢以及循环、消化、神经、内分泌和泌尿系统。

专家热线，给胎宝宝最好的呵护

为什么我不开心时感觉胎宝宝动得更明显了

母亲情绪刺激能引起植物神经系统的活动，从而释放出乙酰胆碱等化学物质，还可引起分泌的变化，分泌出不同种类、不同数量的激素，它们通过血液经胎盘和脐带进入胎儿体内，从而影响胎宝宝的身心活动。

当孕妈妈情绪不好时，胎宝宝感觉到母亲的不良情绪，便会躁动不安，胎动次数会较平常多 1~3 倍，最多达正常的 10 倍。

这种动是提醒孕妈妈，要注意控制自己的情绪，如果孕妈妈长期不安，，体力消耗过多，胎宝宝出生时体重往往比一般婴儿轻，长期情绪压抑还会使胎儿身体功能失调，特别是消化系统。

为什么现在总是腰背疼痛，该怎么样缓解呢

随着子宫的快速长大，孕妈妈整个人的重心会往前移，致使腰背肌肉必须保持一定的张力，使上半身保持一个往后仰的姿势，也因此容易造成肩膀到腰、背的酸痛，甚至会牵扯到肩膀附近的神经，造成手部的酸麻无力。

为了缓解疼痛，避免疼痛加剧，孕妈妈可以这样做：

1 不要再穿高跟鞋，减轻脊柱的负担。

2 不要站立太久，长时间需要站立或走路的孕妇可使用托腹带。

3 要减轻腰部的负担，建议站立时，别提太重的物品，

4 变动姿势时，最好能用双手支撑，减轻腰部的负荷。要特别注意不要立即站起来，避免受伤。

5 尽量不要爬楼梯。

6 如果身体条件允许，可以适当做一些增强腰背肌肉的运动，减轻腰痛问题，如：四肢跪下呈爬行动作，背部伸直、收紧臀部肌肉。

孕期上火该怎么办

上火的孕妈妈可以多吃一些苦味食物，这些食物中具有解热祛暑、消除疲劳的作用。

最佳的苦味食物首推苦瓜，不管是凉拌、炒还是煲汤，都能达到去火的目的，除了苦瓜，妈妈还可以吃一些杏仁、苦菜、芥蓝等。

此外，甘甜爽口的新鲜水果和鲜嫩蔬菜也可去火，甘蓝菜、花椰菜和西瓜、山楂、苹果、葡萄等富含矿物质，有宁神、降火的神奇功效，孕妈妈也可常吃。

孕期腿抽筋一定是缺钙吗，该怎么预防

缺钙是腿抽筋的一个原因，但腿抽筋并不一定是因为缺钙。

腿抽筋的原因有很多，较为常见的有寒冷刺激、剧烈运动、疲劳过度以及缺钙等。如果适当补钙后，腿部疼痛或抽筋症状未有改善，应及时到医院就诊。

为了预防腿部抽筋，需注意的是：

1 不要使腿部的肌肉过度疲劳，不要穿高跟鞋。

2 睡前可对腿和脚进行按摩。

3 平时要多摄入一些含钙及维生素 D 丰富的食品。

4 适当进行户外活动，接受日光照射，必要时可加服钙剂和维生素 D。

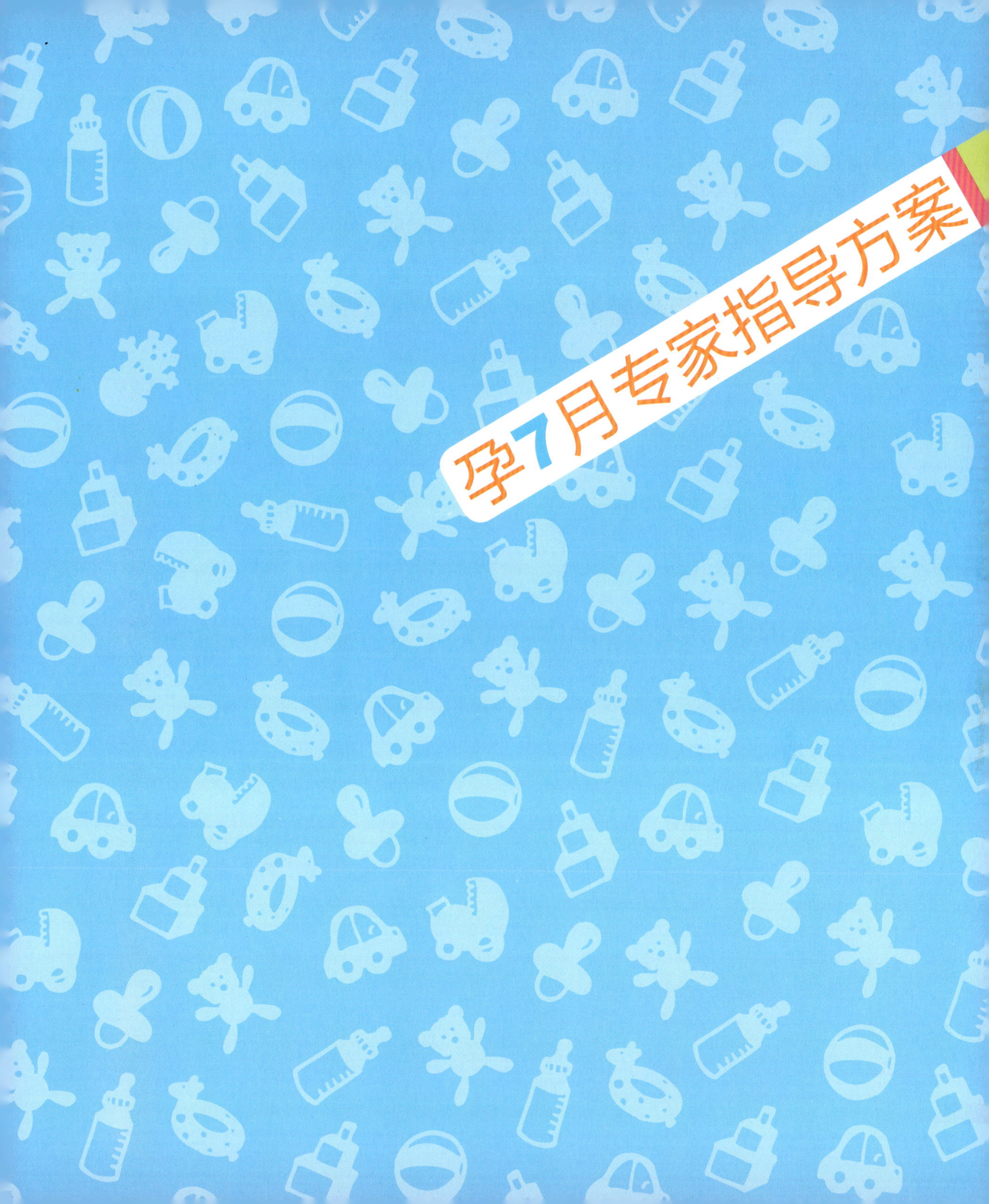
孕7月专家指导方案

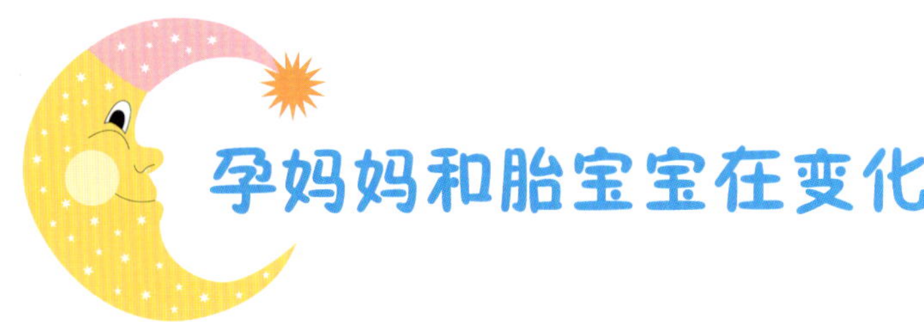

孕妈妈和胎宝宝在变化

第25周孕妈妈和胎宝宝的变化

分娩期越来越临近了，你是否为即将到来的阵痛焦虑不安？不妨用听诊器听听胎儿强有力的心跳吧，也许这会减少你对分娩的恐惧，使你信心倍增。

孕妈妈的变化

你的子宫已经发展到足球般大小了！感觉到子宫的顶部在肚脐至胸骨的中间了吗？腹部愈加沉重的你，腰腿疼痛更加明显，肚子、乳房上的妊娠纹也逐渐增多。

由于黄体酮分泌的变化，以及子宫压迫胃部，你的胃排空减慢，同时幽门肌肉松弛导致酸逆，所以，现在的你最好少吃多餐，同时避免油腻、辛辣之物。

胎宝宝的变化

宝宝在迅速长胖，他看起来已经没有那么皱巴巴了。随着体内骨头的逐渐骨化，宝宝将变得越来越强壮！

有意思的是，宝宝舌头上的味蕾正在形成，已经可以品尝到食品的味道了。所以，刚出生的宝宝就可以分辨味道了，千万不要小看他哦。

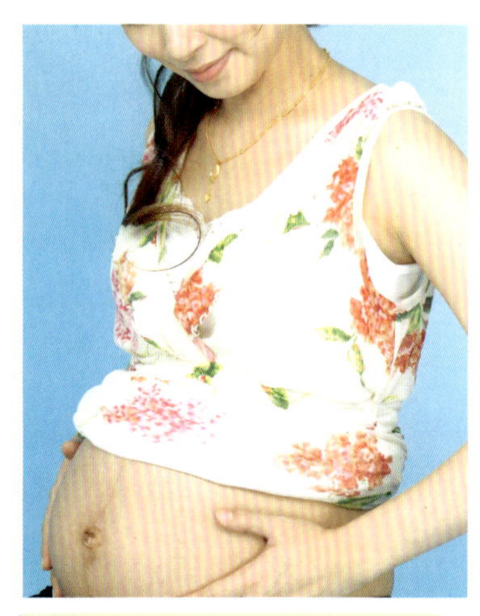

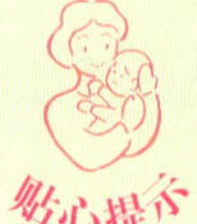

贴心提示

本周，胎儿大脑发育进入了一个高峰期，大脑细胞迅速增殖分化，体积增大，为了宝宝的聪明才智，我们建议你多吃些健脑的食品如核桃、芝麻、花生等。

第26周孕妈妈和胎宝宝的变化

把手轻轻地贴放在你隆起的腹部，慢慢地感受一下，是不是可以感觉到胎儿在动了？让准爸爸也一起来体会一下这种亲子互动的幸福吧！

孕妈妈的变化

一般情况下，目前你体重大概会比孕前增加7~10千克。而子宫的顶部也已经上升到了肚脐以上6.25厘米的地方。用手抚摸的时候，你可以感觉到子宫位置的变化。

最近，你可能会变得睡眠不好，心神不宁。经常做一些记忆清晰的噩梦，这是你对分娩期日渐临近导致的忧惧不安而产生的反应。希望你放轻松，保持平和的心态顺利过渡到孕后期。

胎宝宝的变化

胎儿的视觉有了发展，眼睛已能够睁开了。如果用一个打开的手电筒照射你的腹部，胎儿就会自动把头转向光亮的来处，这说明胎儿视觉神经的功能已经在起作用了。昼夜黑白的变化宝宝也能感觉得到了。

胎儿已经有了呼吸，但由于肺部还没有发育全，还不能呼吸真正的空气。胎儿会继续吞咽羊水努力完善自己的肺功能。如果是个男宝宝，他的睾丸则开始进入阴囊了。

胎儿的大脑对触摸已经有了反应。

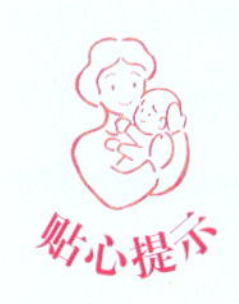

为了胎儿的健康发育，你现在应该保持足够的睡眠休息时间，白天有机会就打几个盹补补眠吧，记得心情也要保持良好。

第27周孕妈妈和胎宝宝的变化

每次胎动，胎儿都会在你的肚子中闹得翻天覆地，有时候宝宝还会让自己翻一个身。胎动时，你的肚子看上去凹凸不平，很有意思。

孕妈妈的变化

进入本周之后，你的体重增长幅度加大。子宫接近了肋缘，因此你有时候会感觉气短。

你会感觉到宝宝胎动的次数也增多了，这是正常的。但如果你觉得胎儿活动次数比平常少，则要及时咨询产科医生。你也可以拨打本书封底的专家咨询热线，我们的孕产专家会为你提供详尽的解答。

胎宝宝的变化

现在，宝宝的模样与出生时已经很相似了，只不过更瘦更小。调皮的宝宝已经会将自己的大拇指放到嘴里吸吮了。

在感观上，宝宝的眼睛已经能睁开和闭合了，听觉神经系统也已发育完全，同时对外界声音刺激的反应也更为明显。你可以继续为他讲故事或者给他听音乐，这会让你和胎儿都感到平静和愉快。

宝宝大脑的发育仍在高峰期，大脑细胞迅速增殖分化，大脑皮层表面开始出现特有的沟回，脑组织快速地增长。宝宝的肺、肝以及免疫系统仍需要进一步发展成熟。假如这时出生，宝宝仍有很大概率存活。

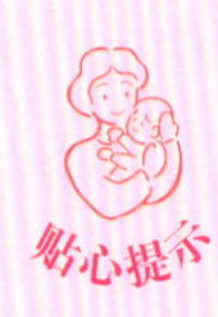

胎儿基本上形成了自己的作息时间，但可能和你的生物钟不一致。所以你睡觉的时候，宝宝可能正动得欢呢，闹得你不得安宁，如果你觉得胎儿活动比正常少，要及时咨询医生。

第28周孕妈妈和胎宝宝的变化

从本周开始，你已经顺利地进入了孕后期。再有3个孕月的时间，你的孕期就要结束了。好好享受你的奇妙孕期吧！

孕妈妈的变化

你的子宫每一天都在增大，子宫顶部大概超过肚脐7.6厘米或更多了。体重也比孕前增加了8~11千克。偶尔你会觉得肚子一阵阵发硬发紧，这是假宫缩，不必紧张。同时，由于腹部迅速增大，你会感到很容易疲劳，脚肿、腿肿、痔疮、静脉曲张等都会一一光临。

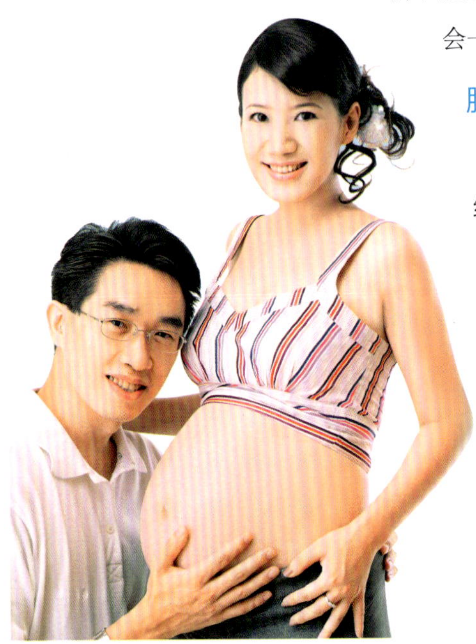

胎宝宝的变化

现在，宝宝的身长已经达到约35厘米了，体重也有1千克左右了。皮下脂肪继续囤积，宝宝看起来胖了不少，几乎占满了整个子宫，由于空间减小，胎动也在减弱。

宝宝的大脑更为复杂，脑组织数量继续增长。眼睛既能睁开也能闭上了。在体内，宝宝的肺叶尚未发育完全，但是如果现在早产，已经可以借助一些医疗设备进行呼吸了。

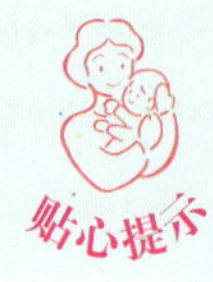

最近做产检的时候，医生会告诉你此时胎位是否正确，如果你的胎位不正，也不必过于担心，医生会及时帮助你调整。

孕期好营养，让胎宝宝更健康

孕7月营养规划

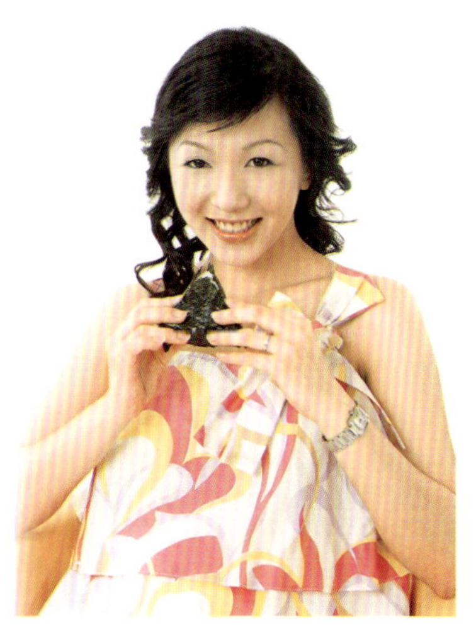

智力发育关键期

本月是胎儿脑细胞迅速增殖的第二阶段，对宝宝智力发育至关重要。你应该注意适量补充核桃、鱼等对补脑有益的食物。

同时，胎儿也进入了快速生长期，我们建议你应在前期基础上，适当增加热能、蛋白质和必需脂肪酸的摄入量，适当限制碳水化合物和脂肪的摄入。强调营养的多样化、合理性，不偏食，适当补充维生素A和维生素D，注意体内钙、磷平衡等。同时注意预防糖尿病、妊娠高血压等疾病。

多吃谷物、豆类

从现在开始到分娩，应该增加谷物和豆类的摄入量，如全麦面包及其他全麦食品、豆类食品、粗粮等。这两类食物富含纤维、B族维生素，对胎儿大脑的生长发育有重要作用，而且可以预防便秘。

保持食物的酸碱平衡

肉类、鱼类、蛋类、虾贝类、糖类等食物属于酸性食物。蔬菜、草莓、葡萄、柠檬等属于碱性食物。两类性味不同的食物合理的搭配起来，才能保证身体的健康。

为了预防下肢水肿，你可以多吃一些鲤鱼、鲫鱼、黑豆、冬瓜等有利水作用的食品，以利于体内水分由肾排出，缓解水肿症状。

粗细搭配控制体重

如果你现在体重增加较快的话，可以用玉米、土豆、白薯、山药、南瓜、板栗、莲藕代替米面作为主食。反之，可以多吃一些米、面、巧克力、甜点及核桃、松子、瓜子、肉类等食物。这样粗细搭配掉换着吃，达到控制热量、脂肪摄入的目的。

煮点花生当零食

花生，又称“长寿果”或“植物肉”。它有和胃、健脾、滑肠、润肺、化痰、养气的作用。500克干花生米含蛋白质130克，相当于1250克瘦猪肉蛋白质的含量。花生米所含的脂肪是由亚油酸、花生酸、硬脂酸、棕榈酸、甘油脂等组成的优质植物油。花生含人体必需的不饱和脂肪酸远较猪油等动物油多。此外，糖、钙、磷、卵磷脂、胆碱以及维生素A、B族维生素、维生素E、维生素K等的含量也较丰富，是一种营养素比较全面的食品。孕期吃花生应该以煮食为主。做零食吃的时候，一定自己事先规定好食用的量，以免不知不觉间吃得太多。

减少维生素流失

蔬菜中的维生素在烹饪的时候特别容易流失，比如维生素C就是水溶性的，如果烹制时间过长，就会溶解掉。所以要注意烹调方式，以防维生素流失。绿叶蔬菜应该先洗后切，蔬菜入锅要急火快炒。

少吃罐头食品

罐头食品在制作过程中都加入一定量的添加剂，如人工合成色素、香精、防腐剂等，这些添加剂对胎儿的健康不利。另外，罐头食品营养价值并不高，经高温处理后，食物中的维生素和其他营养成分都已受到一定程度的破坏。所以还是少吃为妙。

准妈妈如何健康地吃夜宵

当孕妈妈晚上饿了时，可以适当吃点夜宵，但由于夜宵不同于正餐，所以要适当注意，科学健康地摄取：

1 夜宵的量一定要小，适当地补充能量就可以了，不能超过全天进食份额的1/5，品种可以多样一点，晚上喝些不同的粥是很好的夜宵选择。

2 高油脂高热量的食物，如油炸物、烧烤、比萨等垃圾食物要避免吃，油腻的食物会增加肠胃的负荷，影响睡眠甚至是第二天的食欲。

3 吃夜宵与睡眠之间一定要间隔一定的时间，最好在睡觉前2小时就将夜宵吃完。

4 最好不要用甜品来做夜宵，空腹吃甜品会使得胃酸过多，引发胃部不适，水分和糖分含量高的水果以及利尿的食物也要避免吃，否则也会影响睡眠。

5 不要吃得太咸，否则的话会让你喝大量的水，使得夜尿增多，早晨起来还可能面部肿胀。

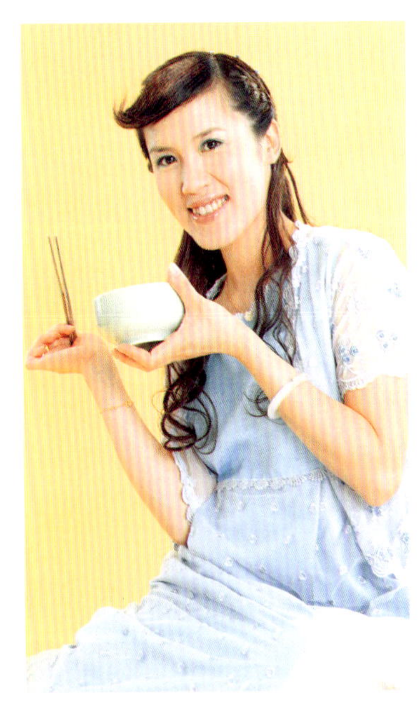

让孕妈妈吃出好心情的食物

孕期有个好心情很重要，有一些食物能让情绪明朗起来，我们给孕妈妈推荐以下7种食物（最好是绿色食品），希望能够帮助孕妈妈度过一个更快乐的孕期：

香蕉

香蕉可向大脑提供重要的物质酪氨酸，使人精力充沛、注意力集中，并能提高人的创造能力。此外，香蕉中还含有可使神经坚强的色氨酸，还能形成一种叫做满足激素的血清素，它能使人感受到幸福、开朗，预防抑郁症的发生。

土豆

土豆是让人的情绪积极向上的食物，因为它能减轻心脏的压力，使心脏减少对身体输送刺激成分。土豆的好处还在于能够迅速转化成能量，所以，平时多吃点土豆做的菜是快乐的秘诀。

但是，薯片不属于我们推荐的范畴，因为薯片经过油炸，而且添加了盐，多吃无益。

南瓜

南瓜富含维生素 B_6 和铁，这两种营养素能帮助身体所储存的血糖转变成葡萄糖，葡萄糖正是脑部唯一的燃料。

豆类食物

大豆中富含有人脑所需的优质蛋白和8种必需氨基酸，这些物质都有助于增强脑血管的机能。身体运行畅通了，心情自然就舒畅了。

葡萄干和其他干果

慢慢地咀嚼这些干果，能吸收大量的微量元素和矿物质，因此能激活大脑中的快乐激素。

谷物类食品

早在中世纪，欧洲人就把金黄、饱满的谷物称做“快乐粮食”，原因是谷物类的食品能够将太阳的能量很好地储存起来，并且在被人体吸收后重新释放，给人快乐的能量。

海鱼和蘑菇

海鱼和蘑菇是最好的维生素D的供应者，维生素D是促进快乐激素形成的很重要的营养元素，尤其在冬天，阳光不够充足或室外活动减少时更应该适当多吃点海鱼和蘑菇。

孕期怎么吃米更营养

不同的米营养价值不尽相同，功效也各有优势，那么，孕妈妈在日常饮食中，怎么根据具体情况选择米类呢？各种米类最适合怎样的孕妈妈呢？

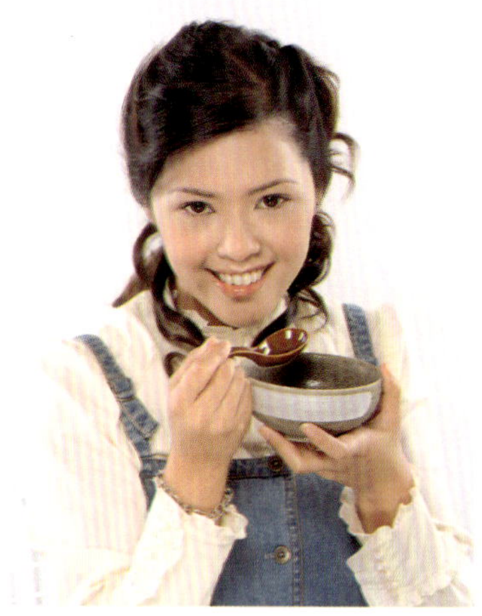

粳米最滋补

粳米就是普通大米，含有人体必需的淀粉、蛋白质、脂肪、维生素 B_1、烟酸、维生素 C 及钙、铁等营养成分，可以提供人体所需的营养、热量。

粳米对滋养人体的阴液和肾精大有裨益，最适宜病人、产妇和老人，对孕妈妈也很好，但要注意，糖尿病孕妈妈不宜多吃。

糙米最健康

糙米，就是将带壳的稻米在碾磨过程中去除粗糠外壳而保留胚芽和内皮的“浅黄米”。其蛋白质、脂肪、维生素含量都比精白米多。

糙米有助于胃肠蠕动，对患有胃病、便秘或者痔疮等消化道疾病的孕妈妈十分有益，同时，糙米血糖指数低，有更好的饱腹感，对于有糖尿病和肥胖的孕妈妈也特别有益。

要注意的是，糙米煮起来比较费时，建议煮前将它淘洗后用冷水浸泡过夜，然后连浸泡水一起投入压力锅，煮半小时以上再食用。

黑米最补肾

黑米含有蛋白质、脂肪、B族维生素、钙、磷、铁、锌等物质，营养价值高于普通稻米。

黑米能明显提高人体血色素和血红蛋白的含量，有利于心血管系统的保健，有利于胎儿骨骼和大脑的发育，还可促进孕妈妈产后恢复。

但是，黑米不易煮烂，应先浸泡一夜再煮，此外，消化功能较弱和体弱生病的孕妈妈不宜食用。

糯米最排毒

糯米又叫江米，因其香糯黏滑，常被用以制成风味小吃，深受孕妈妈喜爱。糯米中含有蛋白质、脂肪、糖类、钙、磷、铁、维生素 B_2、淀粉等营养成分。

糯米可补中益气、养胃健脾、止泻、安胎、解毒疗疮，孕妈妈冬天吃糯米还可以提高御寒能力。

不过，糯米不好消化，不宜食之过量，脾胃虚弱的孕妈妈尤其要注意。

小米最养胃

小米富含蛋白质、脂肪、糖类、维生素 B_2、烟酸和钙、磷、铁等营养成分，非常容易被人体消化吸收。

小米具有健脾和中、益肾气、清虚热、利小便、治烦渴的功效，是治疗孕妈妈脾胃虚弱、体虚、食欲不振的营养康复良品。

小米性稍偏凉，气滞、体质偏虚寒、小便清长的孕妈妈不宜过多食用。

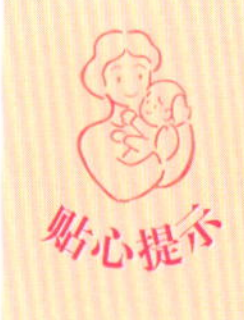

孕妈妈应常将各种米类换着吃，能更全面地摄取营养，保证胎宝宝的生长需要。

好孕美食推荐：枣

红枣含有丰富维生素 C、叶酸、维生素 A、维生素 P 及多种微量元素，有改善虚弱体质、滋补神经、补血安神、补中益气、养胃健脾等功效，对于孕妇补充营养及胎儿生长发育都有很大的帮助。

美食推荐

黑米芸豆大枣粥

功效：补血、明目。

准备：黑米 100 克，芸豆 50 克，大枣 10 个。

做法：

1. 淘洗干净黑米、芸豆，加足清水浸泡一天。

2. 把浸泡好的黑米、芸豆连浸泡的水一起放入锅内，加入大枣和适量水，大火煮沸后转小火再煮 30 分钟，煮到黑米软糯、芸豆酥烂，粥变浓稠时就可以了。

3. 食用时可将粥温度降至温热后，加一些蜂蜜，这样口感更好。

美食延伸

红枣营养丰富、性平味甘，是很好的滋补营养品，可以经常食用，但不可过量，否则会有损消化功能，并引起便秘等症。

红枣糖分丰富，尤其是制成零食的红枣，不宜多吃。生食红枣前一定要将它消毒、洗净，否则红枣上可能会残留农药，对胎儿、孕妇产生不好的影响。吃过红枣后要记得漱口。

美食变化

红枣银耳羹、红枣花生炖猪蹄、红枣山药大米粥、蜜汁红枣。

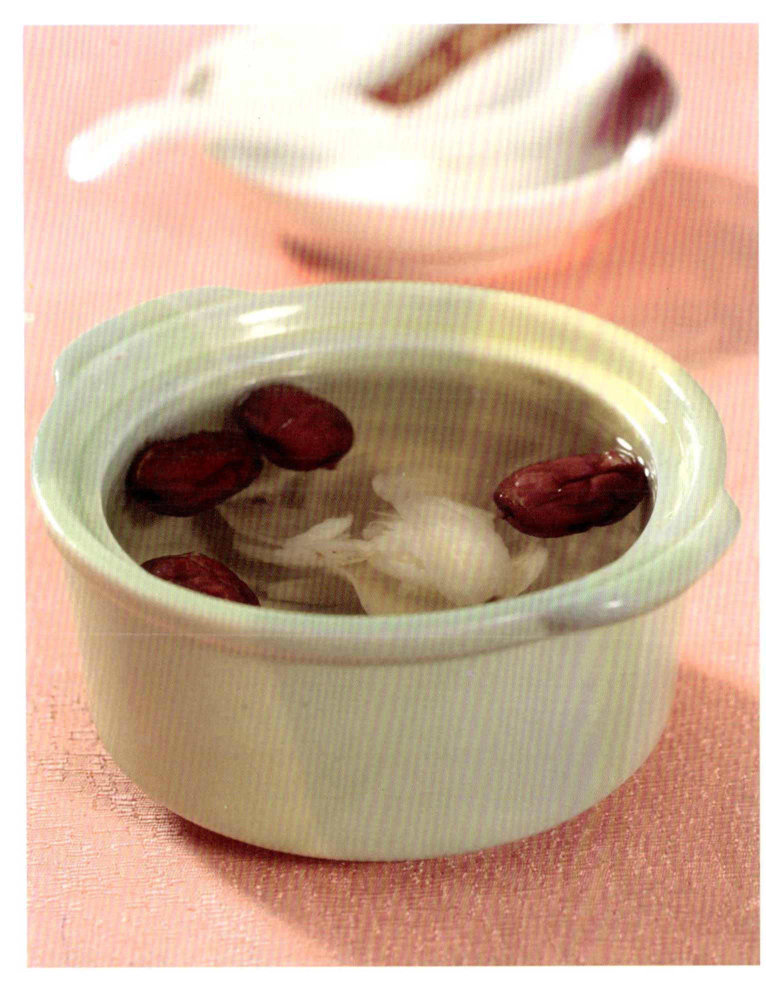

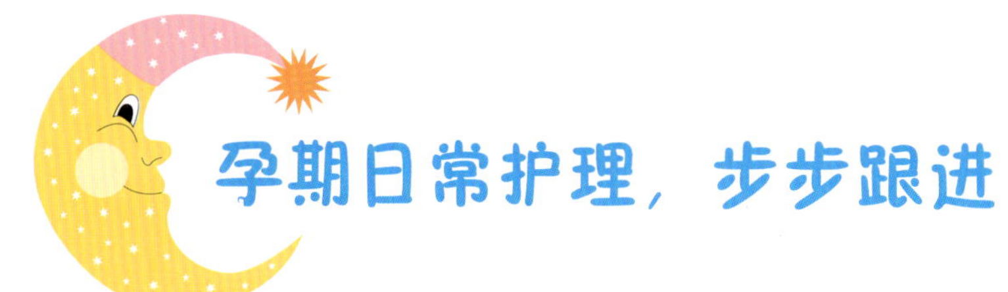

孕期日常护理，步步跟进

孕中期防早产守则

1 定期作产前检查。

2 不可过度疲劳，不要长时间站立，不要拿过重物品，尽量避免不必要的长途旅行。

3 保持身心愉快，避免过度的精神刺激。

4 饮食上要注意多摄取优质蛋白质。注意饮食卫生，以免因不洁食物引起腹泻、腹痛而造成早产。

5 不要进行激烈的运动。

6 如有早产征兆，应立刻卧床休息，并请妇产科医生治疗。

孕期日光浴的黄金法则

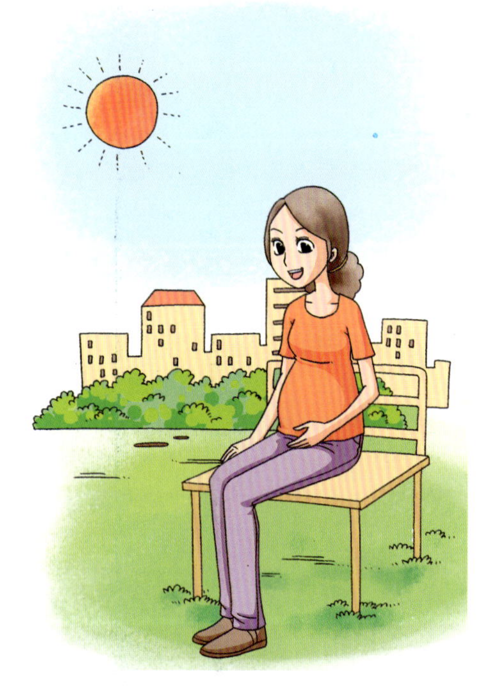

维生素D主要来自于“光合作用”——晒太阳。

太阳光中有红外线、可见光线和紫外线，紫外线照射能穿透人体的皮肤表面，作用于皮下的脱氢胆固醇，合成维生素D，维生素D可以促进肠道对钙的吸收，从而帮助骨骼生长，抗佝偻病。在没有维生素D的情况下，人体对钙的吸收就会大打折扣。

所以，勤晒太阳对于你而言是一个方便又经济的补钙良方，此外，孕期的你如果缺少阳光照射的话，可能会造成维生素D缺乏，从而影响胎儿的大脑发育。晒太阳除了补充维生素D，还可以起到杀菌作用。

那么，孕期晒太阳需要注意哪些方面呢？

1 冬天每日晒太阳一般不应超过1个小时，夏天则保持在半个小时左右即可。

2 如果你长期在室内或地下工作，晒太阳尤为重要。

3 孕早期的3个月，你的身体对高温最敏感，我们建议你避免长时间暴晒，以保护胎儿。

4 怀孕后期，高温还会导致孕妇早产，增加流产概率。所以，这段时间也要避免暴晒。

5 在上午11时至下午3时，是一天中温度最高的时候，我们建议你待在阴凉场所。

6 不要隔着玻璃晒太阳，紫外线无法穿透普通的玻璃，隔着玻璃晒太阳实际上只得到了阳光的温度，起不到需要的效果。

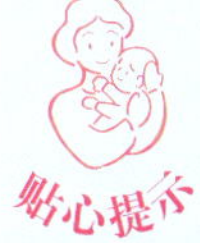

贴心提示

晒太阳的时间不能过久，一定强度的日光可以使皮肤受到紫外线的损伤，导致脸上的色素、色斑增多，甚至还可能出现日光性皮炎、加重静脉曲张。

关于日光浴的问题，你也可以事先咨询妇产科的医生，他们会给你提供更适合你的建议！

坚持记录胎动，监测胎宝宝的健康

怀孕28~38周是胎动最频繁的时期，接近足月时则略微减少。每日记录胎动，是监督胎儿健康的简单、经济又有效的方法，它不仅可极早发现胎儿缺氧或胎盘功能不足的情形，还可减少你因过度紧张而造成的疑虑。一旦发现胎动不正常的情形，可以及时就医，减少意外发生的概率。

我们建议你自怀孕第7个月开始（孕28周），每天记录胎动信息，直到分娩，以监测胎宝宝的健康：

胎动计算法：适用于28~34周

由于饭后胎动会比较明显，我们建议你在早餐或是晚餐后1~2小时计算胎动次数。连续的胎动算1次，有停顿之后的另一次胎动则算是2次。通常两小时之内应该很容易就可以累积算到10次胎动。如果不到10次，则应继续数胎动。如果连续观察6个小时，胎动数2小时内仍不足10次，则必须到医院检查。

胎动的频率

一天之内，正常的胎动频率和次数，一般是每小时3~5次，12小时胎动为50~70次。

胎儿生物钟

一般清晨胎动最少，下午6点以后增多，晚上8~11点最为活跃。如果你有这种类似的情况发生，就表示胎儿已形成自己的睡眠规律，称之为“胎儿生物钟”。

注意：胎儿有固定的休息和睡眠时间，这期间不容易感觉到胎动。但时间最长不超过1小时。若胎儿1小时都没有活动，我们建议你吃点东西，或者拍一拍肚子，正常情况下，胎儿会马上恢复胎动。

此外，胎动次数还会受到巨大的声音、刺激的强光以及你的健康状况的影响。所以计算胎动的时候，要将这些外在的因素考虑进去。

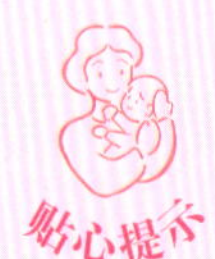

贴心提示

数胎动时也可以坐在椅子上，把双手轻放在腹壁上，静下心来专心体会胎儿的活动，如果不方便用笔记录，可用纽扣或其他物品来计数，胎动一次放一粒纽扣在固定的地方，从胎儿开始活动到停止算1次，其间连续动几下也只算1次。

宝宝用品推荐清单

不知不觉，孕中期也即将去过了，心痒痒的你是不是已经迫不及待地想给宝宝买东西了？趁现在你的肚子还没有重到让你走路都喘，在宝宝出生前，大张旗鼓地给宝宝买用品去吧。

购买宝宝用品前，我们建议你与其他妈妈聊聊各自的选择心得；与儿科医生谈谈，看看专业人士的推荐；还可以参考一些消费指导，然后再列个购买计划表，作个购买预算。这样你购买的时候就会目标明确了。

我们总结了一个大略的新生宝宝用品清单，你也可以参考：

分类	物品	专家叮嘱
衣物用品	尿布	初生儿要用最小码的，且要买柔软的
	纸尿裤	晚上用，这样不会打扰宝宝的睡眠
	隔尿垫	垫在宝宝身下，防止尿湿褥子。建议买2~3个，便于替换
	衣服	2~3套就够了，宝宝长得很快，衣服可以现买
	袜子	要买弹性好宽松的
	帽子	夏天用太阳帽，冬天用柔软棉毛的，各1顶即可
	护脐	准备2个，保护宝宝的肚脐
居家用品	床	建议选木质的。不要选摇篮，对宝宝成长不利
	被褥	商店有卖宝宝专用的成套床上用品的，注意枕头不要太高

分类	物品	专家叮嘱
居家用品	童车	可以购买较好的二手车，比较省钱
	背带	非必需品，可根据个人需要采购
	抱被	初生儿冬天用
	抱袋	还可当初生宝宝的睡袋
洗护用品	柔湿巾	宝宝专用型（便鞋装）随时随地清洁手部、面部污渍
	浴巾	1 条，选择纯棉、吸水力强的
	小毛巾	2 条，给宝宝擦拭时使用，选择柔软舒适的
	宝宝浴盆	1 个，还可以根据个人需要选购浴床、浴网
	水温计	清晰显示沐浴适宜水温度
	香皂	选择新生儿专用香皂
	沐浴露	选择新生儿专用产品
	洗发水	选择新生儿专用产品
	润肤油	洗澡后按摩使用，还可清洁头垢
	护臀霜	洗后必备，舒缓皮肤不适，防止尿布症和湿疹等
	爽身粉	保持皮肤干爽，预防糜烂、尿布症等
	润肤乳液	补充肌肤水分，防止干裂
哺乳用品	奶瓶	必备 1 个，方便存储母乳或给宝宝喂水
	奶嘴	应首先使用 S 形或 0~6 个月适用的
	奶瓶消毒锅、消毒钳	给奶瓶、奶嘴及奶器消毒
	奶瓶保温桶	适用外出时哺乳
	温奶器	快速温热奶、食品
	奶瓶、奶嘴清洁用品	清洗奶瓶，奶瓶专用
	奶粉盒	存储奶粉，外出携带方便

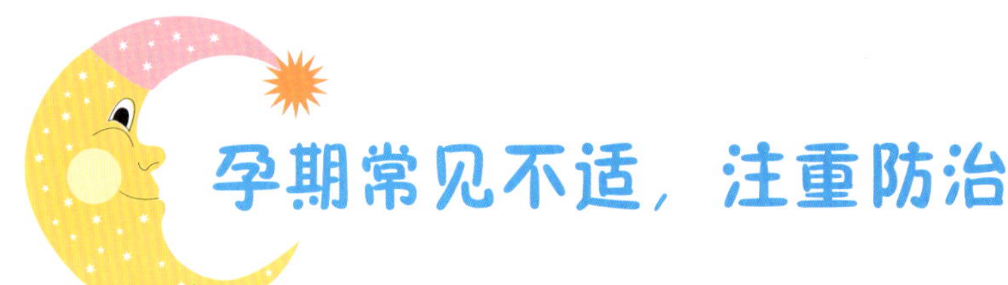

孕期常见不适，注重防治

防治孕期尿路感染

由于女性特殊的生理特点，加之孕期尿液中的葡萄糖、氨基酸等营养物质增多，也增加了尿道细菌繁殖的机会，孕期很容易发生尿路感染。

下尿路感染时，孕妈妈可能有尿频、尿急、尿痛，有时还有血尿等症状，如不积极治疗，细菌可侵入输尿管及肾盂，产生上尿路感染，继而产生肾盂肾炎或急性肾盂肾炎，可能出现全身中毒症状，如寒战、高热、腰痛等，造成胎儿早产、畸形，甚至死亡。

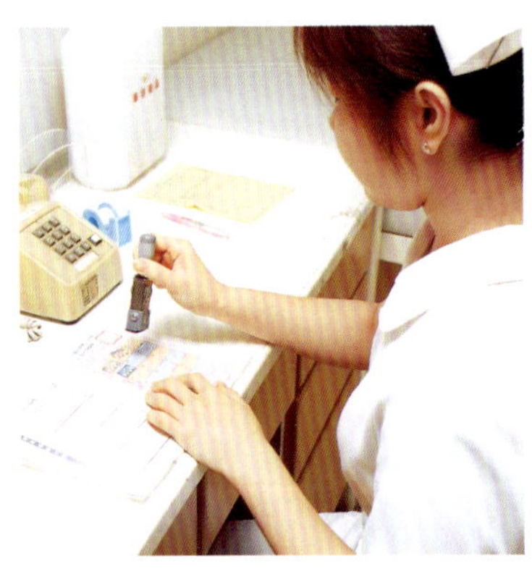

严重时，即使分娩成功，仍会继续影响母婴，甚至导致母亲的肾功能衰减。

尿路感染的预防和治疗

1 养成多喝水的习惯。喝水多，排尿就多，尿液可以不断冲刷泌尿道，使细菌不易生长繁殖。保持大便通畅，以减少对输尿管的压迫。

2 注意外阴部清洁，每次排尿后必须吸干外阴部残留的尿液，否则细菌很容易繁殖。无论大小便，都要用温水从前向后冲洗阴部，然后用煮沸过的干净毛巾从前向后擦干净。

3 每天换内裤，内裤要用纯棉制品，煮沸消毒，经日光暴晒最好。裤子要宽松，太紧的裤子会束压外阴部，使得细菌容易侵入尿道。

4 睡觉时应采取侧卧位，以减轻对输尿管的压迫，使尿流通畅。

5 最好每月都去医院作一次尿液检查，如果确诊患了尿路感染，一定要尽早治愈。治疗时一定跟医生说明怀孕的情况，以便医生选择对胎儿无害的药物。如果西医治疗收效不明显，或者反复发作，可以要求医生用中药辅助治疗，或者辅以药膳食疗。

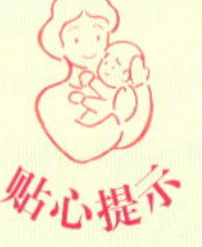

贴心提示

预防尿路感染的食疗方：绿豆芽500克洗净，绞成汁，白糖适量调味饮服，分3次服，连服3~5天。

解救难言的孕期痔疮

怀孕以后，逐渐膨大的子宫，会慢慢影响盆腔内静脉血液的回流，使得肛门周围的静脉丛发生淤血、凸出——痔疮。所以，痔疮也可以看做是静脉曲张的一种。据统计，约有99%的孕妇会在孕期受到痔疮的困扰。

如果你在孕期得了痔疮，也不用过于惊慌，一般分娩后可不治自消。即使需要手术治疗，也要等到生育之后再做。

为了避免痔疮随着孕期而加重，我们建议你从以下几个方面来进行改善：

1 多吃富含纤维素的新鲜蔬菜，如芹菜、青菜，以利大便通畅。不要吃刺激性的调味品，如辣椒、胡椒、姜、蒜等。

2 平时注意多饮水。晨起后空腹喝一杯500毫升的淡盐水有助于排便。

3 要养成每天定时排便的良好习惯。排便后，最好能用温水坐浴，以促进肛门局部血液循环。若便秘，则应遵医嘱治疗。

4 避免久坐，尤其是不要长时间坐沙发。因为沙发质地软，久坐会加剧你的淤血程度，造成血液回流困难，诱发痔疮或加重痔疮。

5 适当增加提肛运动的频率，每天有意识地做3~5组提肛，每组30下。具体步骤：思想集中，并拢大腿，吸气时收缩肛门括约肌，呼气时放松肛门。

注意：不要擅自使用痔疮膏，以免不明药物对胎儿产生影响。

孕期常见的6种疼痛与应对办法

头痛

如果怀孕6个月后，你发现自己的头痛状况有增无减，并伴有呕吐、胸闷，甚至出现睁眼视物模糊，闭眼金星飞舞，同时下肢浮肿、血压增高、小便中有蛋白等症状时，可能是妊娠高血压综合征表现。

● **应对办法：** 在孕早期有头昏、轻度头痛，属于正常的妊娠反应。但孕6个月之后的严重头痛则应及时去医院就诊，在医生指导下进行治疗。

胸痛

孕期胸痛时，好发于肋骨之间，犹如神经痛。这可能是由于怀孕引起某种程度的缺钙，或是由于膈肌抬高，造成胸廓膨胀所致。

● **应对办法：** 一般不用特殊处理，适量补充一些含钙食物即可。

胃痛

孕期胃灼痛可能是怀孕引起胃的逆行蠕动，致使胃内酸性内容物返流到食道及口腔内，刺激黏膜引起灼热痛感。

● 应对办法：如疼痛实在难忍，可在医生指导下服用一些氢氧化铝凝胶。

腰痛

孕期的腰痛主要是随着子宫、胎儿的增大，造成腰部脊柱过度前凹弯曲而引起的脊柱性腰痛。

● 应对办法：这种腰痛没有危险性，适当休息，就会有所改善。

腹痛

如果你有子宫后倾的现象，那么在孕早期可能经常会感到骨盆区域有一种牵引痛或下坠感。而孕中期的腹痛，可能是子宫增大促使它四周的韧带伸展拉长，引起的腹股沟部拉扯样疼痛。

● 应对办法：子宫后倾和子宫增大引发的疼痛都属于正常的妊娠反应，只要注意休息就好。如果你感觉下腹痛比较剧烈，且有阴道出血，可能是流产或宫外孕的征兆，必须迅速就医。

腿痛

孕期双腿疼痛常发生在大腿和小腿的后背面，与坐骨神经痛相似。如果同时有下肢静脉曲张，则疼痛更加剧烈。

● 应对办法：若孕5个月后，双腿还会发生痉挛抽筋，尤其是在夜间易发生，我们建议你在医生指导下服用适量的维生素D和钙片。

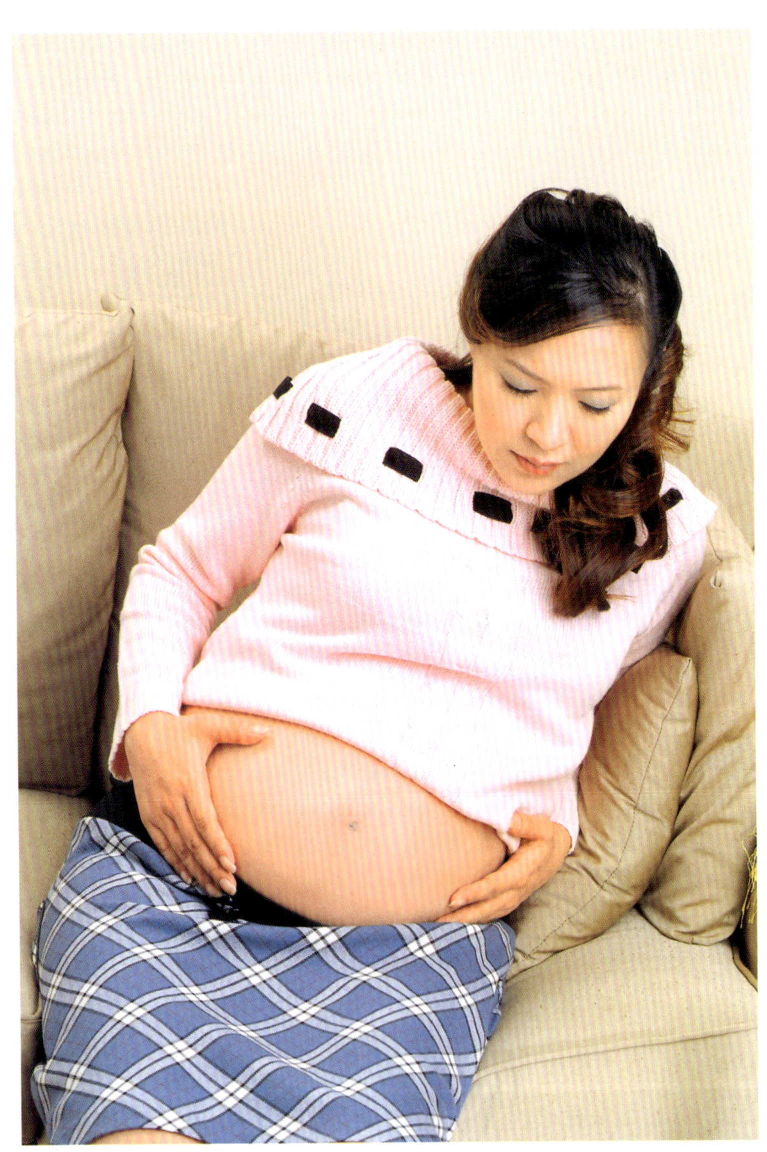

孕期要正确地运动

有助于减轻分娩疼痛的拉梅兹呼吸法

拉梅兹分娩呼吸法也被称为心理预防式的分娩准备法，能有效地让产妇在分娩时将注意力集中在对自己的呼吸控制上，从而转移疼痛，适度放松肌肉，能够充满信心地在分娩过程发生产痛时保持镇定，以达到加快产程并让宝宝顺利出生的目的。

练习时间

一般情况下，我们建议你从怀孕7个月开始进行拉梅兹呼吸法的训练。准爸爸如果能陪你一起练习的话，效果将会更好。

要想在分娩时更好地运用拉梅兹呼吸法，平时应当认真努力练习，这样才能在分娩时熟练应用。不要等到临盆前才匆匆忙忙去上课。这样的话，一旦上了产床，也会因方法运用不够熟练使效果大打折扣。

我们建议你及早参加医院提供的孕妇学校的学习，早日认识生育过程和相关知识，尤其是及时学习拉梅兹分娩呼吸法，并能够熟练掌握，以便在分娩中合理利用。

拉梅兹呼吸法5个阶段

基本姿势

在客厅地板上铺一条毯子或在床上练习，室内可以播放一些优美的胎教音乐，你可以选择盘腿而坐，在音乐声中，你首先让自己的身体完全放松，眼睛注视着同一点。

阶段一：胸部呼吸法

应用阶段：应用于分娩开始的阶段。此时宫颈开3厘米左右，你可以感觉到子宫每5~20分钟收缩一次，每次收缩长30~60秒。你可以通过这种呼吸方式准确地给家人或医生反应有关宫缩的情况。

呼吸指导：你可以学习由鼻子深深吸一口气，随着子宫收缩就开始吸气、吐气，反复进行，直到阵痛停止才恢复正常呼吸。

阶段二：嘻嘻轻浅呼吸法

应用阶段：应用于宝宝一面转动，一面慢慢由产道下来的时候，子宫颈开7厘米以前。此阶段，宫颈开至3~7厘米，子宫的收缩变得更加频繁，每2~4分钟就会收缩一次，每次持续45~60秒。

呼吸指导：首先让自己的身体完全放松，眼睛注视着同一点。然后用嘴吸入一小口空气，保持轻浅呼吸，让吸入及吐出的气量相等，呼吸完全用嘴呼吸，保持呼吸高位在喉咙，就像发出“嘻嘻”的声音。当子宫收缩强烈时，需要加快呼吸，反之就减慢。需注意呼出的量需与吸入的量相同。

练习时由连续20秒慢慢加长，直至一次呼吸练习能达到60秒。

● 阶段三：喘息呼吸法

应用阶段：子宫颈开至7~10厘米时，你会感觉到子宫每60~90秒钟就会收缩一次，这已经到了产程最激烈、最难控制的阶段了。胎儿马上就要临盆，子宫的每次收缩维持30~90秒。

呼吸指导：先将空气排出后，深吸一口气，接着快速做4~6次的短呼气，感觉就像在吹气球，比嘻嘻轻浅式呼吸还要更浅，也可以根据子宫收缩的程度调节速度。

练习时由一次呼吸练习持续45秒慢慢加长至一次呼吸练习能达90秒。

● 阶段四：哈气呼吸法

应用阶段：第二产程的最后阶段。此时你想用力将宝宝从产道送出，但是医生却要求你不要用力，以免发生阴道撕裂，等待宝宝自己挤出来。这一阶段你可以用哈气法呼吸。

呼吸指导：阵痛开始，先深吸一口气，接着短而有力地哈气，如浅吐1、2、3、4，接着大大地吐出所有的气，就像在吹一样很费劲的东西。

练习时每次呼吸需达90秒。

● 阶段五：用力推

应用阶段：此时宫颈全开了，助产士要求产妇在即将看到宝宝头部时，用力将宝宝娩出。你此时要长长吸一口气，然后憋气，马上用力。

呼吸指导：下巴前缩，略抬头，用力使肺部的空气压向下腹部，完全放松骨盆肌肉。需要换气时，保持原有姿势，马上把气呼出，同时马上吸满一口气，继续憋气和用力，直到宝宝娩出。当胎头已娩出产道时，你可使用短促的呼吸来减缓疼痛。

每次练习时，至少要持续60秒用力。

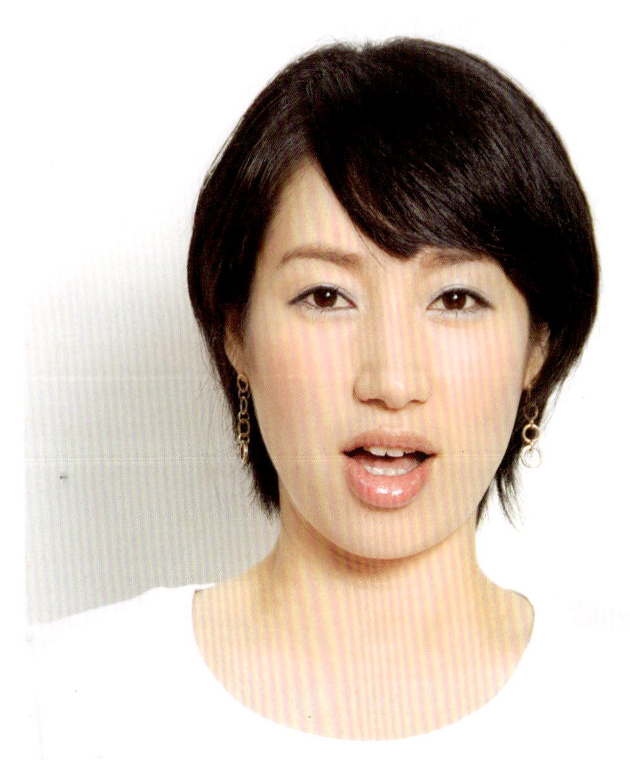

坚持做胎教，让胎宝宝更聪明

胎宝宝爱听的胎教小故事

小猪猪请客

小猪猪有两个好朋友，小猫猫和小狗狗。有一天小猪猪对小猫猫和小狗狗说，你们明天来我们家一起玩吧，妈妈给我买了个新玩具。两个小伙伴满口答应。小猪猪回去之后就想，明天我做什么好吃的给我的好伙伴们呢？小猪猪想了想终于有了主意。

第二天，小猫猫和小狗狗来了，小猪猪很热情地欢迎他们，拿出了妈妈给他新买的玩具，一个会唱歌的球，看得小猫猫和小狗狗可好奇了。小球真好玩，一咕噜滚起来就会唱歌，还有五颜六色的灯在闪呢。三个好朋友围着小球玩做了一团，咯咯咯地笑。

到了吃饭饭的时候了，小猪猪拿了小猫猫最喜欢的鱼，给小狗狗的呢，是新鲜的肉骨头，两个好朋友说，谢谢小猪猪，知道我们最爱吃的东西。小猪猪呵呵地笑着说，我们是好朋友嘛。这一天，三个小伙伴们真开心。

一天到晚游泳的海豚

“即日起，游泳大师海豚来本公园的游泳馆为大家作24小时不间断表演，欢迎大家随时前来观看。”

广告一贴出来，公园里就轰动了。海豚到公园里来，这是多么不容易的事呀！不过，大家都很怀疑，海豚真的能24小时不间断地作游泳表演吗？

“瞧，海豚的表演多精神啊！他会顶球、跳圈、跳高，还会做很多好看的动作。”

小兔被他的表演迷住了。他带着吃的、用的住到了公园宾馆里，只要一有机会就看海豚的表演。

小兔奇怪极了，海豚总是在池里一刻不停地游来游去，根本就不停下来。

小兔忍不住说：“喂，游泳大师，您还是休息一下吧，这样要累坏身体的呀！”

“谢谢你，我一点也不累！”海豚说：“我睡觉的时候大脑的一个半球处于睡眠状态；另一个半球处于工作状态。这样隔十几分钟再掉换一次。看起来我一直在游泳，其实我并没有耽误睡觉呢。”

“噢，是这样，您一天到晚地游泳，真了不起呀，是个名副其实的游泳大师呢！”小兔佩服地说。

奇怪的镜子

美丽的池塘里有一条小鱼。他快快活活地玩了一天，可累了。正想休息一会儿，突然，小鱼发现有一样东西在一闪一闪的，他睁大眼睛一看，不禁叫起来:“多大多亮的镜子啊!”

小鱼想:“要是把镜子搬到家里，让大家都能照一照该多好!”想着想着，小鱼轻轻地游到那镜子边，还没碰着，镜子就碎成一块块小片儿了。小鱼心里难过极了。但是，不一会儿，那镜子又圆了起来。

于是，小鱼急急忙忙找来了正在河边唱歌的小青蛙。“青蛙弟弟，我找到了一面又大又圆的镜子，请你帮我抬回家好吗?”小青蛙一口答应了。小青蛙用宽宽的大嘴巴刚想轻轻衔住镜子，只见镜子又碎成一块块小片了。小鱼和小青蛙都很难过。但是，不一会儿，那镜子又圆了起来。

于是，小鱼又急急忙忙找来了正在水中跳舞的河蚌。“河蚌姐姐，请你帮我把大镜子抬回家好吗?”河蚌一口答应了，跟着小鱼来到镜子边。河蚌用两片蚌壳刚想轻轻地夹住镜子，可镜子又碎了。小鱼、小青蛙、河蚌都很难过。但是，很快那镜子又圆了起来。

小鱼又找到了正在水藻中吹泡泡的螃蟹。“螃蟹哥哥，我找到一面又大又圆的镜子，请你帮我抬回家好吗?”螃蟹一口答应了。他用两只大大的螯，刚想轻轻地钳住镜子，可是镜子又碎了，成了一块块的小片儿。大家都很难过，可是又感到很奇怪，到底是怎么回事呢?

这时只听见一阵“哈哈哈”的笑声，虾公公拖着长长的胡子来了:“傻孩子，这哪是镜子，这是天上的月亮倒映在水面上啦。”小鱼、小青蛙、小河蚌、螃蟹都抬起了头。大家看看天，又看看水面，都哈哈地笑了起来，连池塘里的月亮也笑了。

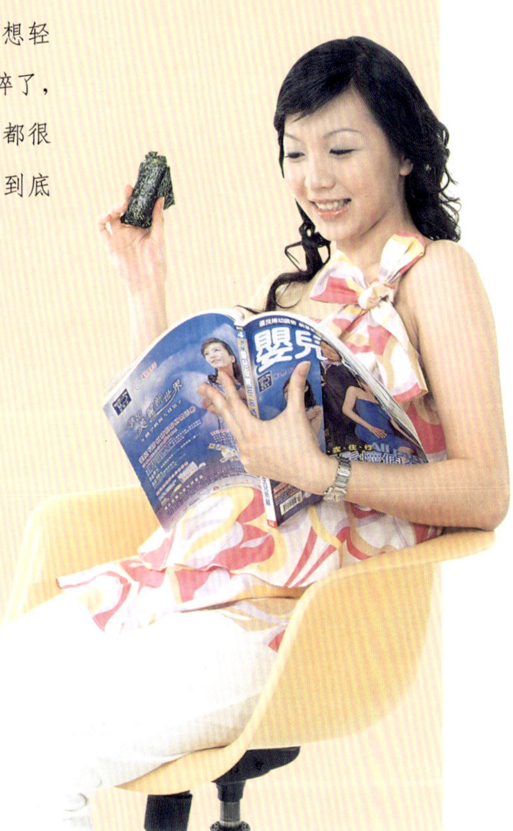

自己动手给宝宝做衣物

肚子一天天大起来，做妈妈的感觉越来越真实了，你忍不住也会幻想宝宝出生后穿上漂亮衣服的可爱模样吧？也一定忍不住想要给他买很多好看的衣服吧？

可是，宝宝出生后长得很快，衣服买多了会很浪费，如果你喜欢，可以自己动手给宝宝做一些简单的衣物，既能锻炼自己的动手能力，制作的过程中又能将爱心传递给宝宝，对胎教也非常有益。

自制宝宝衣物的方法

制作衣物的流程大致是：买布—剪样—缝制。

棉质的面料最好，布料要先过下水，布料晾干后最好熨一下，以方便下一步的操作，剪样的工作是至关重要的，样子剪得不好，会影响衣服的效果，用硬纸板或报纸都可以剪出想要的样子，剪样应比成衣大一点，因为缝制时会损失一定的尺寸。

以下是一件一片式婴儿和尚服的裁剪样图，可供孕妈妈参考：

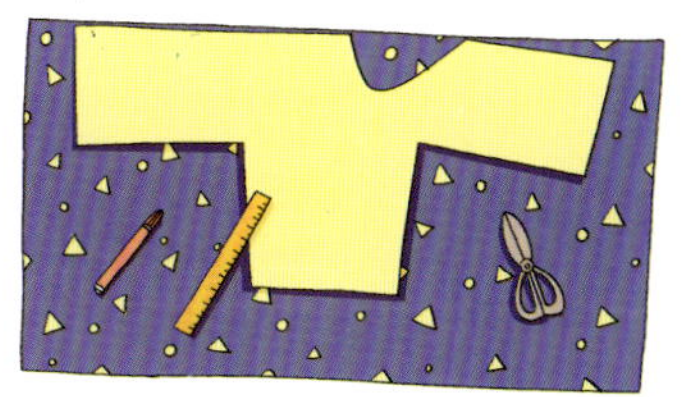

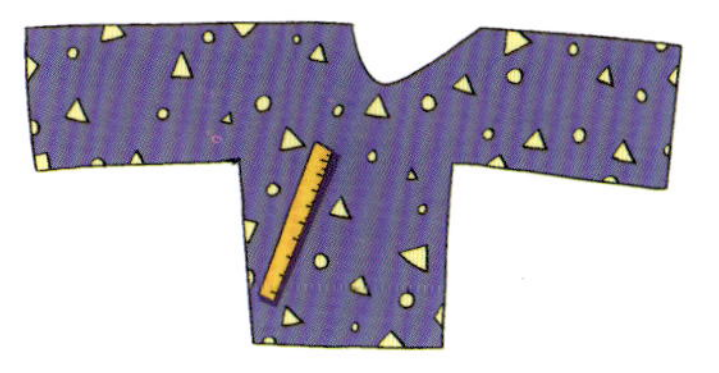

妈妈多动脑宝宝会更聪明

孕妈妈多动脑，多思考，也能让胎儿更聪明，在闲暇时间，孕妈妈不妨多做做益智题，来几轮头脑风暴，以下是几道益智题，快去找找看，答案是什么呢？

1. 一艘船的绳梯悬挂在船的一侧，正好触及水面，这绳梯为每级梯蹬8英寸，那么当水位上升4英寸时，水下将会有几个梯级？

2. 杰克站在河的一侧岸边，他的狗站在河的另一边，杰克喊他的狗过来，于是狗过了河，跑到了杰克身边，但狗身上却是干的。一滴水也没有，那么，这条狗是怎么过的河呢？

3. 在一个圆形的、直径为3英尺、深度为9英尺的井内有多少土？

答案是：

1.当水位上升4英尺时，船和绳梯都将随着上升，所以，不会有水漫出梯级的。

2.有两种可能：一是河水封冻结冰了。二是河上有座桥，狗是沿桥过去的。

3.一点土也没有。在挖井时已经将土挖出，所以，现在的井是空的。

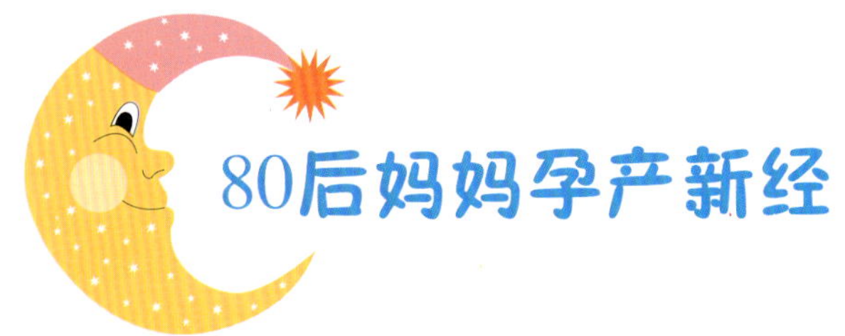

80后妈妈孕产新经

怎样拍出美美的大肚照

选择风和日丽的日子，让准爸爸陪你去拍摄一套“大肚婆”的纪念照吧，和你的结婚照一样，这将成为最美丽的纪念。将来还可以拿给宝宝，告诉他，妈妈当年怀他的时候是多么不一样，多么幸福！

要拍出美美的大肚照，与拍摄前的准备和安排关系很密切，那么，拍照前需要作好哪些准备呢？

1 拍照最好是提前预约，并且跟影楼协商好了，在自己拍摄的阶段没有其他的顾客，不然要等很久，体力上支撑不住。

2 在孕25~30周间拍照最好，太早了肚子还不太明显，太晚了肚形就不好看了。

3 拍摄环境可以选择在自己家里，这样就避免出门的麻烦了。也可以选择行人较少、拍摄环境条件很好的户外。

4 外出拍摄时最好带上自己的安全化妆用品，避免使用影楼的化妆用品。如果自己有好看的孕妇服可以带1~2套，影楼提供的大同小异，没有特点。

5 拍摄当天来影楼前洗澡、剪指甲，并且给肚子上涂润肤油，这样肚子会好看一点。

6 注意拍摄时间不宜太长，也不宜设计“高难动作”，最主要的就是要突出你幸福的感觉。最好照几张与准爸爸一起的温馨照片。

大肚妈妈的穿衣搭配妙计

孕期，你可以买几件可以互相混合搭配的衣服，比如束腰外衣、特大号羊毛衫、T恤衫、宽松的短衫、宽松的裙子、针织脚蹬裤等，这些衣服不一定非得在孕期才穿，它们甚至在你分娩后还能穿。

还可以选几件能跨季节穿的针织品，如羊毛衣、斜纹粗棉布、印花丝毛料、卡其布、人造丝或好打理的绦纶混纺服等。

为了在心理上感觉自己的衣

服在增加，满足买衣服的欲望，你可以在怀孕期间分散着买衣服，这样每隔一两周，你就有穿新衣服的感觉了。

简约的服装在你的孕期将发挥很大的作用，由于大肚不便，你也会喜欢上这样风格的服饰，你可以一次多买几件特大号、不同颜色的T恤衫，2条单色的宽松裙子或裤子（腰带要有弹性），这样，你在孕期可以很简单地打造出多变的“简约行头”，每天都可以更换上衣的颜色，裤子和裙子可以交替换穿，而且腿也不会受罪。你还可以将这套行头与自己喜爱的装饰品予以搭配，比如外出时加穿一件羊毛衫，或者你还可以在脖子上加挂一条喜爱的挂链。

你可以用自己的搭配经验，将已有的衣服分别组合成适合不同场合的款式，比如工作时不能太休闲，居家时可以随意一些，外出时要注意保暖防晒。

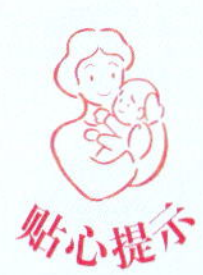

你是否知道，在时尚的世界里，每隔几年都会轮上宽松衣服，它们甚至让没有怀孕的人看上去有“孕”味，当你逛商场时，不妨留心一下这样的时尚衣服，或者它们在孕期能派上大用场哦。

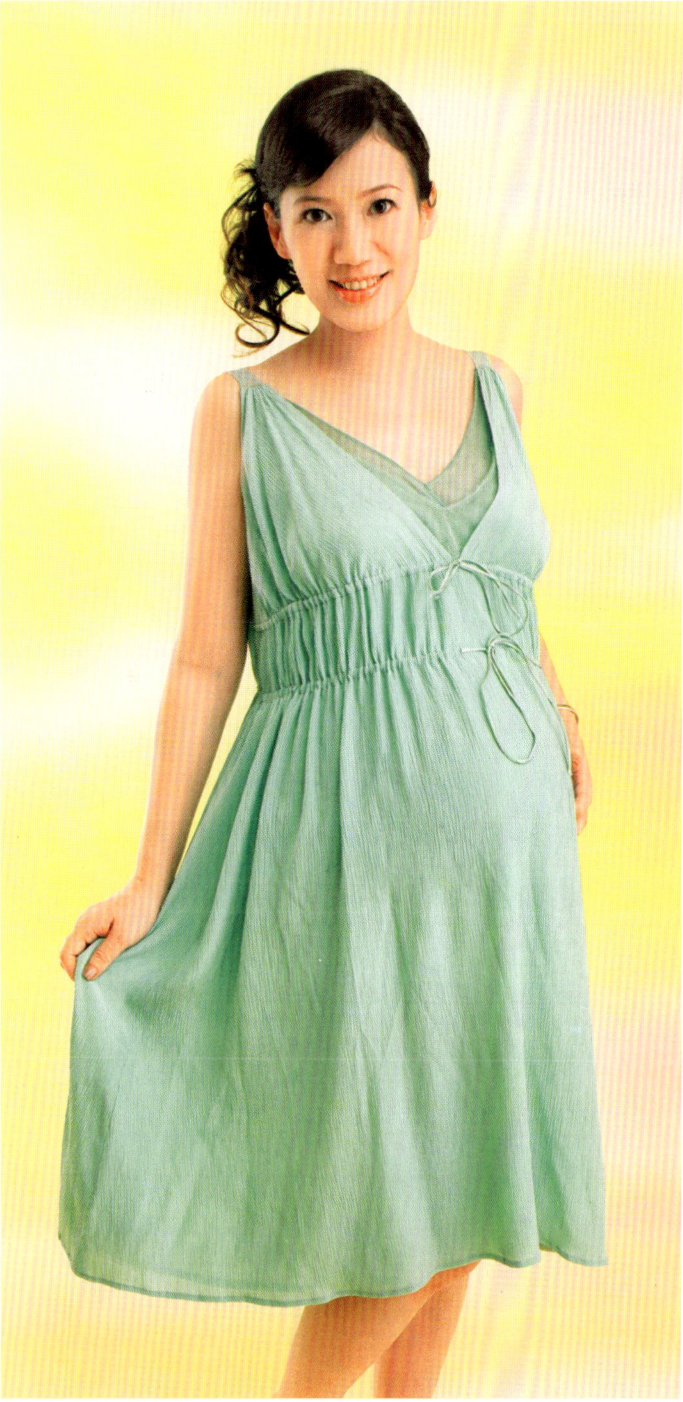

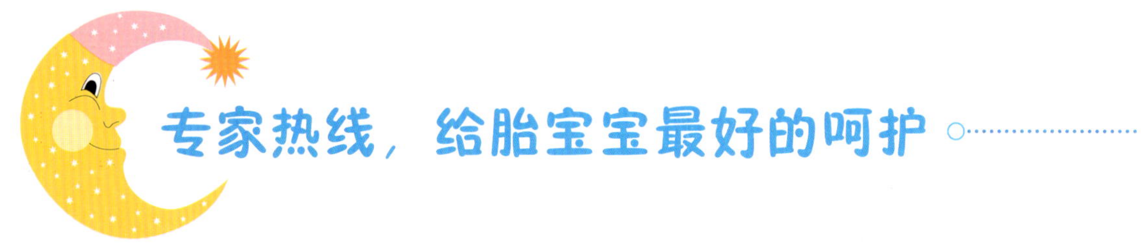

专家热线，给胎宝宝最好的呵护

孕期经常做噩梦是不是不正常

孕期会做噩梦是正常的。所谓日有所思，夜有所梦。孕期的你总是有着这样或那样的担心，诸如：胎儿能否健全？会不会发育异常或畸形？营养是不是够了？还常常担心自己能否承受得了妊娠的负担，担心分娩时能否顺利，会不会发生难产或意外。这种种的心理压力和思想负担，都成为了噩梦的潜在诱因。

如果并非以上原因引起的经常性噩梦，那就要警惕心脑血管疾病的可能性，我们建议你早到医院检查、治疗，以保证安全度过孕期。

孕期打鼾对胎宝宝影响大吗，需要纠正吗

如果是偶尔出现打鼾是正常的，但如果长期打鼾可能是病态的表现，可能会影响胎儿的发育。打鼾的孕妈妈生下发育迟缓的婴儿概率比普通孕妈妈高，打鼾孕妈妈患高血压的可能也比普通孕妈妈大，因此，孕妈妈打鼾应及时治疗。

日常生活中，孕妈妈要注意控制体重、适当运动，并戒烟戒酒。

胎宝宝脐带绕颈要不要紧，能顺产吗

脐带绕颈要不要紧与脐带长度及胎动有关，一般脐带绕颈松弛，不影响脐带血循环，不会危及胎儿，不必过于担心。没有其他异常情况时，脐带绕颈不会影响顺产，据统计每4~5个刚出生的胎儿中，就有1个生下来发现是脐带绕颈的。

但如果脐带绕颈过紧可使脐血管受压导致血循环受阻或胎儿颈静脉受压，使胎儿脑组织缺血、缺氧，造成宫内窘迫甚至死胎、死产或新生儿窒息，这种现象多发生于分娩期。

要照顾好脐带绕颈的胎儿，建议你：

1 坚持数胎动，胎动过多或过少时，应及时去医院检查。

2 坚持作好产前检查，及时发现并处理胎儿可能出现的危险状况。

3 通过胎心监测和超声检查等间接方法，判断脐带的情况。

4 要注意的就是减少震动，保持睡眠左侧位。

孕期的生物钟和孕前一样吗

孕期生物钟与孕前差别不大，孕妈妈可以善加利用。

孕期生物钟具体为

上午 10 – 11 点：这个时间段内人们可以最大限度地承受各种疼痛。你可以在这个时间段内从事烦琐的家务事或者工作上的难题。

下午 1 – 2 点：这段时间，刚吃完午餐的你记忆力会有所减弱。所以，最好在这个时间段小睡片刻，保证每天大约 30 分钟的午觉。

下午 3 – 4 点：身体各种机能处于最高运作阶段，最适合出门活动。在家休息的你可以选择离家比较近的公园或其他幽静的地方进行散步。

下午 5 点：这是一天中食欲最旺盛的时间，你可适当地吃一些点心或其他爱吃的食物。

凌晨 1 点：这是你最容易感受到阵痛的时间。尤其是到了孕晚期的最后 1 个月，你和准爸爸都必须在这个时间段保持高度的警惕。

孕晚期为何总感觉心慌气短

孕晚期，孕妈妈全身的血容量比未孕时增加 40% ~50%，心率增加 10~15 次 / 分，心脏的排出量增加了 25% ~30%，心脏的工作量比未孕时明显加大。

此外，孕晚期子宫推挤心脏向左上方移位，再加上体重增加、新陈代谢旺盛，更加加重了心脏的负担。

为了完成超额的工作量，人体会加深加快呼吸来增加肺的通气量，以获取更多的氧气和排出更多的二氧化碳，因此孕妈妈到孕晚期时常有心慌气短的感觉。

当出现心慌气短时，孕妈妈不必惊慌，休息一会儿即可缓解，也可侧卧静睡一会儿，注意不要仰卧，以防发生仰卧位低血压综合征。

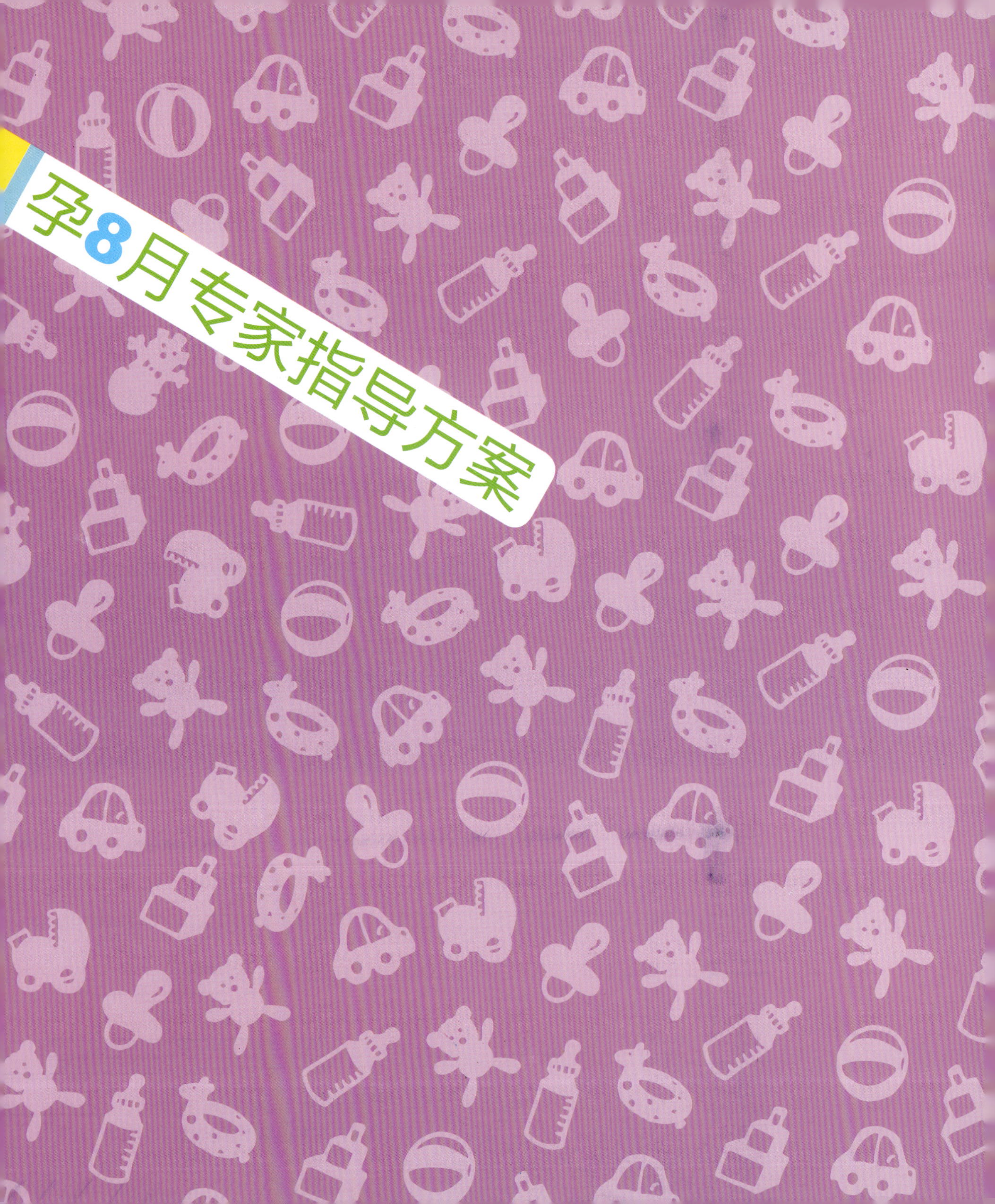

孕8月专家指导方案

孕妈妈和胎宝宝在变化

第29周孕妈妈和胎宝宝的变化

10个月的孕期已经过去了7个月，胎儿会在这段时间飞速地成长，你的肚皮也会越来越紧绷！你的辛苦和劳累在不久的将来即会得到回报。

孕妈妈的变化

你的体重比孕前增加了8.5~11.5千克。子宫的顶部比肚脐高7.6~10厘米，进一步挤压到你的内脏，便秘、背部不适、腿肿及呼吸的状况可能会恶化。

由于胎儿的增大，你甚至可以感觉到胎儿的细微动作了。偶尔你可能会觉得肚子一阵阵发硬发紧，这是假宫缩，不必紧张。

胎宝宝的变化

到了本周，宝宝的视觉系统和听觉系统都已经相当完善，对外界的刺激有了更明显的反应。宝宝的体重也在飞速增长，大脑、肺和肌肉也在继续发展。随着身体器官的逐渐成熟，骨髓现在已经正式成为血红细胞的生产者了。

在生殖器官方面，如果是男孩，那么他的睾丸已经从腹中降下来；如果是女孩，她的小阴唇突起。

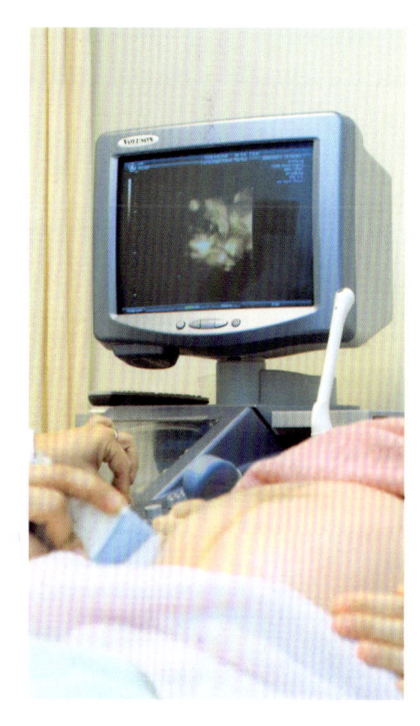

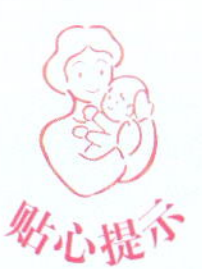

贴心提示

从本周开始，产科医生将安排你每两周作一次产检。

你要特别注意营养的摄取是否充足。同时，我们建议你每周要测量1~2次体重，把体重控制在正常的增长范围内。从现在开始，你需要每两周作一次体检了。为了你和胎儿的健康、安全，这是必要的。

如果你容易便秘，我们建议你多吃高纤维食物，如蔬菜、鲜果、全谷类早餐等；并每天坚持散步20分钟左右，以刺激肠道蠕动。

第30周孕妈妈和胎宝宝的变化

日渐膨隆的肚子会让你觉得腰酸背痛。做妈妈，真的不容易呢！所以，要记得感谢把你抚养成人的母亲和父亲。为人父母是全天下最无私的职业！

孕妈妈的变化

你的子宫已上升到横膈膜处，这会让你感到呼吸困难，喘不上气来。你的消化系统也会因激素变化而运作变慢，尤其是胃部，吃饭后往往容易感觉不适。同时，你的关节会由于孕期体内激素分泌的变化而变得松散，脚部会增大。

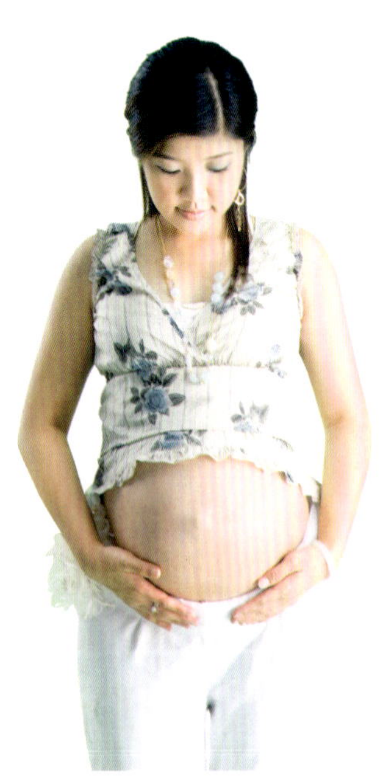

由于胎儿近期体重的快速增加，你会觉得腰酸背痛，行动也越来越吃力。

胎宝宝的变化

宝宝的身体比例逐渐协调，皮下脂肪继续增长，皱皱的皮肤会慢慢变得平滑起来。也因为胎儿的成长占据了更多的子宫空间，所以，胎动逐渐减少。

本周，宝宝的大脑和神经系统已经发育到一定的程度。尤其是视觉系统，已经发育到能辨认和跟踪光源，腹内的宝宝已经能大致看到子宫中的景象了。

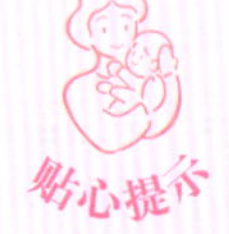

贴心提示

现在可以开始考虑以及准备分娩的相关事宜了，多学习点减轻分娩痛苦以及让自己更加放松的方法，消除对分娩的恐惧与担忧。请保持正确的坐、卧、走、站姿势，这些都有助于缓解孕期背痛的状况。

第31周孕妈妈和胎宝宝的变化

为了宝宝的健康，你舍弃了美丽的妆容，舍弃了可口的美味，舍弃了傲人的身材……在这益发艰难的孕后期，加油吧！一切的美好与甜蜜的回报就在眼前。

孕妈妈的变化

你的胎儿不断地长大，几乎充满了整个子宫，这会让你的腹部变得有些紧张，肋下可能会觉得酸痛。尤其是夜里，为了减轻肋下的压力，你可能不得不起来几次以使胎儿回到下腹。

到本周为止，你的血容量比孕前增加了40%~50%，以保证供应给宝宝足够的养分，同时也为分娩时的出血作好了准备。你的子宫也在为分娩作准备，它的收缩更频繁，每次宫缩持续半分钟到1分多钟。

胎宝宝的变化

宝宝的皮下脂肪更加丰富了，这让他的皮肤逐渐由红色变成了粉红色，表面也更圆润起来，这让他看起来更像一个新生儿了。

在体内，宝宝的各个器官继续发育完善，肺和胃肠接近成熟，他已经有了呼吸能力和分泌消化液的能力。同时，宝宝在不断地吞咽并通过膀胱排泄羊水，为出生后的小便功能进行锻炼。

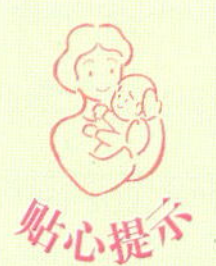

贴心提示

在以后几个星期，宝宝将继续努力增重，随着胎儿的增大，他在子宫内的活动空间越来越小了，胎动也有所减少。

呼吸困难和胃部不适仍然在不断地折磨着你，直到34周左右，胎儿的头部开始下降，进入骨盆，那时，你的呼吸和进食才会逐渐舒畅起来。

第32周孕妈妈和胎宝宝的变化

疲惫的时候，不妨休息一下，跟腹中的宝宝聊聊天，告诉宝宝你有多么的爱他，告诉宝宝你有多么渴望见到他……将你内心所有的郁闷和焦虑都化成爱向宝宝倾诉吧。

孕妈妈的变化

相比于上周，你的体重估计又增加了250克左右。日渐沉重的腹部会让你容易疲惫，不愿意走动，但是你为了在生产时候更加轻松些，我们建议你还是要适当散散步，活动活动。

你的子宫已经超过肚脐大约12.5厘米。由于子宫压迫到横隔膜上的压力，还会继续让你感觉呼吸不顺畅。

胎宝宝的变化

宝宝不断囤积的脂肪已经使宝宝原本皱巴巴的小老头脸蛋变得光润了；头发可能也已经长成甚至是茂密了。宝宝的手指甲和脚趾甲都已经长齐了，骨架也已完全形成，不过骨头仍然柔软易折。

本周的胎动最频繁，每天胎动的次数最多的时候能达到上千次。此后，因为胎儿慢慢长大，子宫内的空间相应会越来越少，胎动也就会减少一些，没有以前那样频繁了。

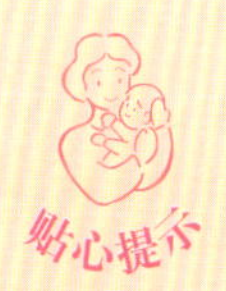

贴心提示

你和准爸爸都可能会因为即将到来的分娩而感到焦虑不安。我们建议你和准爸爸去参加一些必要的母婴培训和急救培训，对可能发生的紧急状况作好准备，从而改善你们的焦虑情绪。

孕期好营养，让胎宝宝更健康

孕8月营养规划

保证热量供给

由于子宫扩张造成胃部被挤压，你的饭量受到影响，常有吃不饱的感觉。同时，这段时间正好是胎儿开始在肝脏和皮下储存糖原及脂肪的时候，你自身的基础代谢和胎儿的生长速度都达到最高峰。因此，我们建议你依旧实行少量多餐的进食方式，及时补充食物，保证营养供给。

每天200毫克钙

孕后期胎儿的骨骼、肌肉和肺部发育正日趋成熟，营养需求达到了最高峰，你需要摄入大量的蛋白质、维生素C、叶酸、B族维生素、铁质和钙质，每天大约需要200毫克的钙用于胎儿的骨骼发育。

亚油酸

这段时间是大脑增殖高峰，大脑皮层增殖迅速，丰富的亚油酸可满足大脑发育所需。植物油中就含有丰富的亚油酸，此外，玉米、花生、芝麻等果实也含亚油酸。

推荐以下海产品

海参、海米、海带、紫菜、海蜇等海产品含有丰富的微量元素，而且食用安全，还不会使你增重过快，不妨多吃一些。

少量多餐

本月的你，由于子宫不断增大，慢慢顶住胃部，因此，吃一点就有了饱胀感。你可以少吃多餐，每天吃7~8次都可以。夜间被饿醒的时候，可以喝点粥，吃2片饼干喝1杯奶，或者吃2块豆腐干、2片牛肉，漱漱口，再接着睡。

孕后期一日食物量参考

孕后期一日食物量参考
主粮（米、面）400~500克
豆类及豆制品50~100克
蛋类50~100克
奶类250克
新鲜蔬菜（绿叶蔬菜为主）500~750克
畜、禽、鱼、肉类200克
水果200克
粗粮50克
植物油40克

泡杯菊花茶

菊花茶具有防止电脑辐射、明亮眼睛的功效，如果你整个孕期都不得不面对电脑的话，可以经常泡点菊花茶饮用。菊花茶还可以缓解孕后期经常出现的胃灼热或消化不良。

营养又不发胖的食物

如果想只胖胎儿，不胖孕妈妈，方法其实很简单，那就是在食物选择上下工夫，尽量选择健康、天然的食品，如蛋、新鲜蔬菜、鲜奶、鱼、瘦肉等，而不是选一些热量高的垃圾食品，下面我们给孕妈妈详细地推荐一些营养又不发胖的食物：

绿叶蔬菜

绿叶蔬菜中含有丰富的维生素和营养物质，比如菠菜中含有丰富的叶酸和锌，甘蓝中含有丰富的钙质。孕妈妈可以随时在汤里或是饺子馅里加入一些新鲜的绿色蔬菜，既好看又能够增加营养。

麦片

麦片不仅可以让孕妈妈保持一上午都精力充沛，而且还能降低体内胆固醇的水平。不要选择那些口味香甜、精加工过的麦片，最好是天然的，没有任何糖类或其他添加成分在里面。孕妈妈可以按照自己的口味和喜好在煮好的麦片粥里加一些果仁、葡萄干或是蜂蜜。

脱脂牛奶

怀孕的时候，孕妈妈需要从食物中吸取的钙大约比平时多1倍。多数食物的含钙量都很有限，因此孕期喝更多的脱脂牛奶是孕妈妈聪明的选择。

瘦肉

瘦肉中含有丰富的铁质，也极易被人体吸收。铁在人体血液转运氧气和红细胞合成的过程中起着不可替代的作用，孕期孕妈妈的血液总量会增加，以保证能够通过血液供给胎儿足够的营养，因此孕期对于铁的需要就会成倍地增加。如果体内储存的铁不足，孕妈妈会极易感到疲劳。

全麦饼干

无论是在早晨起床、上班路上、还是办公室中，只要是孕妈妈有想吃东西欲望的时候，都可以吃上几片全麦饼干，它能够保证孕妈妈一天的血糖平稳和精力充沛。

柑橘

尽管柑橘类的水果里90%都是水分，但其中仍然富含维生素C、叶酸和大量的纤维。能帮助孕妈妈保持体力，防止因缺水造成的疲劳。

全麦面包

孕妈妈可以把每天吃的精粉白面包换成全麦面包，这样就可以保证每天20~35克纤维的摄入量。同时，全麦面包还可以提供丰富的铁和锌。

香蕉

香蕉可以快速地提供能量，帮助孕妈妈击退随时出现的疲劳。孕妈妈可以把香蕉切成片放进麦片粥里，也可以和牛奶、全麦面包一起做早餐。

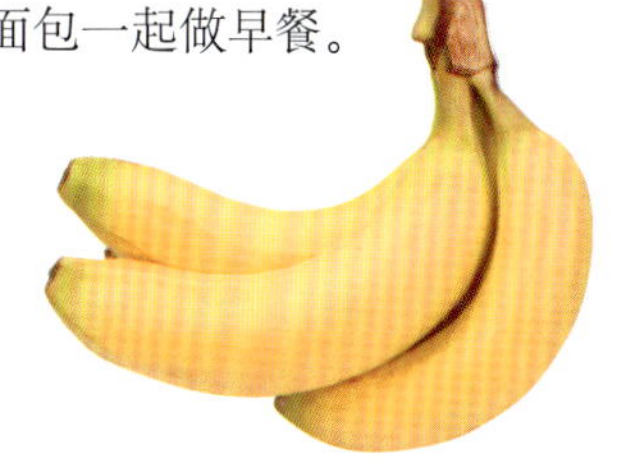

含锌食物有助于自然分娩

锌是人体必需的微量元素，对人的许多正常生理功能的完成起着极为重要的作用。据专家研究，锌对分娩的影响主要是可增强子宫有关酶的活性，促进子宫肌收缩，把胎儿驱出子宫腔。当缺锌时，子宫肌收缩力弱，无法自行驱出胎儿，因而需要借助产钳、吸引等外力，才能娩出胎儿，严重缺锌则需剖宫产。

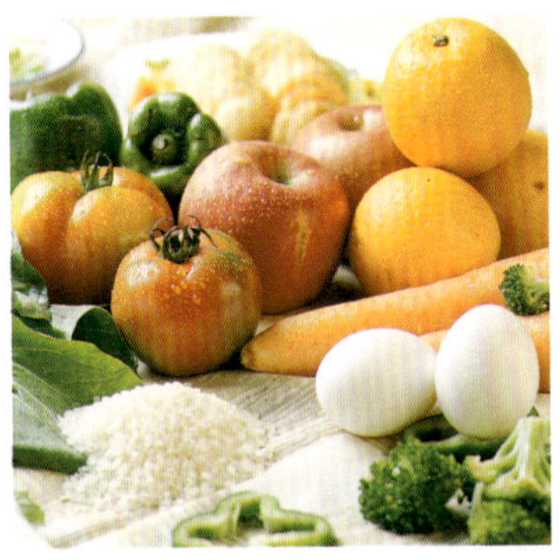

所以说，含锌食物有助于你自然分娩，而缺锌则会增加难产的概率。

适合孕妈妈吃的含锌食物推荐

肉类中的猪肝、猪肾、瘦肉等；海产品中的鱼、紫菜、牡蛎、蛤蜊等；豆类食品中的黄豆、绿豆、蚕豆等；硬壳果类中的花生、核桃、栗子等，均可选择入食。特别是牡蛎，含锌最高，每百克含锌为100毫克，居诸品之冠，堪称锌元素宝库。

好孕美食推荐：花生

花生中含有的维生素C、维生素K、维生素E和锌，具有健脑抗衰、防止贫血、防治心脑血管疾病的作用，适合孕期的你食用。

美食推荐

红枣花生蜜

功效：防治贫血、预防产后缺乳。

准备：红枣、花生各适量，蜂蜜少许。

做法：1. 将红枣和花生洗净，温水浸泡1个小时。

2. 起锅，把红枣、花生连同浸泡的水一起倒入锅内，大火煮沸后，用小火煮至汤汁稍稠后熄火。

3. 把汤汁放凉后，加适量蜂蜜调匀即可。

美食延伸

花生长于滋养补益，有助于延年益寿，所以民间又称“长生果”，并且和黄豆一样被誉为“植物肉”、“素中之荤”。在烹调的时候，花生可以有多种做法，但以炖吃为最佳。这样既避免了招牌营养素的破坏，又具有了不温不火、口感潮润、入口好烂、易于消化的特点。

美食变化

花生炖猪蹄、五香煮花生、花生大米粥。

孕期日常护理，步步跟进

胎位不正的矫正方法

胎位是指胎儿在子宫内的位置与骨盆的关系。

正常的胎位应该是胎头俯曲，枕骨在前，分娩时头部最先伸入骨盆，医学上称之为“头先露”，这种胎位分娩一般比较顺利。除此以外的其他胎位，就是属于胎位不正了，包括臀位、横位及复合先露等。

通常，在孕7个月前发现的胎位不正，只要加强观察即可。因为在妊娠30周前，胎儿相对子宫来说还小，而且母亲宫内羊水较多，胎儿有活动的余地，会自行纠正胎位。若在妊娠30~34周还是胎位不正时，就需要矫正了。

如果本周你依然在产检时发现胎位不正，我们建议你在医生的指导下，用以下的“膝胸卧位操”来矫正胎位。

操作方法

排空膀胱，松解腰带，在硬板床上，俯撑，膝着床，臀部高举，大腿和床垂直，胸部要尽量接近床面。

矫正原理

这种姿势可使胎臀退出盆腔，借助胎儿重心改变，使胎头与胎背所形成的弧形顺着宫底弧面滑动而完成胎位矫正。

每天早晚各1次，每次做15分钟，连续做1周。1周以后去医院复查。

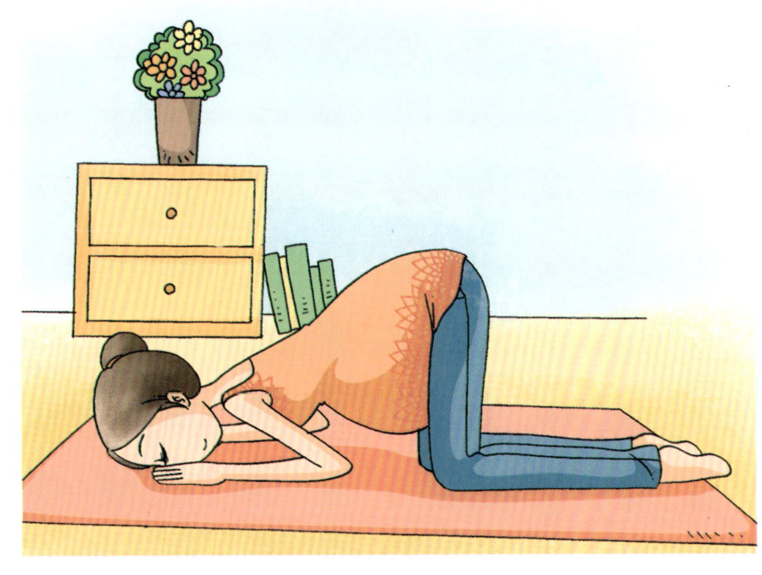

赶走指甲缝里暗藏的细菌

指甲缝不容易清洁到，是个人卫生的死角之一，加上人的手是活动最多、与外界接触最频繁的一个部位，指甲的这种特殊构造，让指甲缝变成最容易聚集细菌的地方，尤其是长指甲，更容易汇集细菌。此外，长指甲容易抓破皮肤，造成继发性感染。

因此，孕妈妈应避免留长指甲，经常修剪指甲，还要注意清洁指甲缝，单纯洗手对指甲缝清洁比较有限，可以用软毛牙刷蘸点香皂或洗手液，轻轻地来回刷指甲缝，这样污垢很容易就能被刷掉。

孕妈妈最好不要涂指甲油，尤其是色彩鲜艳的指甲油，指甲油中含有高浓度的甲醛、苯二甲酸酯等有害的化学物质，很容易穿透甲层，进入皮肤及血液，对胎儿产生不利的影响。

小心这些不良的劳累反应

孕晚期，孕妈妈所以在运动或略微劳动后，可能会出现更多以前没有过的反应，这与孕晚期子宫增大，器官负荷过重等有很大关系，因此，在运动或做其他需要体力的活动时，要格外小心，随时关注自己身体的反应，一旦出现不良反应，应注意休息，千万不要勉强自己。

你需要注意的一些不良反应有：

1 恶心，感到恶心说明胃里积蓄了过多的乳酸，这是肌肉新陈代谢的副产品。

2 头晕，若感到持续的头晕，甚至同时出现视觉模糊、头疼或心跳过快的现象，可能是重度贫血或其他严重疾病的征兆，会影响孕妈妈和胎儿的健康。

3 体温突然变化，如果手变得又湿又凉，或者感到一阵阵忽冷忽热，说明身体在调节体温时出现了问题。

4 心跳过快，若锻炼时不能顺畅自如地谈话或出汗太多，说明运动量很可能过大。

5 阴道出血，在孕晚期，阴道出血则可能预示着早产、前置胎盘或胎盘早剥等胎盘并发症。出现这些情况都需要马上到医院检查治疗。

6 视觉模糊，发现视线变得模糊，可能是脱水导致的血压骤降，心脏负担过重，可能是先兆子痫（子痫前期）的征兆，要马上去医院检查，若情况紧急应看急诊。

7 胸腹部反复出现的尖锐疼痛，可能仅仅是韧带拉伸引起的，但也可能是发生了宫缩。若这种疼痛出现的间隔差不多长，且反复出现时，更有可能是宫缩。

孕期常见不适，注重防治

怎样减轻难看的静脉曲张

孕期的静脉曲张表现为腿部、颈部、会阴部浮现蚯蚓般的筋脉，或如蜘蛛网般的紫红色细丝状血管，除了影响美观之外，静脉曲张，轻者造成腿部疼痛酸麻，重者造成血栓性静脉炎或静脉栓塞等危险情况。据研究统计，约有1/3的孕妇会产生严重程度不等的下肢静脉曲张或微血管扩张。孕期静脉曲张的形成原因主要原因有以下3点：

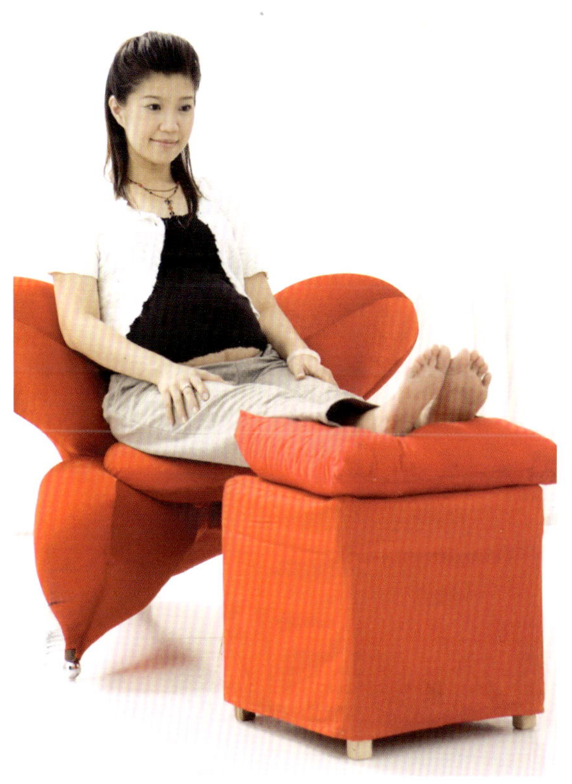

1 怀孕时体内激素改变造成血管壁扩张，再加上怀孕时全身血流量会增加，使得原本闭合的静脉瓣膜分开，造成静脉血液的逆流。

2 胎儿和增大的子宫压迫骨盆腔静脉和下腔静脉，使得下肢血液回流受阻，造成静脉压升高，曲张的静脉也会越来越明显。

3 家族遗传或孕期过重也是静脉曲张的原因之一。

那么，孕期的你应该怎样作好静脉曲张的防治呢？

1 每天适度温和地运动，并保持适当的体重。不要提过重的物品。

2 尽量避免长期采用坐姿、站姿或双腿交叉压迫。休息的时候可将双腿抬高，帮助血液回流至心脏。

3 睡觉时尽量左侧躺，避免压迫到腹部下腔静脉，减少双腿静脉的压力。建议睡觉时脚部垫着枕头抬高。

4 可以在医生指导下，穿着渐进压力式的医疗级弹性袜来减轻静脉曲张症状。

宫缩频繁怎么办

在怀孕的最后几个月，尤其是最后几周里，孕妈妈可能会发生不规则宫缩，表现为肚子一阵阵发硬发紧，这多是假宫缩，不必太担心。

假宫缩无规律性，无周期性，持续时间短，也不会有疼痛感，且不能使子宫颈张开。真正的宫缩在临产时发生，有规则性，初期大约10分钟一次，伴随腹部阵痛，此后阵痛持续时间逐渐延长，至40~60秒，而且间隔时间会逐渐缩短，疼痛程度会随着加重。

若每小时宫缩次数在10次左右，就可以算做比较频繁了，当假性宫缩频繁时该怎么办呢?

1 改变一下姿势，如果孕妈妈一直站立可以稍微躺会儿；若之前一直坐着或卧着，可以起来走走。

2 喝1~2杯水，因为脱水可能会引起或加重宫缩，也可以喝一杯温牛奶。

3 发生宫缩时可平卧，闭目养神，用鼻子深吸一口气，然后用嘴缓缓地将气吐出，以放松腹部。若使用这种方法还没有解决不适感，可以用鼻子吸气后，屏气，然后长呼气。不仅能消除心理压力也能降低不适感。

4 如果这些措施依旧不能改善宫缩的痛苦，孕妈妈可以咨询医生，及时去医院，在医生指导下服用一些抑制宫缩的药物，以预防早产的发生。如果有疼痛感，应立刻休息，必要时应及时去医院就诊。

注意：孕妈妈一定不要自行用药，以免带来危险。

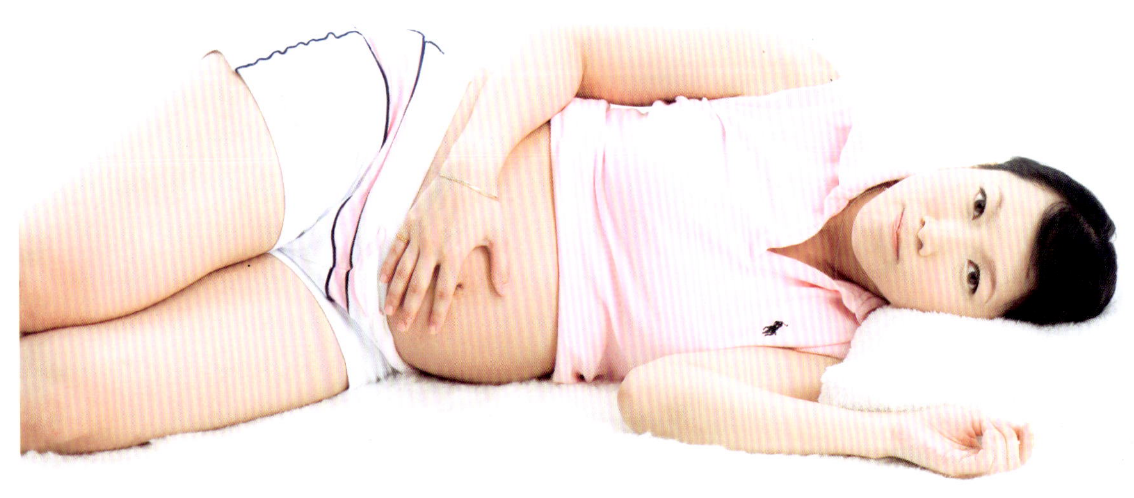

孕期要正确地运动

孕晚期运动要“缓”

孕后期，你不适宜再做活动量大的运动了，因为这时胎儿已经长得很大了，动作过大有可能导致早产等问题。

这个时候，孕妈妈的背部及腰部的肌肉常处在紧张的状态，容易腰背疼痛，因此，运动应以舒展和活动筋骨为主，运动应缓，可以做一些简单的伸展运动：

1 可以选择散步或者一些简单的运动，微微出汗即可，不能让自己感觉到累或者吃力。

2 可以在医生的指导下选择一些适合分娩的瑜伽姿势来练习。

3 如果你一直练习孕期体操，到孕后期也可以继续坚持练习，但是动作难度不能大。

4 还可以进行一些棋类活动，能够起到安定心神的作用。临近预产期的孕妈妈，体重增加，身体负担很重，运动的时候一定要谨记安全第一，千万不能过于疲劳。

在运动时，控制运动强度很重要：脉搏不要超过140次/分，体温不要超过38℃，时间以5~10分钟为宜，不要久站久坐或长时间走路。

有助于放松的腹式呼吸法

腹式呼吸法会使人体刺激分泌微量的激素，使人心情愉快，妈妈这种愉悦的心情也会影响胎儿，使胎儿感觉很舒服。

另外，腹式呼吸法能给胎儿输送新鲜的空气，使在子宫中越来越感到拥挤的胎儿正常地发育，还能镇静孕妈妈的神经，消除紧张，在分娩时还能缓解疼痛的感觉。

腹式呼吸法的方法

可以在背后靠一小靠垫，把膝盖伸直，全身放松，两手轻轻放在肚子上，想象胎儿正居住在一个宽广的空间里，慢慢地用鼻子吸气，直到腹部鼓起为止，吐气时把嘴缩小，慢慢地将体内空气统统吐出去，吐气的时候要比吸气的时候用力，缓缓地吐。每天做 2~3 次，每次 10~20 分钟。

孕妈妈可以请医生作示范，以免方法错误，在每一次练习前，妈妈可以轻轻地告诉胎儿：宝宝，妈妈正在把新鲜的空气传送给你哦，你感觉到了吗？这样的反复练习一定会事半功倍的。

注意：练习时若出现不适的状况，要立即停止，调整自然顺畅的呼吸。

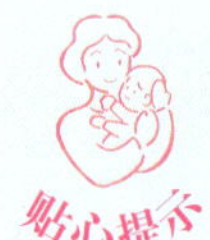

贴心提示

练习腹式呼吸时要注意尽量拉长呼吸的周期，保证呼气吸气的比例是 1：1，不要憋气，如果不会拉长呼吸，可以采用补吸和补呼的方式，也就是在吸满（或呼出）一口气之后再有意识地扩张（或收缩）腹部，这种方法可以补充气体的体积，帮助练习更有效。

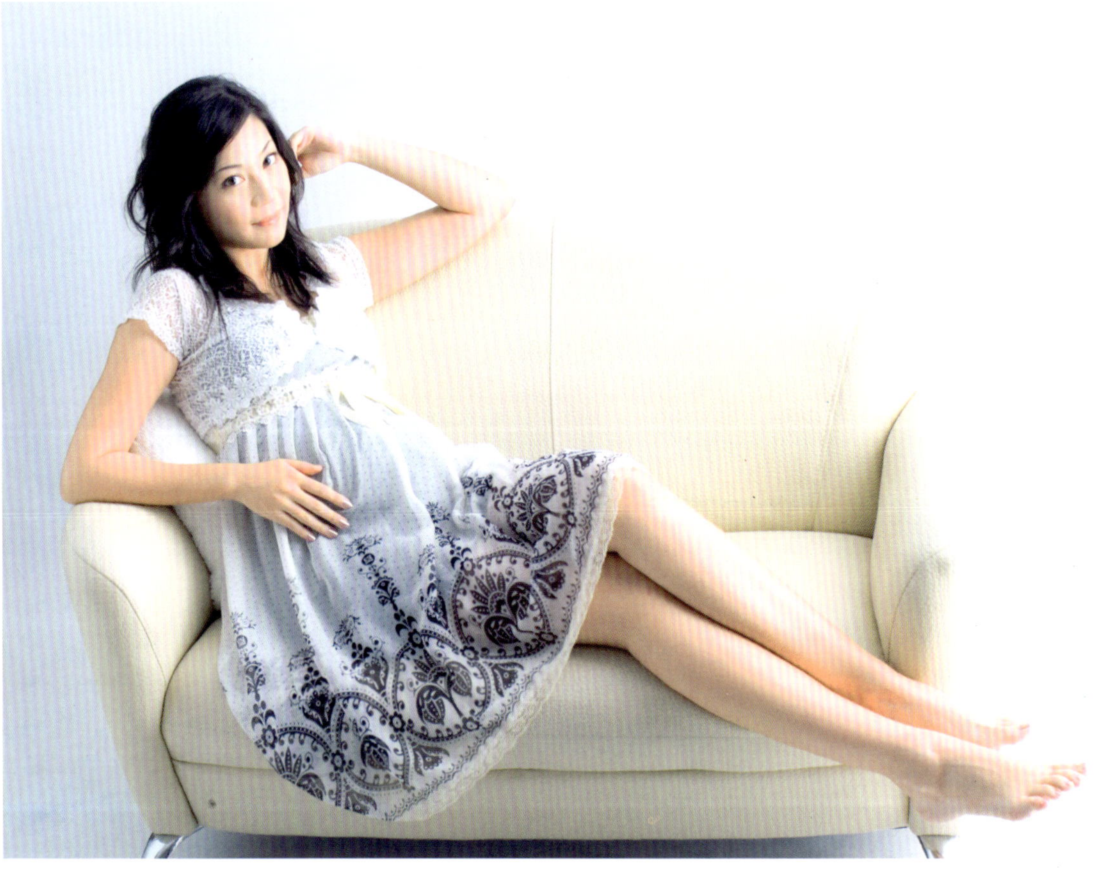

坚持做胎教，让胎宝宝更聪明

是教胎宝宝认字的好时机

孕晚期，胎宝宝已经是个成熟的胎儿了，可以尝试着教他认字，他更能接受，而且能帮助他发展文艺细胞。

在教认字时，可以一边想这个字，一边写下来，然后念给胎儿听，并且详细地为他解释这个字，最好能举一反三，这样不仅教会了他认字，还教会了他正确有效的思维方法。

下面，我们再给孕妈妈介绍几种好的认字方法：

歌谣认字法

1. 一人大，二人天，天字出头就是夫，夫字两点夹夹牢，夹子站好来来来。

认：一，人，大，天，夫，夹，来

2. 一二三，加一竖，就是王，王上一点叫做主，泡在水里变成注。

认：一，二，三，王，主，注

3. 小孩子，戴帽子，头上一点写大字，小孩子，戴帽子，头上三点上学去。

认：子，字，学

诗词歌赋法

咏雪诗

一片两片三四片，
五六七八九十片。
千片万片无数片，
飞入芦花总不见。

谜语识字法

1. 有时挂在天边，有时落在树梢，有时像个圆盘，有时像把镰刀。(月)

2. 东边升，西边落。看时圆，写时方。(日)

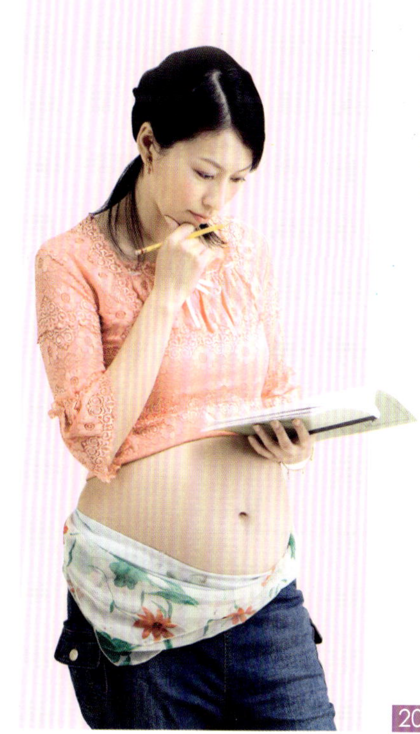

胎宝宝爱听的小儿歌

我们的祖国是花园

我们的祖国是花园
花园里花朵真鲜艳
和暖的阳光照耀着我们
每个人脸上都笑开颜
娃哈哈 娃哈哈
每个人脸上都笑开颜
大姐姐你呀快快来
小弟弟你也莫躲开
手拉着手儿 唱起那歌儿
我们的生活多愉快
娃哈哈 娃哈哈
我们的生活多愉快

蜗牛与黄鹂鸟

阿门阿前一棵葡萄树
阿嫩阿嫩绿得刚发芽
蜗牛背着那重重的壳呀
一步一步地往上爬
阿树阿上两只黄鹂鸟
阿喜阿喜哈哈在笑他
葡萄成熟还早得很哪
现在上来干什么
阿黄阿黄你呀不要笑
等我爬上它就成熟了

虫儿飞

黑黑的天空低垂
亮亮的繁星相随
虫儿飞
虫儿飞
你在思念谁
天上的星星流泪
地上的玫瑰枯萎
冷风吹
冷风吹
只要有你陪
虫儿飞
花儿睡
一双又一对才美
不怕天黑
只怕心碎
不管累不累
也不管东南西北

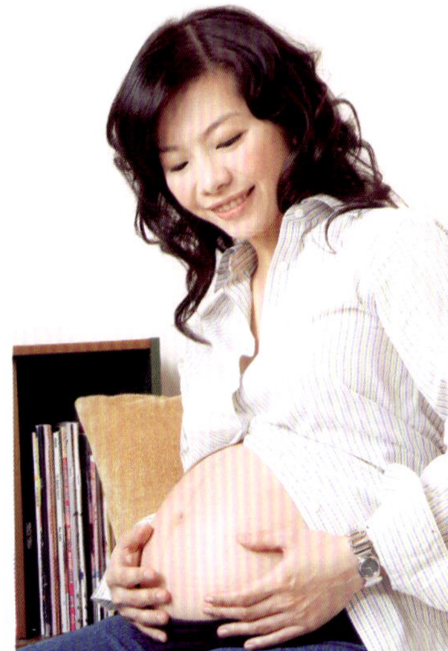

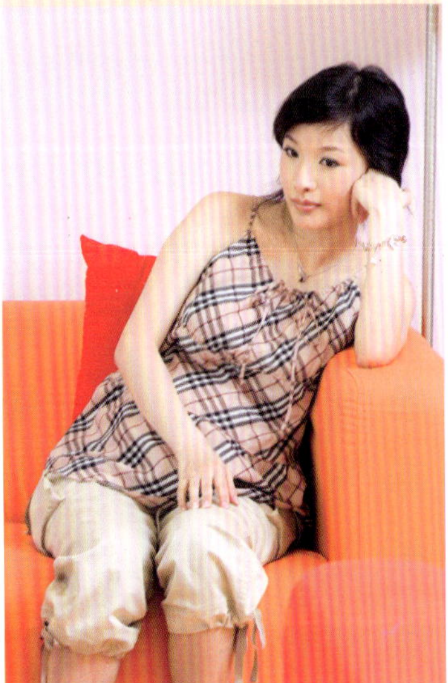

80后妈妈孕产新经

剖宫产不如想的那般好

自从近些年来，80后妈妈成为产科主角后，据报道，各大医院的数据均显示剖宫产率上升很快，相比而言，80后孕妈妈剖宫产所占的比例更多。

看上去，似乎80后孕妈妈都相信剖宫产更适合自己，相对顺产来说要更好，实则并非如此，我们还是要呼吁年轻的孕妈妈认清剖宫产的实质，不要太过表面地看待顺产与剖宫产的区别。

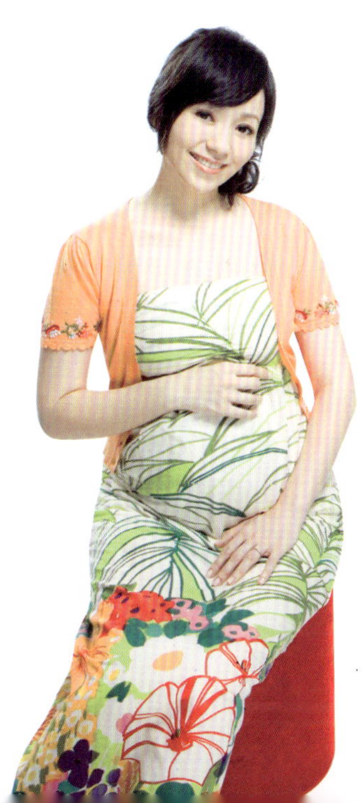

原则上，剖宫产只适用于以下无法进行自然分娩的特殊状况：

1 胎儿过大，骨盆无法容纳胎头的产妇。

2 骨盆狭窄或畸形的产妇。

3 分娩过程中，胎儿出现缺氧，短时间内无法通过阴道顺利分娩时。

4 患有严重的妊娠高血压综合征等疾病，无法承受自然分娩的产妇。

5 高龄初产妇。

6 有多次流产史或不良产史的产妇。

在欧美等发达国家，产妇和家属在没有充分理由时，是很难说服产科医生做剖宫产的，因为剖宫产相对顺产来说，有很多风险，其死亡率是顺产的约3倍。

从正常情况来说，80后孕妈妈绝大多数处于最佳生育时期，并不存在剖宫产的适应症，顺产对你来说是优先选择，也是最自然的选择。

顺产相对剖宫产的诸多好处

1 顺产宝宝更健康。自然分娩的胎儿在经过产道时，颅骨会产生自然重叠以适应产道环境，防止脑组织受压。而在剖宫产时，胎儿胸部未受挤压，呼吸道的黏液、水均滞堵于肺，易发生小儿吸入性肺炎，宝宝缺氧，有损于小儿大脑发育，影响小儿智商。

2 顺产产妇在产后不仅更容易恢复体形，而且生产后产妇恢复得比较快，一般在生产后第二天就可以给新生儿喂奶了。剖宫产的产妇一般要 3 天到 1 周才能出院，一个月左右时间才能完全康复。

3 剖宫产风险高，增加了产妇患肠粘连、附件炎症、伤口感染、子宫内膜异位症等发生的概率。对新生儿来讲，由于胎头未经阴道壁的挤压及缺少对外界环境的逐渐适应能力，有可能增加新生儿颅内出血的概率，而且对新生儿的呼吸功能不利。

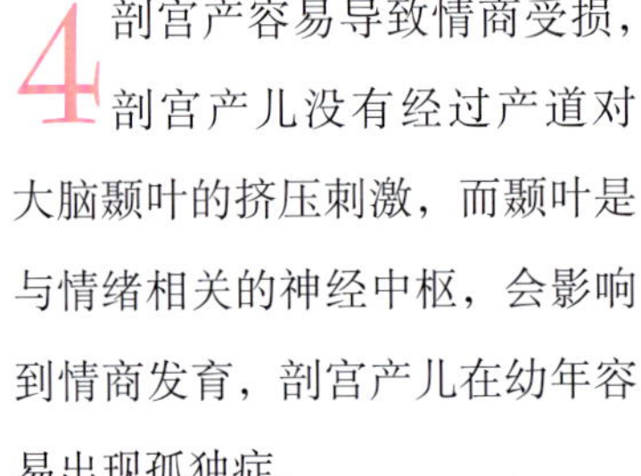

4 剖宫产容易导致情商受损，剖宫产儿没有经过产道对大脑颞叶的挤压刺激，而颞叶是与情绪相关的神经中枢，会影响到情商发育，剖宫产儿在幼年容易出现孤独症。

剖宫产还存在的其他问题

剖宫产中的手术器械和操作还容易造成婴儿皮肤划伤或骨折，根据人工推算的手术日期还可能与实际孕龄不符，造成人为早产。

相比于自然分娩而言，剖宫产虽然无须经历自然分娩的剧痛，但手术后的疼痛绝不亚于分娩时的疼痛，而且手术后的恢复比较缓慢。

最重要的是，剖宫产后子宫将永远存留疤痕，因此剖宫产术后，应特别注意避孕问题，万一避孕失败而做人工流产术时，会增加手术难度和危险性。若是继续妊娠，则无论在妊娠或分娩过程中，都存在子宫疤痕破裂的可能性。

顺产还是剖宫产最好是遵医嘱

医生会根据产力（子宫收缩力）、产道（以骨盆为主）和胎儿（大小、胎位，是否畸形）等三个条件决定你的分娩方式。

说到底，剖宫产手术通常是由于孕妇患有产科的病理情况而采取的补救措施。它毕竟是一种手术，是人为的非自然状态的分娩方式。所以，凡是有责任心的医院和医生，都应尽量选择自然分娩的方式，而符合顺产条件的孕妇，自己也应争取自然产。

当然了，那些确实属于高危妊娠的产妇，理所当然地要进行剖宫产手术。

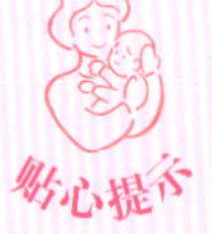

贴心提示

如果只是想用剖宫产的方式来减轻分娩的疼痛，是不可取的，顺产虽然当时疼痛，但恢复很快；而剖宫产则在麻醉失效后依然会疼痛。而且很多大医院已经采取了“无痛分娩”技术，能大大减轻产妇的痛苦，降低母婴的死亡率。

可能将你推上剖宫产台的祸首

“要我忍受十几个小时的疼痛不如吃一刀来得痛快，还免得顺产不成又去剖，与其冒着遭两次罪的风险，还不如直接剖宫产呢。”

这恐怕是大多数年轻的孕妈妈青睐剖宫产的理由了吧，剖宫产原本是一种特殊情况下的无奈选择，而到了现在却成了孕妈妈们的流行做法，要说服年轻的孕妈妈慎选剖宫产，还真的需要从原因上找找理由。

那么，到底是什么原因，使得本可顺产的年轻孕妈妈，最终还是上了剖宫产台呢?

信息的误导

年轻的孕妈妈关于生产的知识全由老一辈、传媒而间接获得，而媒体关于生孩子多是伴随歇斯底里的喊叫，这让整整一代人受到了惊吓，她们从心底里产生恐惧感，第一想法很难接受自然生产，往往转而投奔高科技——剖宫产，以减轻即将到来的痛苦；而老人家一般缺乏科学的理论知识，往往凭经验和直觉，容易走进误区。

优越的生活条件削弱了人的忍受能力

80后一代没有经历什么动荡，在和平的时代里顺顺当当地成长起来，她们多数享受着丰裕的物质生活，心理承受能力和对疼痛的忍受力，也往往没有父辈那么强，一些有生育经验的孕妈妈对于分娩疼痛添油加醋的描述，很容易让80后孕妈妈心惊胆战，无法承受。

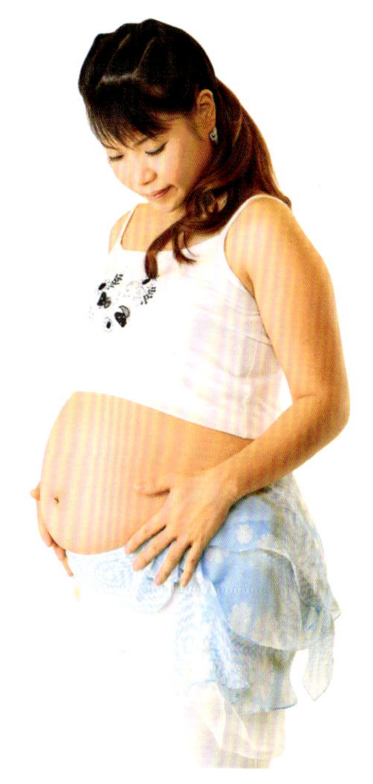

此外，由于被照顾得很好，80后孕妈妈还容易出现营养过剩，造成难产而不得不剖宫。

受家人紧张的影响

由于计划生育的政策，80后多为独生女，初为人母，两边的家长都很紧张，这在以往是很少见的。家长们往往望孙心切，这种紧张心情难免不被产妇感觉到，在这样的情绪影响下，产妇容易导致难产，此外，家长总是担心产妇营养不够，鼓动产妇多吃，也容易因巨大儿或血糖升高引致难产，或最终选择剖宫产。

害怕顺产影响性生活和体形

随着生活质量的提高，在夫妻性生活方面也有较高的要求，不少人认为顺产时宝宝由阴道分娩，会导致阴道扩张，使其失去原有弹性，由此会引起性敏感度降低而影响性爱，有的年轻妈妈对此极为反感，那还不如剖宫产的好。

事实证明，经过产后调理和锻炼，顺产对以后性生活并无影响。

年轻的孕妈妈对于身形的要求也比以往高，因害怕身材走样而选择剖宫产也是一大因素。

要挑黄道吉日

不少孕妈妈希望为孩子挑选一个“黄道吉日”出生，如开学之前、逢8日、结婚纪念日等，这也是剖宫产率上升主因。

虚荣的心理作祟

剖宫产的费用自然要比顺产的高许多，有的孕妈妈有这样的观点：去剖宫产的都是较有钱的人，如果可以选择剖宫而最终去顺产，大概是家里出不起这个钱。

基于这种虚荣心理，一些80后孕妈妈不甘心居于人后，也会选择剖宫产。

主见而自我的个性

一些80后孕妈妈非常有个性，她们很有自己的主张，也成为80后的一道亮丽风景线，但也正是由于这种个性，使得自我意识太强的这部分孕妈妈显得有点自我，在面对分娩问题时，也常常“想怎样就怎样”，决定了的事就非要做，一旦决定剖宫产，任凭谁也说不回来。

个别医生没有尽到责任

一般而言，当80后孕妈妈作出剖宫产的决定时，医生应该尽到职责，对母体的身体状况作详细说明，再将顺产与剖宫产作对比，如果有条件顺产，应劝导她顺产，但是一些医生却没有这么做，一来害怕顺产出现意外需要负责，二来可为医院创收。

可以看到，剖宫产的决定可能是由很多人为因素造成的，如果能认识到这一点，并鼓起勇气克服，相信一定可以作出最客观的决定。

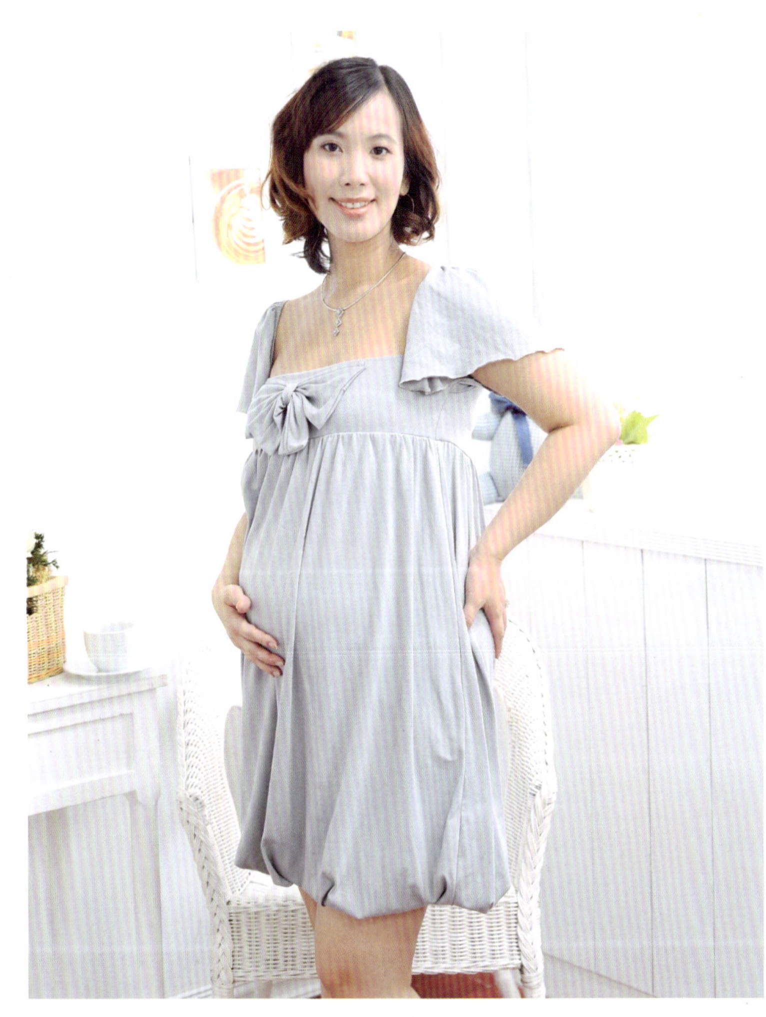

专家热线，给胎宝宝最好的呵护

导乐分娩是无痛分娩吗，什么是导乐呢

导乐分娩是无痛分娩的一种方式，但它并不表示生产过程中没有疼痛，而是转移了产妇对疼痛的注意力，进而缓解疼痛。

“导乐”（Doula）是希腊语的译音，表示一位妇女照顾另一位妇女。导乐式分娩是指一个有爱心、有分娩经历的妇女，在整个产程中给产妇以持续的生理、心理及感情上的科学支持。

在导乐式分娩中，产妇由有分娩经验的助产士陪伴，实行一对一服务，使产程在无焦虑，充满热情、关怀和鼓励的气氛中进行。有资料显示，导乐式分娩可使剖宫产率下降50%，产程缩短25%，需要催产素静脉滴注者减少40%，需用镇痛药者减少30%，产钳助产率降低40%，母儿并发症率也明显降低。

无痛分娩就是没有痛苦的分娩吗

无痛分娩并非真的完全无痛。

每个人对疼痛的感觉都不同，无痛分娩是通过精确定量地给予镇痛药物，把分娩疼痛降到最低，但不是完全无痛。据统计，85%的产妇做完无痛分娩后完全不痛，12%的产妇有适当程度的缓解，但是有3%的产妇仍然感到很痛。

还没到预产期就出现肚子发硬，这是宫缩吗，正常吗

如果这种情况不伴随疼痛，而且出现不规律，则是假性宫缩，并非真正的宫缩，是正常的。

真正的宫缩到临产时会出现，而且出现后会越来越频繁，疼痛也会加剧，提示产妇作好生产的准备。

听说骨盆关系到顺产，那是医生帮着测还是得自己测呢

骨盆的大小与形态与分娩的快慢和顺利与否密切相关，因此有规定，在分娩前会作1~2次骨盆测量，不过自己测量骨盆有一定困难，应该由医生来进行。

按照相关规定，骨盆测量应该有两次，第一次是在妊娠晚期28~32周，第二次是妊娠37周的时候，同时要查宫颈的情况，如果宫颈已经成熟了，说明近期可能就会分娩。有的医院也可能为了方便，在28~30周的时候不作内测量，到37周的时候连查宫颈再查内测量。

为什么我的肚子比别人小

肚子的大小跟孕妈妈本人的体形以及子宫的位置相关，孕妈妈高矮胖瘦各不相同，再加上子宫位置可以向前倾、向后倾，因此相同的妊娠月份，每个孕妈妈的肚子大小看上去不会都是一样，一般来说，一直比较瘦的孕妈妈肚子会略小。

肚子的大小并不能确定宝宝的情况，胎儿的大小由医生根据子宫的高度、腹围、腹部检查来评估，一般不会有问题，如果医生觉得肚子真的太小，会给孕妈妈进一步的建议，以评估胎儿的生长发育，孕妈妈不必过于担心。

出现早产征兆应该怎么办

早产征兆主要是未满孕周却有出血现象，同时伴有规律宫缩、持续性下腹痛、下背酸痛、阴道有温水样的东西流出等异常情况，如果出现这些早产征兆，你需要做的是：

1 先放松心情，如未破膜，先卧床观察与休息（最好左侧卧）、补充水分，及时打电话给医院。

2 若有落红及破水现象，应立刻到附近设有“新生儿加护病房”的医院就诊，以便给早产宝宝提供完善的检查、确定治疗方向及必要的处理，缓解早产危机。

3 配合医生进行治疗。

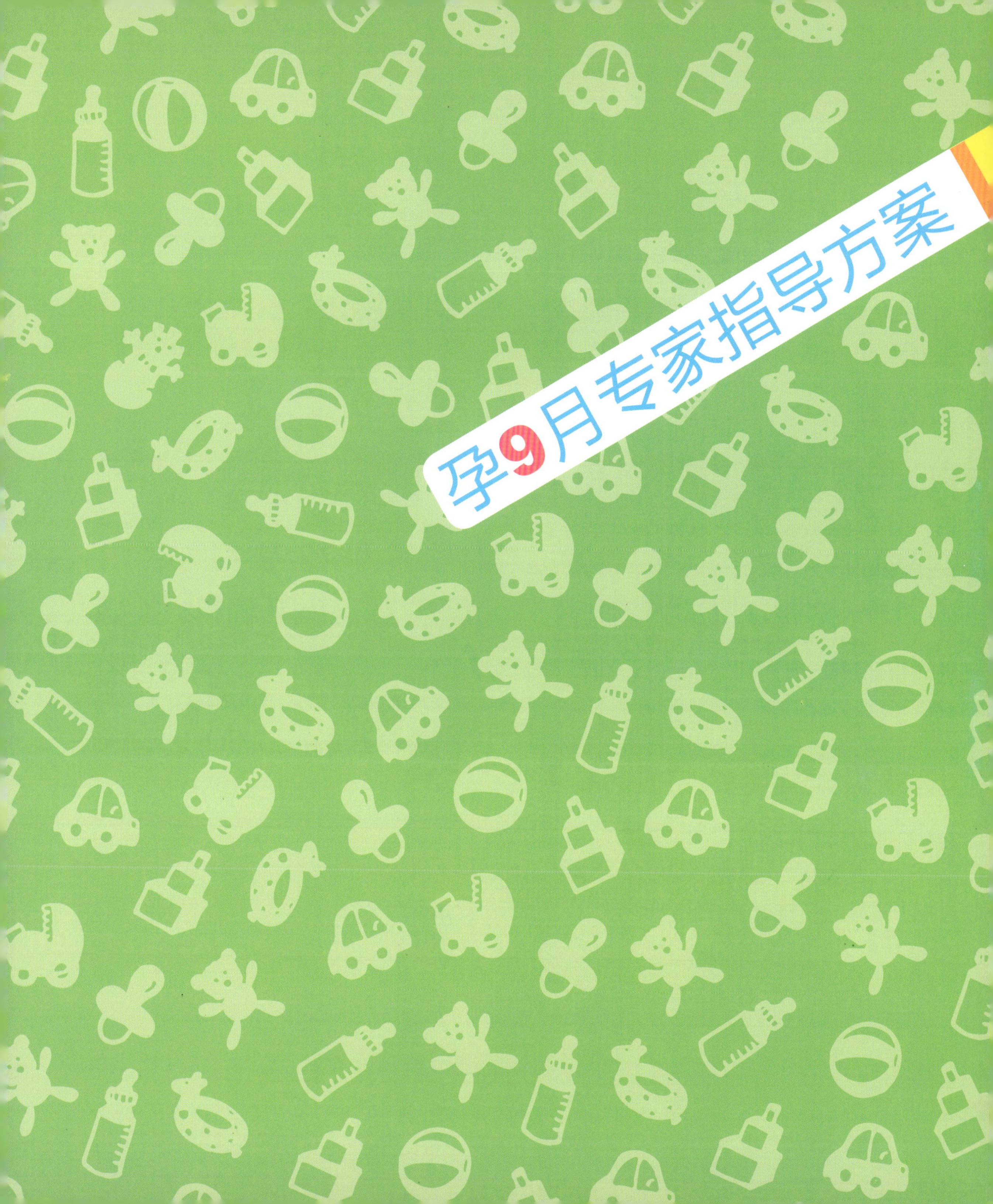
孕9月专家指导方案

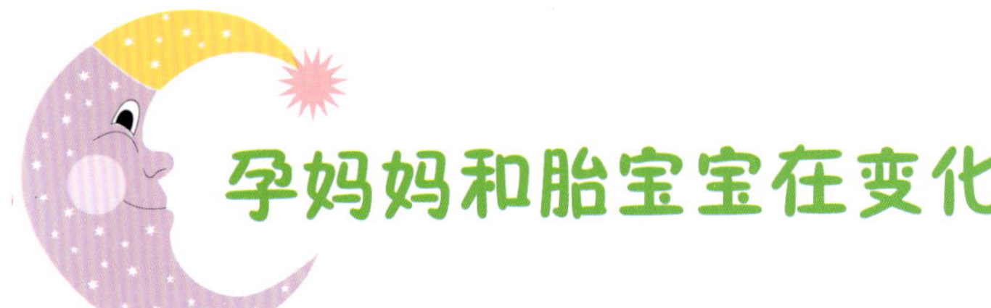

孕妈妈和胎宝宝在变化

第33周孕妈妈和胎宝宝的变化

宝宝的身体在不断长大，你的肚子已经被他撑得满满的，你甚至能隔着肚皮分辨哪是宝宝的小脚，哪是宝宝的胳膊了，有时还可以感受到宝宝打嗝时的身体震动呢！

孕妈妈的变化

你的体重增加了10~12.7千克，手、脚、腿等部位能可能都会出现水肿。

如果你是第一次生产，那么从这周开始，胎儿的头部可能会逐渐下降，进入骨盆。这会逐渐减轻此前因为子宫压迫到横隔膜、胃部而导致的不适感觉。如果你此前有过生育史，那么胎儿入盆的时间就会晚一些。

胎宝宝的变化

到本周末，宝宝的呼吸系统和消化系统发育已经接近成熟了。

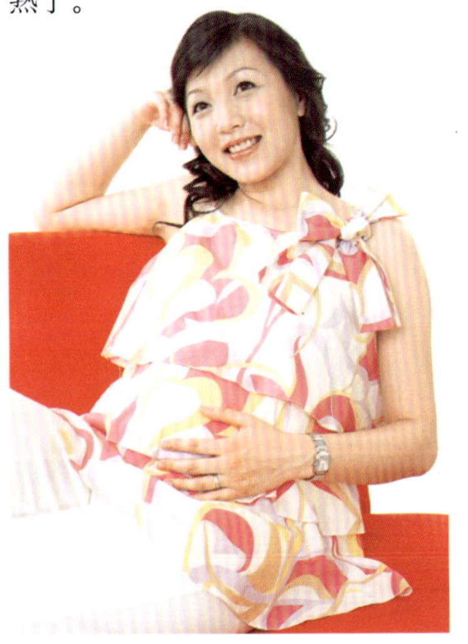

宝宝全身的骨头正变得越来越结实，但头骨仍然比较柔软，每块头骨之间都有空隙，为生产时候头部能够顺利通过阴道作准备。因为皮下脂肪的继续蓄积，宝宝的皮肤看起来不再又红又皱了。

贴心提示

从本周开始，你可能会出现胎膜早破的情况，尤其是睡觉时。不过也有可能是尿液。要仔细分辨，一旦认为是胎膜破裂，请立即与医生联系。

如果你的水肿情况比较严重，建议你及时咨询医生或者去医院就诊。

第34周孕妈妈和胎宝宝的变化

有许多事情还需要你去了解，如熟悉医院的具体情况，提前作好分娩准备；多学习一些分娩的相关知识等。准备得越充分，就越能克服临产的恐惧心理。

孕妈妈的变化

你的子宫顶部已经超过肚脐大约13.75厘米。记住，每个人怀孕时增长的尺寸都不尽相同，最重要的是子宫在怀孕期间以一定的速率持续增大。本书所给出的数据也仅作为参考。

你可能已经发现你的肚脐已经向外突出。你可以用绷带或纱布盖住向外突出的肚脐，以免敏感的肚脐处受到刺激或感染。

胎宝宝的变化

随着体重的逐渐增加，宝宝皮肤上的胎脂越来越厚，皮肤上的胎毛几乎已经全部脱去。

在宝宝的体内，中枢神经系统继续发育；消化系统和排泄系统都在日趋成熟，每天胎儿都排出大约接近600毫升的尿液。宝宝的肺部已经发育得相当良好，现在出生的话，也可以自己呼吸了。

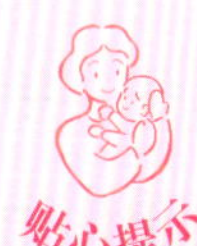

你必须和准爸爸一起提前确定分娩医院的地点了。对于随时可能到来的分娩，以及产后的必备物品及处理方法，都应该提前作好准备。

第35周孕妈妈和胎宝宝的变化

本周的胎儿虽然中枢神经系统尚未完全发育成熟，但肺部发育已基本完成，所以大多数胎儿在本周出生的话，都能健康存活（存活的可能性为99%）。

孕妈妈的变化

由于胎儿增大，并且逐渐下降，你可能会觉得腹坠腰酸，骨盆后部附近的肌肉和韧带变得麻木，甚至有一种牵拉式的疼痛，使行动变得更为艰难。你的排便的次数也会因为胎头下降而增加。

随着胎儿的增加，你的子宫壁和腹壁已经变得很薄，胎儿活动时，可以看到宝宝手、脚、肘部在腹部突显的样子。

胎宝宝的变化

宝宝的体重增长进入了高峰期，皮下脂肪继续增多，为出生后调节体温作准备，身体也变得越来越强壮和有力。

现在，宝宝的肾已经发育完全，肝也开始具备排毒能力，可以自行代谢一些东西了。

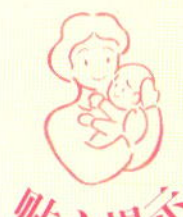

从本周开始，你需要每周作一次产前检查。这几周你的身体会越来越感到沉重，要注意小心活动，避免长期站立。

胎儿的胎动虽然减少了，但你还应坚持计数胎动。胎动每12小时在30次左右为正常，如果胎动每12小时少于20次，则预示胎儿可能缺氧；少于10次，胎儿可能有生命危险，我们建议你及时去医院就诊。

第36周孕妈妈和胎宝宝的变化

从本周或者下周，你就要把去医院所需的所有物品准备齐全了。把东西一起装在一个包里，搁墙角边或柜子里，一旦发生紧急状况，可以拎起包来就出发。

孕妈妈的变化

你的体重增长达到最高峰，大约已比孕前增重 11 千克。宫缩的次数会增加，你偶尔会有宝宝快要出来了的感觉。

由于胎儿在腹内的位置在逐渐下降，你会感到下腹部坠胀，有时你会有宝宝要出来的感觉。值得高兴的是，之前由于子宫压迫导致的呼吸困难和胃部不适等症状开始逐渐缓解。

胎宝宝的变化

随着皮下脂肪的增多，以及脸部吮吸肌的增强，宝宝的脸也越来越圆润了。

孕期过去了 9 个月，宝宝的体积已经相当于当初胎芽体积的 1000 倍了。同时，由于宝宝体积的不断增加，子宫内的羊水比例减少，宝宝胎动的空间也减少了。

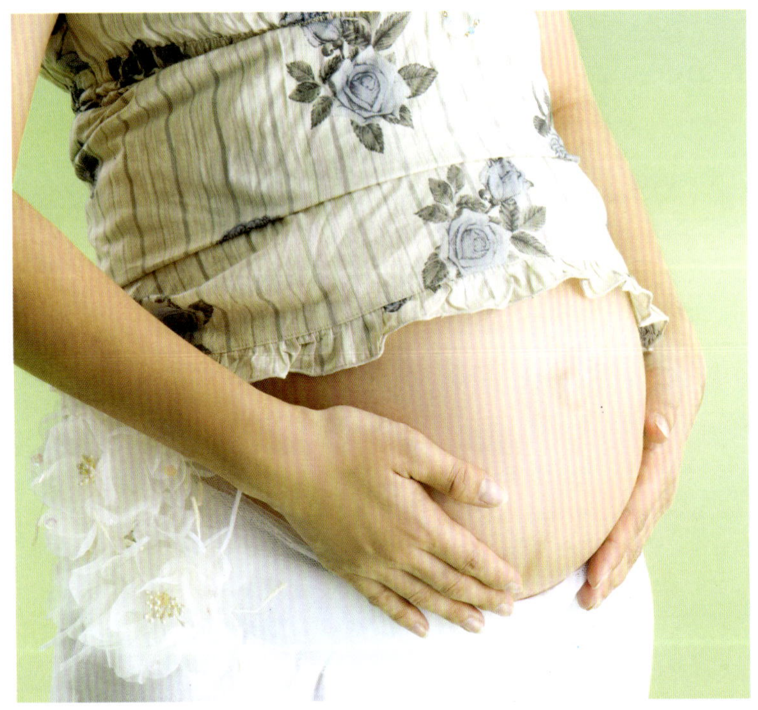

贴心提示

从本周开始，产科医生将安排你每周作 1 次产检。你在上下楼梯和洗澡时一定要注意安全，防止滑倒。做家务时也一定要注意动作轻缓，不要过猛，更不能做有危险的动作。

孕期好营养，让胎宝宝更健康

孕9月营养规划

为临产作好准备

临近预产期，胎儿逐渐下降进入盆腔，腹部会更加膨大，消化功能也继续减退，更加容易引起便秘，因此，你要多吃些含纤维多的食品。继续保持以前的良好饮食方式和饮食习惯。少吃多餐，注意饮食卫生，减少因吃太多，或是饮食不洁造成的肠胃道感染等给分娩带来的不利影响。

注意补充维生素B_1、维生素K

多吃粗制谷物、豆类食品，补充维生素B_1。如果硫胺素补充不足，易引起呕吐、倦怠、体乏，还可能影响分娩时子宫收缩，使产程延长，分娩困难。

注意适当摄入动物肝脏及绿叶蔬菜等，补充维生素K。如果缺乏维生素K，会造成新生儿在出生时或满月前后出现颅内出血，因此应注意补充维生素K。

每天60克脂肪

可以适量食用一些南瓜、红薯、土豆、藕来代替米面等作为主食，它们不仅含淀粉、糖，还含有纤维素和一些微量元素，可提供更全面的营养，而且热量较低。

每天75~100克蛋白质

可以多吃一些海产品。比如味道鲜美的干贝，营养丰富，可食部分每100克含蛋白质63.7克，比鸡蛋高3.2倍，还含有脂肪、糖类、钙、磷、铁等营养元素。具有平肝明目、解毒生肌的功效。与鸡肉、蛋类一起烹调食用，能更好地发挥补益作用。

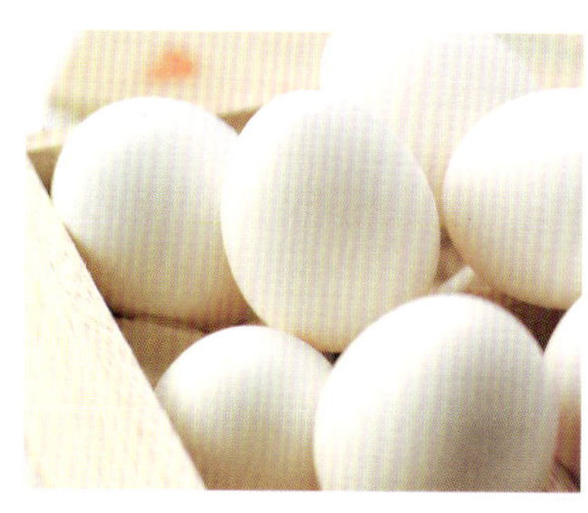

继续补铁补钙

胎儿的肝脏正在迅速储存铁。如果此时铁摄入不足，可影响胎儿体内铁的存储，出生后易患缺铁性贫血，动物肝脏、绿叶蔬菜是最佳的铁质来源。

胎儿体内的钙一半以上是在怀孕期最后两个月储存的。如果本月钙摄入量不足，胎儿就要动用母体骨骼中的钙，致使你发生软骨病。注意晒太阳，可促进合成维生素D，有利于钙的吸收。

玉米

玉米是标准的低热高营养食物。每100克含热量196千卡，而粗纤维却比精米、精面高4~10倍。还含有大量镁，可加强肠壁蠕动，促进机体废物的排泄，有利尿、降脂、降压、降糖作用，很适合孕晚期的你食用。

适合孕妈妈的夏季消暑食物

孕妈妈的体温比一般人略高，一旦碰到酷暑，更容易感到烦热及疲倦，那么，炎炎夏日，孕妈妈的消暑食物有哪些呢?

绿茶

绿茶含有茶多酚、矿物质、蛋白质、锌、维生素等营养成分。锌元素对宝宝的正常生长发育起着极其重要的作用，适量喝点淡绿茶不仅消暑，对加强心肾功能、促进血液循环、帮助消化、预防妊娠水肿、促进宝宝生长发育，也是大有好处的。

不过，由于绿茶中含有鞣酸，会妨碍铁的吸收，最好在饭后1小时再饮用淡绿茶。

蔬菜汤

夏天解暑的汤有海米冬瓜汤、番茄蛋汤等，冬瓜含有充足的水分，具有清热毒、利排尿、止渴除烦、祛湿解暑等功效；海米是钙的较好来源。

孕晚期，孕妈妈可多吃冬瓜和海米，既可消除孕期水肿，又可补充钙质。

果汁

将杧果、橙子、苹果、猕猴桃等水果榨汁，然后加入酸奶或者纯净水或者蜂蜜皆可，这几种水果都含有丰富的维生素C，短暂搅拌还能保留较多维生素，除果皮外，纤维素也基本保存了下来，果汁口味鲜美香浓，孕妈妈夏季饮用，既解渴又美肤养颜。

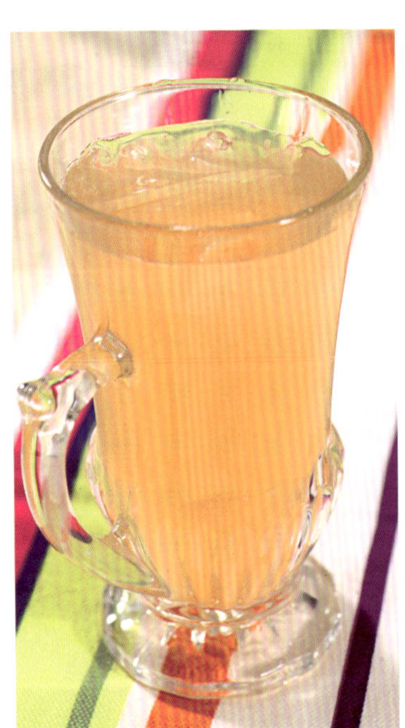

瓜果

瓜类食物，如西瓜、冬瓜、香瓜、黄瓜等，含有丰富的水分和电解质，既可以解渴又能解暑。

以上食物食用时请维持常温，另外夏季饮食应以清淡为主，少吃烧、烤、炸、辣等易上火的食物，而过于寒凉之食物及冰品也需避免，以免患暑湿而造成肠胃不适。

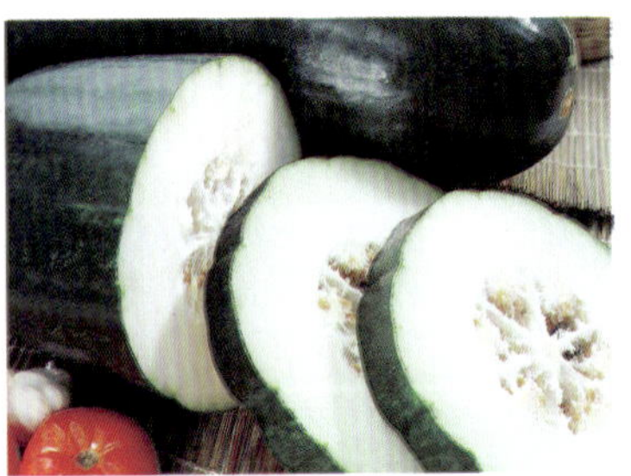

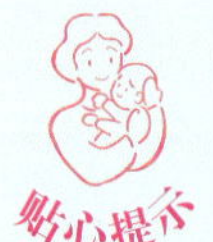

贴心提示

夏天喝绿豆汤特别能解暑，但孕妈妈只可少量喝些，不宜长期喝，对于那些性冷脾弱的孕妈妈来说更不宜久喝，若喜欢，可在煮绿豆的时候加些红豆大枣，以补气养血。

适合孕妈妈的冬季保暖食物

冬季气温低，室内外温差大，为了提高机体免疫力，增进保暖功能，我们给孕妈妈推荐了以下食物，孕妈妈可适当多吃一些：

葡萄干

葡萄干内含大量葡萄糖，对心肌有营养作用。由于钙、磷、铁的相对含量高，并有多量维生素和氨基酸，可补气血、暖肾，对贫血、血小板减少有较好疗效，对神经衰弱和过度疲劳有较好的滋补作用。

羊肉

羊肉营养价值高，含有丰富的蛋白质、脂肪、钙、磷、铁、钾、尼克酸等，所产生的热量高于猪瘦肉、牛肉等肉食，是补虚益气的佳品，孕妈妈在冬天吃些羊肉可补虚抗寒、防病强身。不过，羊肉性温产热量高，不宜过多地食入，以免引起不适。

蜂蜜

冬天气候干燥，而蜂蜜可以润肺，还有促进消化吸收、增进食欲、镇静安眠、提高机体抵抗力的作用，但蜂蜜含糖，有糖尿病的孕妈妈则不宜多食。

牛肉

牛肉性温，在寒冷的冬季食用能够迅速补充能量，孕妈妈一周可吃3~4次瘦牛肉，每次60~100克，可以预防缺铁性贫血，并能增强免疫力。

虾

冬天机体比较容易缺钙，而虾含有很高的钙质，如果孕妈妈对虾没有不良反应，冬天可以常吃虾。

适合孕妈妈的睡前催眠食物

有些食物能缓和紧绷的肌肉，平稳紧张的情绪，让人获得平静，在睡前吃有助于放松，提高睡眠质量，使人摆脱失眠困扰。

馒头或面包

如果孕妈妈白天经常犯困，而晚上睡眠不安稳，可以在睡前吃一块馒头或面包，能提高体内色氨酸的含量，帮助入睡。

莴笋

莴笋中有一种乳白色浆液，具有镇静安神作用，适用于神经衰弱引起的失眠，使用时，将莴笋带皮切片，加水煮熟后饮汤。

牛奶

牛奶中含有两种催眠物质：一种是色氨酸，能促进大脑神经细胞分泌出使人昏昏欲睡的神经递质；另一种是对生理功能具有调节作用的肽类，可以发挥类似麻醉、镇痛的作用，让人感到全身舒适，有利于解除疲劳并入睡。

苹果

苹果对心脾两虚、阴虚火旺、肝胆不和或肠胃不和所致的失眠都有较好的疗效，苹果浓郁的芳香气味，对人的神经有很强的镇静作用，能催人入眠。

此外，在床头柜上放一个剥开皮或切开的柑橘，吸闻其芳香气味，也可以镇静中枢神经，帮助孕妈妈入睡。

小米

小米有和脾健胃安神之功效，小米中有色氨酸和淀粉，常食可促使胰岛素分泌，从而提高进入脑内的色氨酸含量。小米熬成粥，临睡前服用，起安神催眠作用。

红枣

性温味甘，色赤，具有补五脏，益脾胃，养血安神的功效，若孕妈妈有多梦、失眠、精神恍惚的状况，可以取红枣去核煮烂加冰糖、阿胶，文火煨成膏，每晚睡前食1~2汤匙。

核桃

味甘性温，是一种很好的滋补营养食物，能治疗神经衰弱、失眠健忘、多梦，孕妈妈可取粳米、核桃仁、黑芝麻，文火煨成稀粥，用少许白糖调食，睡前食用可促进睡眠。

好孕美食推荐：鸡肉

鸡肉富含优质蛋白质和促进人体生长发育的磷脂类，并且消化率高，很容易被人体吸收利用，有增强体力、强壮身体的作用，对孕期的营养不良、畏寒怕冷、乏力疲劳、贫血、虚弱等有很好的食疗作用。

美食推荐

胡萝卜毛豆炒鸡丁

功效：增强免疫力、缓解疲劳。

准备：鸡肉250克，胡萝卜1根，剥好的毛豆150克，盐、味精、香油各少许。

做法：1. 鸡肉洗净切成小块；胡萝卜洗净，去皮切小丁；毛豆洗净。

2. 锅内烧开热水，将胡萝卜及毛豆放入煮约2分钟，捞起，以冷水冲凉，沥干水分。

3. 另起锅，放油烧热，放入鸡丁，炒至八成熟，盛起再将毛豆及胡萝卜放入锅内，焖煮约5分钟，加入鸡丁，拌炒至熟，加盐、味精调味，淋上香油即可。

美食延伸

鸡肉的肉质细嫩，滋味鲜美，适合多种烹调方法，热炒、炖汤、凉拌都能做出好滋味来。你尽可以变化这方法来品尝美味。

鸡的品种很多，但作为美容食品，以乌鸡为佳。

美食变化

宫保鸡丁、鸡丝拌黄瓜、莴苣炖鸡、小鸡炖蘑菇。

孕期日常护理，步步跟进

待产包的物品清单推荐

证件	你和准爸爸的身份证、户口本，你的保健手册、病历本等
现金	办住院手续时需要用的钱款
卫生巾	日用、夜用多准备几包，要勤更换
衣物	2~3 套睡衣，方便更换；拖鞋 1 双；舒适的帽子 1 顶；防止乳汁渗漏乳垫 2 副；哺乳胸罩 2 个；一次性纸内裤 1 包
洗漱用品	牙刷、牙膏、毛巾、脸盆等。毛巾至少 3 条，洗脸、擦身、洗下身各 1 条；脸盆至少 2 个，洗脸、擦身各一个
日用品	饮水杯、饭盒等
食物	待产有时是漫长的，要准备些食物补充能量，可准备巧克力、果汁（配上弯曲的吸管，可以方便喝水）
宝宝用品	小衣服、小被子、小毛巾、纸尿裤、湿纸巾
哺乳用品	吸奶器、奶瓶、奶粉、奶嘴、奶瓶消毒锅、消毒钳、宝宝专用电暖水壶
其他	陪你去医院的准爸爸等你，也要准备一些自己的必须物品。还可以准备好相机，拍摄宝宝出生后的珍贵照片

孕晚期要作好的7种准备

1 联系好住院事宜

为了防止医院的妇产科床位紧张，必须要提前联系好住院事宜，才能有备无患。

2 确定去医院分娩的路线和交通工具

没有人能预测分娩的时间，必须准备一个万全之策，设计好去医院的几种方案，以便在紧要关头能顺利平安地到达医院。

3 按时作产前检查

一定要坚持按时去体检，关

注每一次检查的结果，以便及时发现异常，及时想办法解决。

4 **准备好待产包**

把准备好的物品装包，放在方便取用的地方，一旦需入院可随时取用。

5 **经常按摩身体**

按摩可以刺激身体皮肤内的神经末梢，增进血液循环，缓解肌肉疲劳。

6 **学习分娩知识**

阅读孕产相关图书或参加产前培训班，全面客观地了解分娩，保持轻松和自信的状态，迎接宝宝的降生。

7 **随身携带通信工具**

最好不要单独外出，如一定要单独外出，手机一定要随身带。

需要了解的6种分娩医院信息

1 通过多种渠道收集一下相关信息，了解医生情况。可以先听听护士的介绍，向同事、朋友和亲戚中生过宝宝的人打听一下，不要被广告所迷惑。

2 了解一下是否可以提前住院待产。需要的话，还可以了解一下准爸爸是否可以进产房陪产。

3 了解一下医院是否提供妊娠培训班。有的医院专门开设妊娠培训班，指导孕全程。有的医院倡导母乳喂养，并给予相关指导，如教哺乳方法和乳房按摩技巧等。

4 了解医院是否提供导乐式分娩（由助产士一对一陪伴产妇）、产后有无专人护理等。

5 医院的位置也很重要。分娩时，车子是否能很方便地抵达医院、住院的相关事宜等，也是需要考虑的因素，所以，最好能选择附近的医院。

6 了解一下在分娩过程中医院是否提供胎心监护，在宝宝出生后，母子是否同室，是否有新生儿游泳和按摩、抚触等服务，此外，还应注意针对新生儿的检查制度是否完善。

最后，我们建议，在医院的选择上没必要追求过高的消费，要量力而行，理性消费。

关注胎动，及时发现异常

孕晚期监护宝宝的主要方式是勤数胎动，由于孕晚期胎动会逐渐减少，尤其是36周后，由于子宫空间相对小，胎头入盆等因素，胎动次数较前几周减少20%~30%，所以数胎动时要思想集中，及时作好计数标记，以免遗漏，可采取任何舒适的体位进行。

在孕晚期，一般胎动在每小时3次以上，12小时胎动在10~20次以上，但胎动的强弱和次数，个体间的差异很大，孕妈妈要按习惯感受的胎动评估，还可将每周的胎动次数算出平均数，如果每天胎动次数大于平均数的50%，或少于平均数的30%，也为异常胎动。

如果胎动频繁或无间歇地躁动甚至无胎动，可能是宝宝宫内缺氧或其他异常的表现，一旦发现应及时就医。

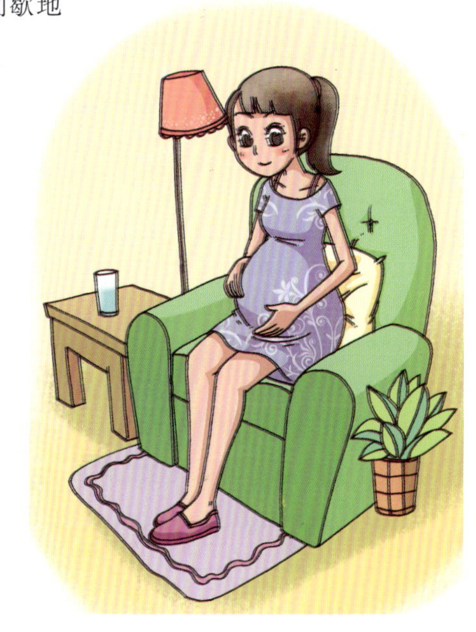

克服孕晚期焦虑综合征

到了孕晚期，经历了漫长孕程的你开始盼望宝宝早日降生。是的，宝宝就快要出生了，你们很快就可以见面了，你应该高兴才是。然而，实际情况可能恰恰相反，越是临近分娩，你越容易被各种各样的问题困扰，并因此而变得焦虑：

预产期快到了，宝宝怎么还不出生？

专家指导：到了预产期并非就分娩，提前17天、过后10天都是正常的情况。你既不要着急，也不用担心，因为这样都无济无事，只能是伤了自己的身体，影响了胎儿的发育。

分娩的时候会不会顺利？

现在，正规的大医院妇产科都有良好的技术设备，并且有许多专业的医生、护士随时监控你的分娩进程。你要对自己有信心，要勇敢面对！

胎儿会不会健康？

整个孕期你都坚持产检，并且医生也一再让你放宽心了，其实不用焦虑什么，要知道，不必要的焦虑可对宝宝健康不利哦。

以上的孕晚期焦虑综合征其实都是因为你对自己和胎儿健康状况的不自信。我们建议你通过一些方法来转移注意力，如听听音乐、下下棋、侍弄一些花草，或是给胎儿准备一下必备的物品等，都可以很好地缓解你的注意力。

如果通过努力，你还是有所不放心，没关系，不妨就你的担心和问题和医生作个探讨。

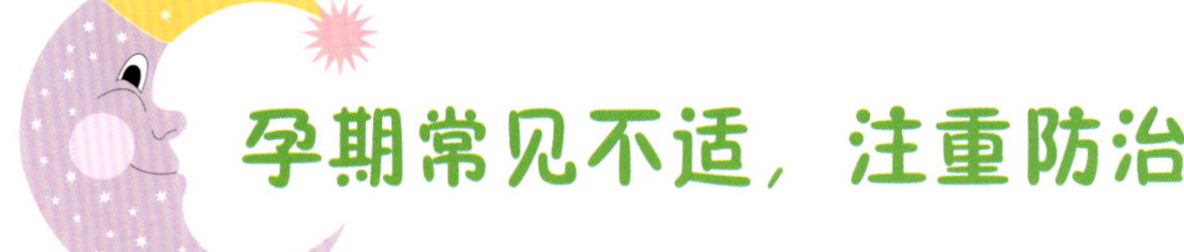

孕期常见不适，注重防治

解决尿频、尿失禁的烦恼

在孕9月，胎头有可能已经入盆，并因此压迫到膀胱；增大的子宫也会压迫到膀胱。膀胱在挤压下就会变得扁扁的，储尿量明显减少，结果就是你排尿次数明显增多，1~2小时排尿一次，甚至更短。这种现象就叫孕后期的尿频现象。

孕后期尿频是正常的生理现象。在尿频的时候，你千万不要憋着，应立即去卫生间。如果你发生尿频的同时伴有尿急、尿痛、尿液浑浊则是异常现象，应及时请医生检查。

除了排尿次数增多，还有些人可能会骨盆底肌肉呈托力差而出现压力性尿失禁。压力性尿失禁也是孕后期一个正常且常见的生理现象，如果你有大笑、咳嗽或打喷嚏等增大腹压的活动则更是不可避免地会发生压力性尿失禁。

要避免发生尴尬的尿失禁现象，我们建议：

1 使用卫生巾或卫生护垫，避免关键时刻出现尴尬情形。

2 常做骨盆放松练习，这有助于预防压力性尿失禁。作骨盆放松练习前应咨询医生，如果你有早产征兆，就不要做了。

具体动作如下

四肢跪下呈爬行动作，背部伸直，收缩臀部肌肉，将骨盆推向腹部。并弓起背，持续几秒钟后放松。千万不要为了避免压力性尿失禁而尽量少喝水，这么做只会导致更大的麻烦——便秘。

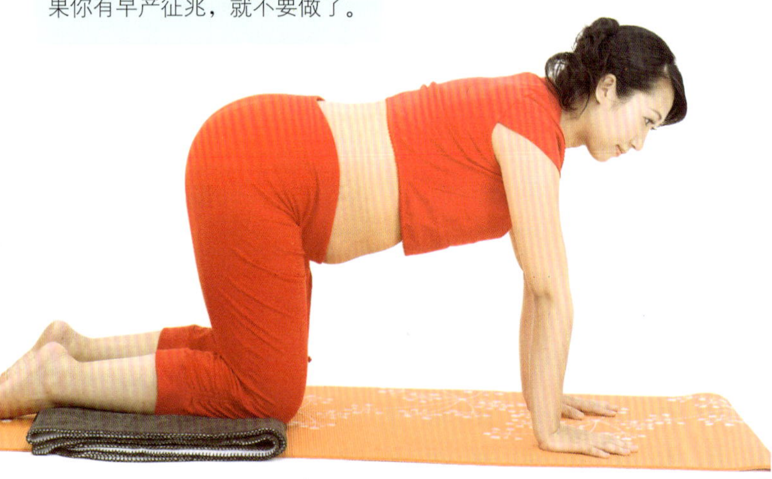

怎样改善孕期胃肠胀气

腹胀是孕期常见的困扰之一，在孕晚期，子宫会自然压迫到妈妈的胃肠道，胃肠在受到压迫下，便会影响其中内容物及气体的正常排解，从而引起腹胀。

腹胀所伴随的食欲不振、便秘，以及因其对孕妈妈造成心理压力而导致的不易入眠、作息失调等，都是不可小觑的孕期烦恼。孕妈妈最好去医院检查一下腹胀的原因，排除一些危险情况，如果没有大碍，可以从日常饮食和起居上进行必要改善和预防。

孕妈妈平时要避免产气食物，胀气状况严重时，应避免吃易产气的食物，例如豆类、马铃薯等，太甜或太酸的食物等，每天多喝温开水，同时，日常起居上还要注意：

1 保持愉快轻松的心情

紧张和压力大的情绪，会造成体内气血循环不佳，放松心情对改善腹胀是有好处的，孕妈妈可以多做些喜欢的事情，如看书、看电影、做简单的手工等。

2 保持适当运动

适当运动能促进肠蠕动，舒缓胀气情况，建议孕妈妈可于饭后30分钟出去散步，可帮助排便和排气，但不要激烈运动，散步半小时左右即可有较好的效果。

3 如果腹胀难受时，可采取简单的按摩方法舒缓

摩擦预热手掌后，采取顺时针方向从右上腹部开始，接着以左上、左下、右下的顺序循环按摩10~20圈，每天可进行2~3次。注意千万不要在用餐后就立刻按摩，同时在按摩的过程中要注意力度不能过大，并要稍微避开腹部中央的子宫位置。

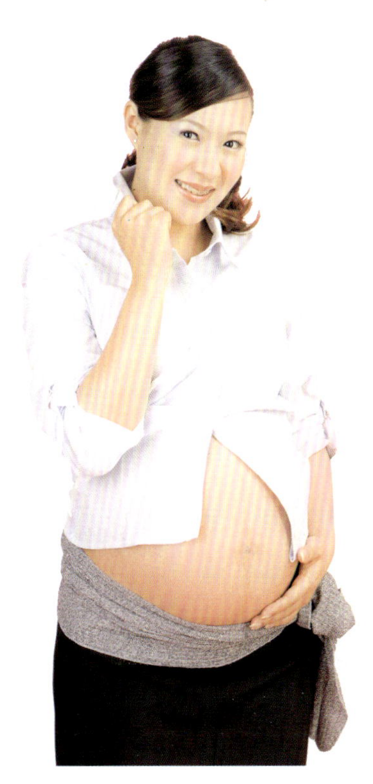

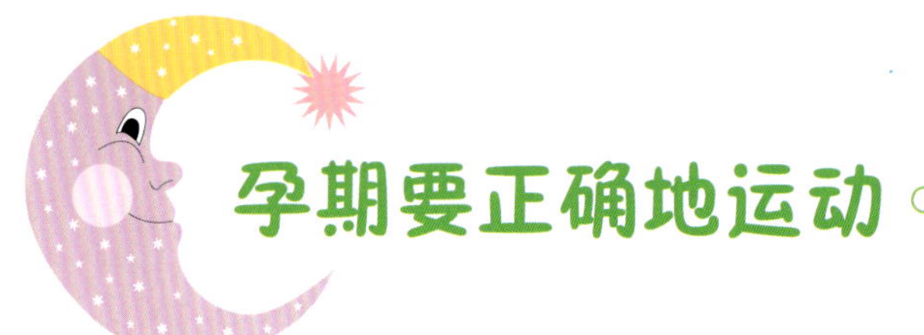

孕期要正确地运动

有助于避免会阴侧切的按摩锻炼

国外许多孕妈妈会从本周开始进行会阴按摩和锻炼，这样可以增加会阴肌肉组织的柔韧性和弹性，帮助自然分娩的顺利进行，同时，还能减少会阴侧切手术的发生。如果你一切健康，也可进行这样的练习。

在进行会阴按摩和锻炼之前，你应该先咨询医生自己是否可以进行该项练习。如果可以，你可以让医生给你提供一些可行的指导。

以下是会阴按摩和锻炼的步骤指导：

1 修剪指甲，洗净你的手，坐在一个温暖舒适的地方，把你的腿伸展开，呈一个半坐着的分娩姿势。然后把一面镜子放在会阴的前面，面朝会阴部。这样你就可以清楚地看见会阴周围肌肉组织的情况了。

2 选择一些按摩油，例如纯的菜子油，或者水溶性的润滑剂，用你的拇指和食指把按摩油涂在会阴周围。

3 把你的拇指尽量深地插入你的阴道，伸展双腿。朝直肠的方向按压会阴组织。轻柔地继续伸展会阴口，直到你觉得有些轻微的烧灼或刺痛的感觉。保持这种伸展，直到刺痛的感觉平息，然后继续前后地轻柔按摩阴道。

4 按摩当中，在阴道里勾起你的拇指，并且缓慢地向前拉伸阴道组织，分娩时宝宝的头也会这样出来的。

5 最后，前后轻柔按摩拇指和食指之间的肌肉组织大约1分钟。

注意：过于用力会引起会阴部敏感的肌肤出现淤伤和刺痛。同时，在按摩期间不要用力按压尿道，因为这样会导致感染和发炎。

学两个有助分娩的动作

运动原则

这个时期千万不能过于疲劳，运动以舒展和活动筋骨为主。

扭骨盆运动

1 仰卧在床上，两腿与床成 45°，双膝并拢。

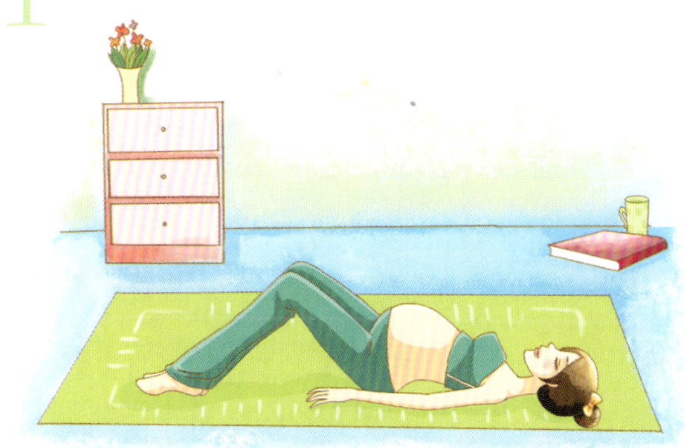

2 双膝并拢带动大小腿向左右摆动。摆动时两膝好像是一个椭圆形，要缓慢有节奏地运动。双肩和双脚板要紧贴床面。

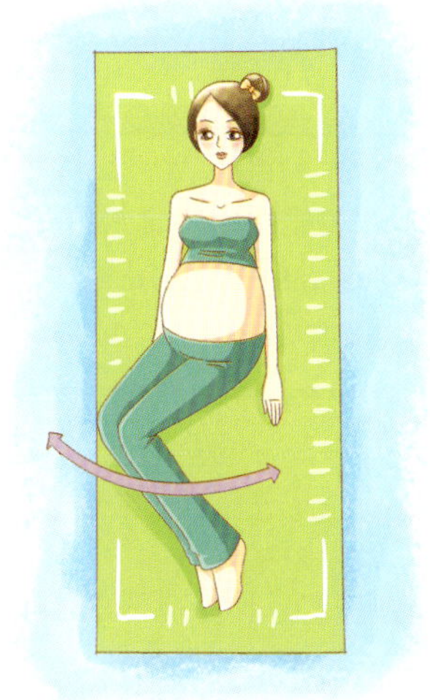

3 左腿伸直，右腿保持原状，右腿的膝盖慢慢向左倾倒。

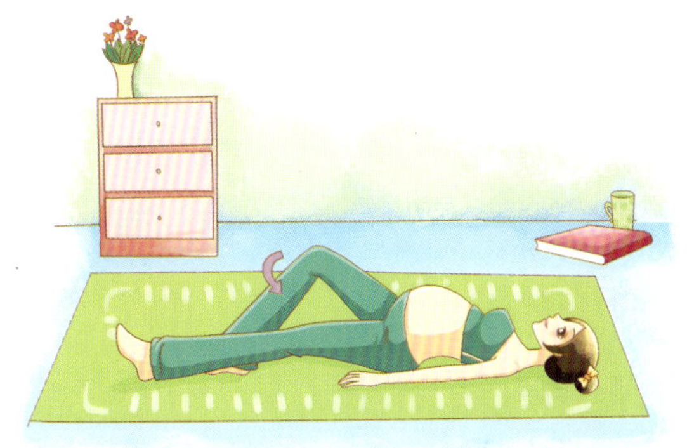

4 右腿膝盖从左侧恢复原位后，再向右侧倾倒。此方法两腿交换进行。

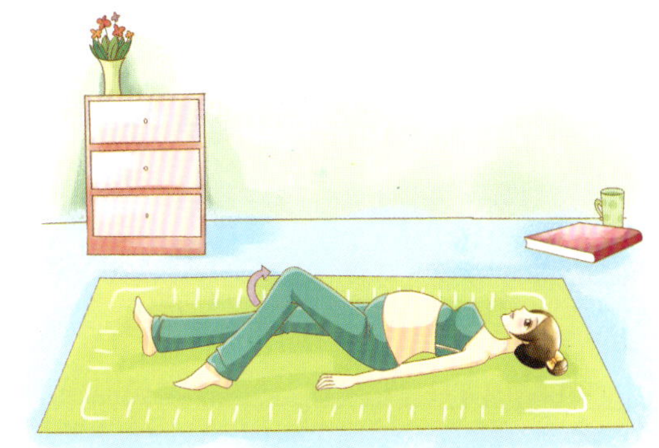

提肛运动

坐在靠背椅上面，轻轻吸气，以中断排尿那样的方法用力收缩肛门、会阴部肌肉，并尽可能维持一段时间，然后呼气放松，每次做 10~15 次。这个动作可增强肛门、会阴部肌肉的弹性，利于分娩。

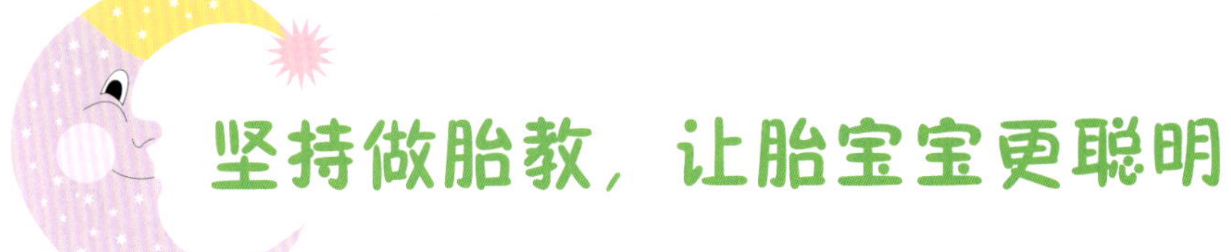

坚持做胎教，让胎宝宝更聪明

教胎宝宝认识颜色和图形

现在，胎宝宝的感官都已发育成熟，视觉、听觉、触觉等都已经具备，孕妈妈可以教胎宝宝认识颜色和图形。

利用颜色的特性给胎宝宝好的影响

研究表明：不同的颜色会对人的心理产生不同的效应，通过对人心理的不同影响左右人的情绪和行为。一些好的颜色能使人感到舒适，情绪得到缓解，行为也会变得灵活，并且更富有创造性。

孕妈妈可以根据颜色的这种特性来给胎宝宝好的影响，比如给胎宝宝感受红色，可以用感觉将红色传递给他，然后说给他听：红色是暖色调，能振奋人的精神，如果穿红色的衣服，看起来十分有活力对不对？

尽量让胎儿多感受大自然的颜色，如小草和树的绿色，绚丽的花儿等，让胎宝宝认识一个绚烂的世界，这样颜色会对他产生良好的刺激，促进他的大脑发育，使他更加聪明、机敏。

运用联想法教胎宝宝图形

孕妈妈可以用鲜艳的彩色硬纸，剪成几个不同颜色的正方形、长方形、三角形、圆形等图片，在跟胎宝宝描述的时候，最好能找到一个参照物，描述图形时要尽量全面，每个图形的名称、颜色，以及不同的图形各有哪些特征，如正方形的4个边一样长，4个角相等且都是直角，家里的正方形有窗户、照片、电视机等。

胎宝宝边听边受到孕妈妈脑电波的刺激，就会初步记得这几个形状的特点，达到胎教的目的。

陪胎宝宝鉴赏名画，培养艺术气质

鉴赏名画能培养胎儿的艺术气质，距离分娩还有一个月，这时候孕妈妈如果能进一步陶冶自己的心绪，对胎宝宝的影响是很好的。

在鉴赏名画时，可能需要了解的知识有：

画的类属

画作有不同的类属，国画、水彩、油画等，不同的类属有不同的表达情感和思想的方法，因此，首先了解画的类属非常重要，这是欣赏画作的基础。

画家的流派

从画家的流派可以更好地理解这一类画家的共同特征，以及他们作画的意思和大致思想感情，如米开朗琪罗属于意大利派，这类流派的画家喜欢用失真的比例来表现强烈的感情。

作画的时间及感情

这些背景资料可以帮助你对画作产生更多的观后感和想法，并且使你对画作的理解更客观更真实，更能获得感触和收获，这也正是胎教的目的。

欣赏画作可以在画册上进行，也可以去画廊或画展，画册上及画廊的画旁都会对画作的基本情况作介绍，因此你不必太担心欣赏画作会有困难，如果有兴趣，你可以在看画册或画展时进行一些预习。

你可能会喜欢的世界名画

康斯坦布尔的《麦田》、柯罗的《枫丹白露森林的空地》、莫奈的《睡莲》、卡萨特的《母与子》、佐恩的《水波轻拍》、西斯莱的《春天的果园》。

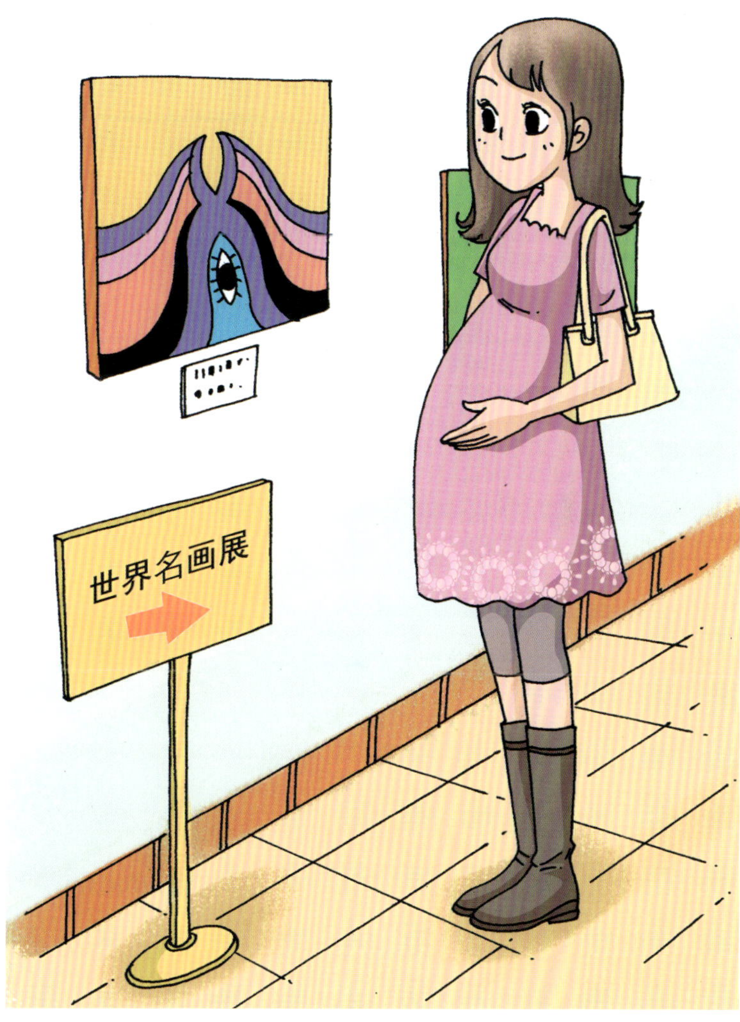

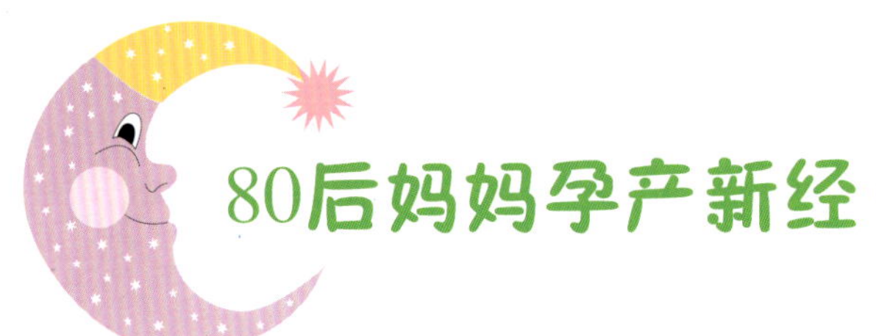

80后妈妈孕产新经

你需要一名怎样的月嫂

一名月嫂选择得好与不好，直接关系到宝宝和你的身心健康，因此月嫂应当具备的条件十分重要。总的来讲，月嫂必须身体健康，要有爱心、耐心，有产后护理技能和带宝宝的经验，同时还要有一定的知识水平和接受新知识的能力。

挑选月嫂，主要应考虑以下几点：

1 来自正规家政公司，接受过专业知识、技能培训的月嫂。要记得验看家政公司的营业资格，以及月嫂的身份证、健康证、从业经验证明、照片等证件。并索要月嫂的身份证复印件。

2 可通过打听口碑如何，看是否曾带过月子里的宝宝，是否有育儿经验，看生活习惯是否科学，最重要的是是否讲究个人卫生。

3 签订合同要写清服务的具体内容、收费标准、违约或者事故责任等；付费时索要正式发票。

4 选择适合自己的月嫂。25~40 岁的月嫂一般较成熟、稳重，工作经验较多。40 岁以上年龄段的月嫂，大都具有相当多的工作经验及人生经历，富有耐心。那些接受过专业训练的，年龄 40~50 岁的“奶奶型”月嫂对一般家庭较为适合。因为她们具有丰富的育儿经验，不仅对宝宝的常见病能够及时发现，而且对产妇的心理和生理也能够进行有效调节，而且年轻夫妇可以随时向“奶奶型”月嫂学习育儿知识，并可培养宝宝与隔代人之间的亲情。

5 在雇用月嫂之前，应该把自己的要求尽量讲清楚，并对月嫂的秉性性格进行初步了解，避免请到不合心的月嫂。

你需要准爸爸陪着进产房吗

在分娩那一刻，你可能希望自己的丈夫在身边，握着你的手，给你关怀和鼓励，这令你感到温暖，也许不会那么害怕，也能让丈夫见证孩子的到来。

但同时，你还要作好心理准备，生产过程可能会给丈夫留下心理阴影，你可能因为害怕被丈夫看到不好的一面而紧张，毕竟男人不会生孩子，不能期待丈夫能完全理解女人生孩子的客观现实，现实生活中，有一些准爸爸在陪产后埋下了性生活失谐的隐患。

那么，你到底要不要丈夫陪产呢？不妨再试着问问下面几个问题：

在我国，准爸爸陪产的条件到底有多成熟？

目前，我国很多医院推出了丈夫陪产服务，还允许拍照拍DV留念，准爸爸还可亲手为宝宝剪下脐带，可是，在曾经一段

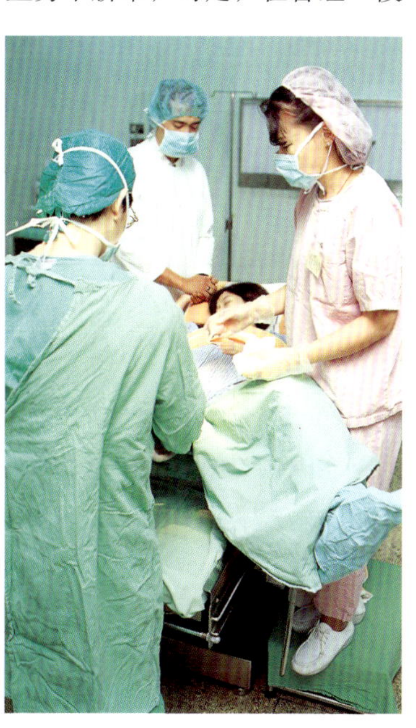

时间里，大部分医院经历了对准爸爸开放又关闭的过程，这说明准爸爸陪产在我国的条件还没有成熟：

1 我国很多医院并不具备陪产所需要的医疗条件

陪产的人员在进入产房前应该进行严格的消毒，而事实是，准爸爸决定陪产的话，很可能无法得到消毒保障，生孩子并不像我们想象得那样隐私，很多地方的产房是三四个人同时生孩子，如果丈夫得到陪产允许，不但隐私无法保证，连基本的卫生条件可能也得不到保障，很容易增加产妇感染的概率。

2 一些准爸爸对分娩的知识了解不够

有些准爸爸由于各种原因，并不十分了解分娩过程中经历怎样的疼痛是正常的，因此，当产妇疼得又喊又叫，而医生又无暇多顾时，他们会措手不及，甚至紧张到语无伦次，影响产妇的生产，如果是遇上脾气不好的准爸爸，情况可能更糟。

3 男人们的承受能力并不像我们想象得那样好

有的准爸爸看到产妇分娩时出的血会晕倒，而这个时候医生如果还需要分心去照顾准爸爸的话，必然对产妇分娩造成不利。

所有的准爸爸都适合陪产吗？

如果准爸爸愿意并且能够陪产固然好，但是想和做并不是一码事，并不是所有类型的准爸爸都适合陪产的。产科医生从多年的实践当中，把陪产的丈夫们作了一个分类，根据他们不同的性格特点，有些人很适合陪产，有些人最好还是让他们在产房外等待，来看看你们的丈夫属于哪种类型？

1 乐观配合型——最适合陪产

这个类型的准爸爸从妻子住进医院，就乐于和医生主动沟通，

并且能够积极配合医生和护士，用积极的态度鼓励妻子，与妻子一起分享痛苦、紧张和快乐。

这种类型的丈夫最适合陪产，在这类丈夫的陪同下，分娩一般都会比较顺利，产程缩短，产后出血减少。

2 不善表达型——需要早点进产房酝酿

这类准爸爸多半不会表达自己的关心，只能坐在妻子身边束手无策，或者是在外人面前不愿意表现出对妻子的关爱。

这类丈夫最好早点进入待产室，让心理多一点适应的时间，妻子也可以主动把自己的需求和想法告诉丈夫，例如你觉得肚子很疼，希望他扶着你在走廊里走一走。

3 紧张暴躁型——需要多加学习分娩知识

这类丈夫脾气都比较急，对分娩过程的知识了解有限，看到妻子疼痛，时常会控制不住自己的脾气，向医生发火，或者要求放弃自然分娩等。

如果你的丈夫属于这种类型，建议让他在产前参加孕妇知识的学习，提前了解分娩过程中会遇到的问题，以及如何与医生沟通。

4 心理压力型——最不适合陪产

这类丈夫在你要求他陪产的时候，他多半会沉默不语，或借故推托，比如说自己怕血等。

如果你的丈夫符合这样的情况，建议还是不要坚持让他和你一起进产房，否则到时他出现一些焦虑情绪或是晕倒，不但帮不上忙，反而需要医生来照顾他，就不好了。

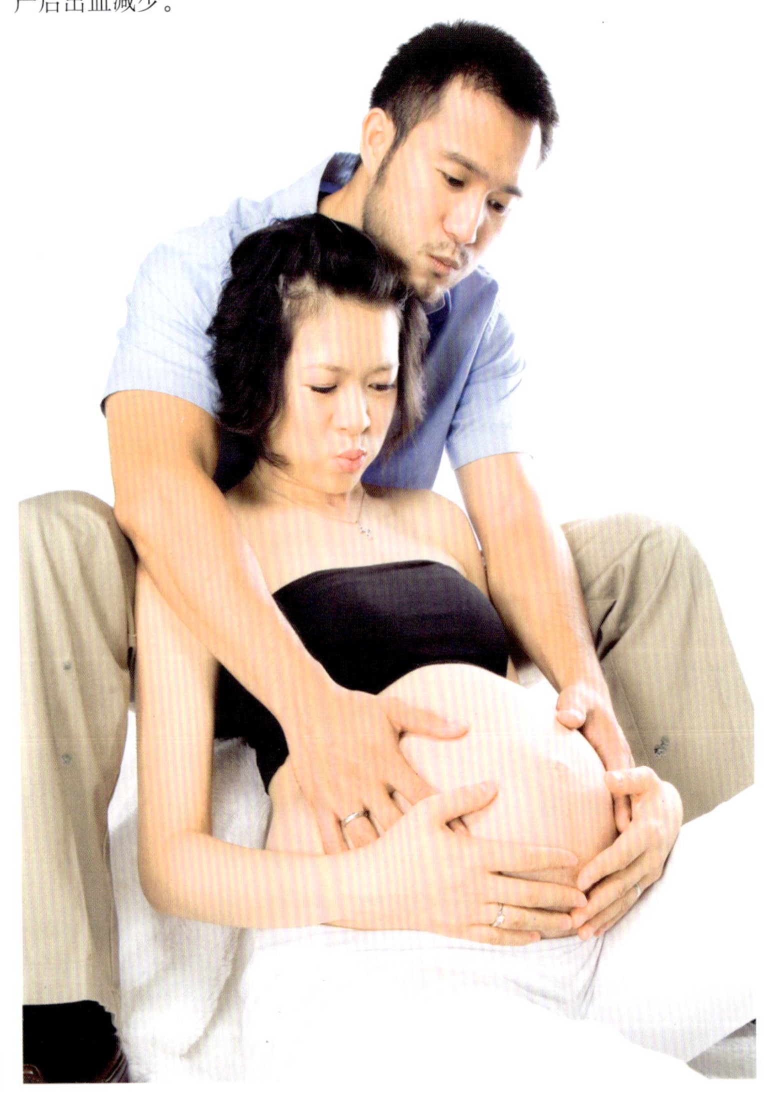

如果你希望丈夫陪产，他应该怎么做才能更好地帮助你？

第一产程

1 临产开始前要多了解分娩的知识，并与你一起观察和讨论，协助你记录胎动和宫缩情况。

2 在每次宫缩时，应给你安慰和支持，也可以用双方熟悉的动作抚慰你、亲吻你、给你擦汗、整理散乱的头发，或按摩你的背部和腹部来缓解产痛。

3 提醒你在宫缩时放松，帮助你练习呼吸技巧和用力技巧，稳定你的情绪。

4 提醒你定时排空膀胱，在你起床活动时，守在你的身旁，在子宫收缩间歇陪你下床或站起来走动一下。

5 和你一起向助产人员咨询、讨论各种镇痛的措施、监护手段以便酌情选择。

6 如果你感到恶心想吐，要叮嘱他及时准备好污物桶，或帮助你更换弄脏的衣物。

7 你需要休息的时候，要向他说明，让他不要和你说话。

8 他需要为你准备一些你爱吃的助产食物和饮料，比如巧克力、水等。

9 他需要包容你的喊叫，但也需要在你喊叫过度时提醒你，不要让你造成不必要的体力消耗。

10 他需要经常性地替你擦汗按摩、帮你喂水等。

第二产程

1 他最好站在产床头侧，和助产人员一起诱导你正确使用呼吸、用力，常询问你的感觉，并对你表示关怀和理解。

2 如果你大声喊叫或哭闹，这时他可以紧紧地抓住你的手，并尽力配合医生的工作。

3 如产程中需要进行静脉点滴，他可以帮助你照看好静脉点滴的手臂。

4 孩子娩出后，他可以在医生的指导下剪断宝宝的脐带。

最后，我们想告诉你的是，能陪产的准爸爸会是个好爸爸，不能陪产的准爸爸对你和孩子的爱也不会打折扣，因此，无论你的丈夫最终是否陪你完成分娩过程，相信他都会是一个好丈夫好爸爸。

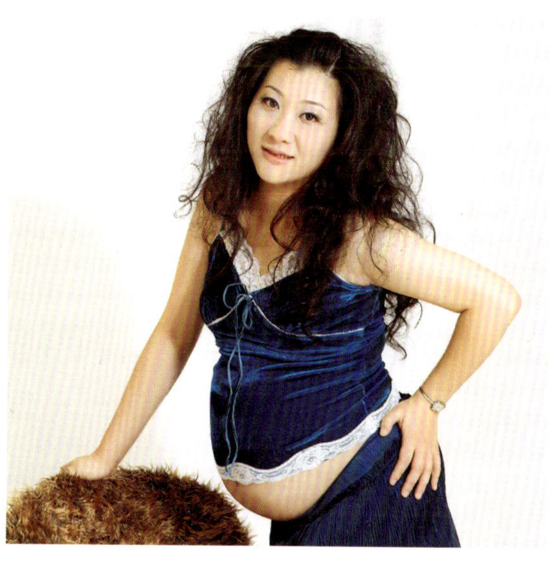

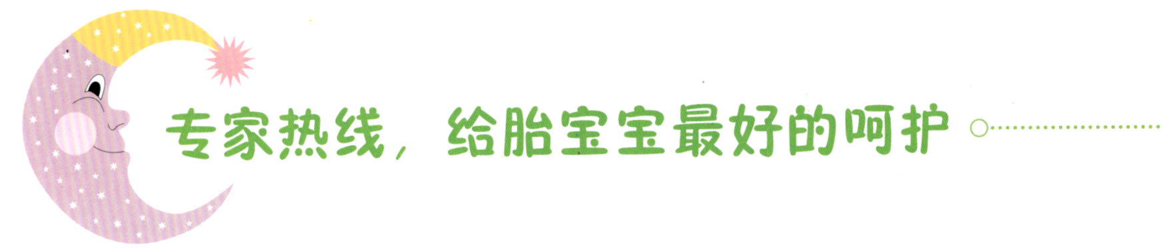

专家热线，给胎宝宝最好的呵护

即将临产，需要作好哪些准备

1 联系好住院事宜。为了防止医院妇产科的床位紧张，必须要提前联系好住院事宜，有备无患。

2 确定好去医院分娩的路线和交通工具。分娩的时间很难预测，一定要在之前就设计好去医院的几种方案，以便在要紧关头能顺利平安地抵达医院。

3 按时做产检。一般到了孕晚期，体检的次数会变得频繁，一定要坚持按时去体检，关注每一次检查的结果，以便及时发现异常，及时解决。

4 准备好待产包。把之前准备好的物品装包，放在随取随用的地方，方便入院后取用。

5 学习分娩知识。多阅读孕产相关图书或参加产前培训班，全面客观地了解分娩，保持轻松和自信的状态，以利顺利分娩。

6 随身携带通信工具，最好不要单独一个人外出，如果需要单独外出，一定要带手机。

会阴侧切是怎么回事，被会阴侧切的概率有多大

会阴是指阴道口到肛门之间的长 2~3 厘米的软组织结构。

会阴侧切是指在会阴部做一斜形切口的小手术，目的是为了防止会阴撕裂、保护盆底肌肉，并减少产后 7 天内发生的后期会阴损伤、缝合和愈合并发症等，术后恢复也很快。

为安全起见，会阴侧切的概率非常高，几乎是自然分娩时必做的小手术，不过，这也不是一定的，只要孕期健康、营养均衡、坚持锻炼，充分作好分娩的准备，则可免于被侧切。

不过，当孕妈妈出现以下几种情况时，是必须实施侧切手术的：

1 会阴弹性差、阴道口狭小或会阴部有炎症、水肿等情况，估计胎儿娩出时难免会发生会阴部严重的撕裂。

2 胎儿较大，胎头位置不正，再加上产力不强，胎头被阻于会阴。

3 子宫口已开全，胎头较低，但是胎儿有明显的缺氧现象，胎儿的心率发生异常变化，或心跳节律不匀，并且羊水混浊或混有胎便。

4 35岁以上的高龄产妇，或者合并有心脏病、妊娠高血压综合征等高危妊娠时，为了保护母婴安全，当胎头下降到会阴部时，就要做侧切了。

5 分娩时发生紧急情况，必须借助产钳助产时，会实施侧切手术。

自然分娩需要多长时间

自然分娩时间的长短和你的年龄、胎位、精神因素、子宫颈的扩张及盆底组织的抵抗力等有关系。

初产妇一般需要10多小时到20小时，经产妇因为子宫颈和骨盆底的组织经过分娩的扩张变得松弛，所以多数比初产妇分娩进展得快，产程在10个小时以内。

有的产妇宫缩特别强，产程也明显地缩短，不到3小时分娩的，称为“急产”；有的产妇，年龄偏大或者精神紧张，畏惧分娩，可致产程延长；如果产程超过24小时则称为“滞产”，一旦滞产，手术产和感染的概率都将增加。

为了有效缩短产程，建议你在临产时不要紧张，要照常进食和休息，子宫收缩时要听从、配合助产士、医生的指导。

身材娇小的孕妈妈能顺产吗

身材娇小的孕妈妈是可以顺产的。

虽然身材娇小的孕妈妈容易出现难产，但这并不表示她们一定不能顺产，我们知道顺产与盆骨大小、形态及胎儿大小有关，许多身高不足1.6米甚至不足1.5米的孕妈妈，她们是典型的女性骨盆，臀部宽，盆腔呈桶状，骨质薄、内径大，胎儿很容易通过。

再说，骨盆的形态是否正常可以由医生经过测量得出结论，从而预测是否可以顺产，因此，孕妈妈大可不必为自己身材担忧，只要保持良好的情绪，保证胎儿正常发育，避免巨大儿、顺产的概率是很大的。

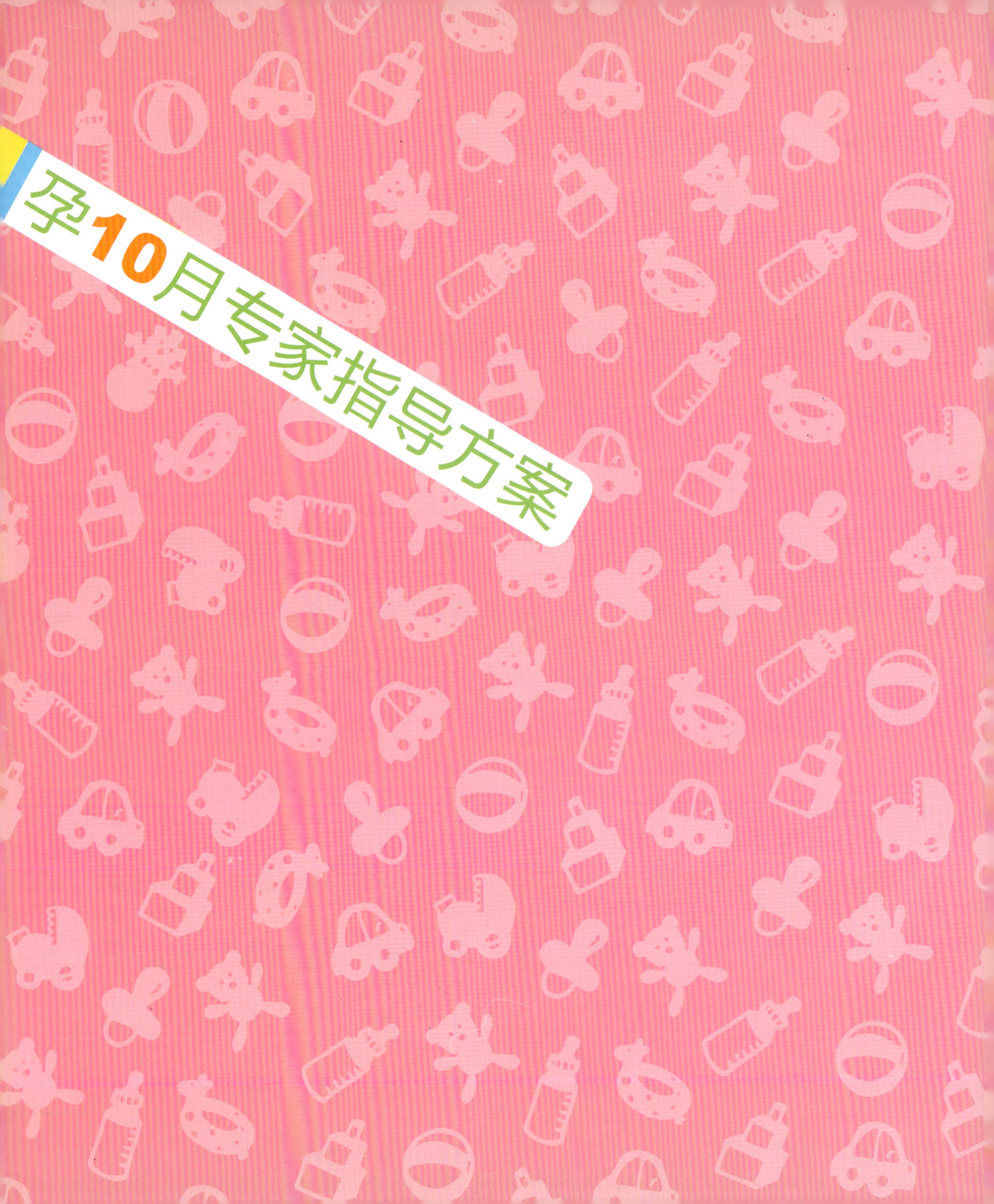
孕10月专家指导方案

孕妈妈和胎宝宝在变化

第37周孕妈妈和胎宝宝的变化

恭喜你，你已进入怀孕的最后阶段，到这周末你的胎儿就可以称为足月儿了，这意味着，你的宝宝随时可能降临人间，你们很快就要见面了！

孕妈妈的变化

从本周开始，你子宫内的羊水会减少，从而腾出更大的空间给逐渐增大的宝宝。宫缩频率继续增加，为即将来临的分娩作着准备。你可能还会不断地想上厕所，便次增加，阴道分泌物也更多了。

你的下腹部依然会有坠胀的感觉，但呼吸困难和胃部不适的感觉缓解了。你可能还会出现“现血”现象。所谓“现血”，是由于子宫颈变软及变薄后，黏液栓塞和血液混合流出阴道造成的。这是一种正常的现象，是子宫颈为分娩作准备而扩大，表示分娩临近，无须太过担心。

胎宝宝的变化

到本周末，宝宝已经基本发育完全，他的头部也已经完全入盆，可以称做足月儿了。但在分娩信号来临之前，宝宝还会一直待在子宫内，并且继续囤积着脂肪。

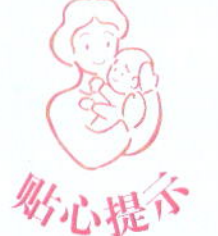

你的胎儿随时可能到来，我们建议你要注意休息和保持个人卫生，为随时可能来临的分娩作好准备。事先把准备分娩的事宜都准备妥当，临近分娩时也不要惊慌，带齐物品后再去医院，镇定地迎接即将来临的激动时刻。

第38周孕妈妈和胎宝宝的变化

目前，你需要做的就是保持正常的生活和睡眠，吃些营养丰富、容易消化的食物，如牛奶、鸡蛋等，为分娩准备充足的体力。

孕妈妈的变化

你的体重可能会停止增加，甚至减少少许，这是因为胎儿的生长速度也在下降。但你的身体依然会越来越感到沉重。

你的膀胱依然会因为胎儿的挤压，而经常产生尿意。分娩期的日益临近，可能会让你觉得紧张万分，心情也烦躁不堪。

胎宝宝的变化

宝宝的生长速度比之前有所下降了，但他仍在囤积体脂。体表的细细的绒毛和大部分白色的胎脂逐渐脱落，皮肤开始变得光滑。这些脱落的物质会随羊水，被胎儿吞进腹内，并在胎儿的肠道内蓄积，形成胎儿肠道运动的第一批排泄物——胎便。

宝宝的大脑和肺部还未完全成熟，仍在继续发育。一般情况下，胎儿的头部现在已经完全入盆，并在盆内摇摆，周围有骨盆的骨架在保护，这样会很安全。这样的位置也有利于宝宝有更多的空间放自己的小胳膊小腿。

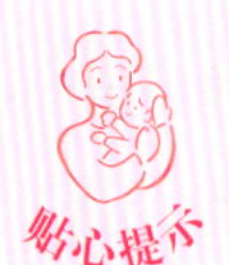

如果你有水肿症状，注意观察手、脸部是否有水肿，或是否有突发并严重的脚部、脚踝水肿，如果有，我们建议你尽快去医院就诊，这可能是妊娠高血压综合征的表现。

第39周孕妈妈和胎宝宝的变化

这漫长而又短暂的40周即将要结束了，你和准爸爸的二人世界也即将结束。对那个即将来临的新生命，你们会充满什么样的期待呢？

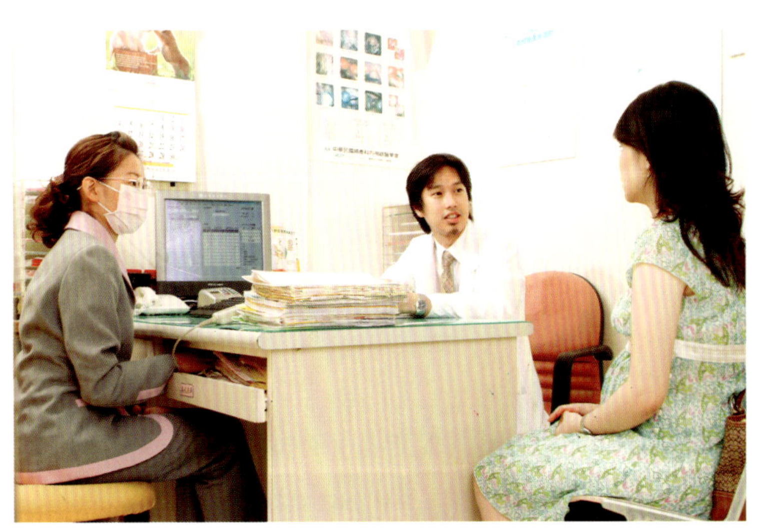

孕妈妈的变化

你的体重、宫高等已经基本稳定了。但随着胎头的下降，你的尿频、便频症状可能又加剧了。

同时，随着预产期的临近，你的宫缩可能变得更加明显，子宫和阴道也会变得更加柔软，阴道分泌物会增多。一般情况下，分泌物是白色的，一旦出现茶色或红色分泌物，就意味着要分娩了。

胎宝宝的变化

现在的宝宝会慢慢安静起来，活动得越来越少了，他的头部已经固定在骨盆中了。胎儿的身体各器官都已发育成熟了。肺是最后一个发育成熟的器官，通常是在宝宝出生后几个小时内肺才建立起正常的呼吸方式的。

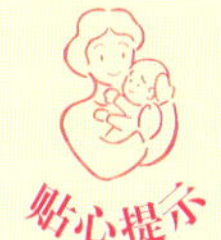

贴心提示

这一阶段，你可能会发生胎膜早破的现象，表现为一股水流涌出或是平稳的滴流。如果你发觉自己的宫缩变得很有规律或羊水已破，请速去医院检查。

第40周孕妈妈和胎宝宝的变化

那疼痛而又令人激动的时刻，马上就要来临了。记得要保持心情的稳定，一旦宫缩开始，应坚定信心，相信自己在医生和助产士的帮助下会安全、顺利地分娩。

孕妈妈的变化

你的子宫底又回到 32 周时的高度了，不过腹围会比 32 周时大。由于胎儿已经固定在骨盆，你的胃部压迫减轻，饭量会有所增加，并仍然会有尿频的现象存在。

一般情况下，你将会在本周分娩出你的宝宝。

胎宝宝的变化

到达本周后，子宫内原来清澈透明的羊水会变得浑浊，胎盘功能也开始退化，它们会在宝宝出生后完成使命。胎儿的所有身体机能均达到了娩出的标准，大部分宝宝都会在本周出生。也可能会提前或推迟 1~2 周。

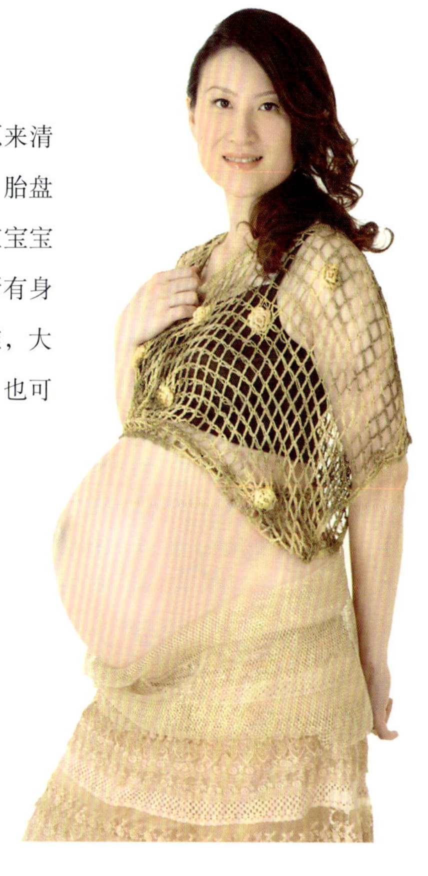

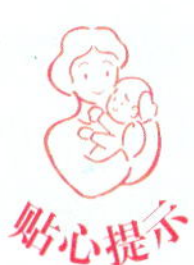

贴心提示

一般情况下，宝宝会在本周出生。一旦出现宫缩、见红、羊水等情况时，要迅速赶往医院分娩。

孕期好营养，让胎宝宝更健康

孕10月营养规划

选择易消化、少渣的食物

这个阶段应该吃一些富含蛋白质、糖类等能量较高的食品，为临产积聚能量。注意食物要易于消化，预防便秘和水肿。适当地吃些坚果、巧克力之类的食物，可增加体力，以应付随时可能来临的分娩。

每天80~100克蛋白质

如果你准备自己给宝宝哺乳，就要在哺乳期一直保持这个蛋白质摄入量。

不要食用维生素制剂

除非医生建议，产前不要再补充各类维生素制剂，以免引起代谢紊乱。

低盐防水肿

为了缓解水肿、下肢肿胀的情形，宜吃低盐食物及米粥、红豆汤、绿豆汤，来改善症状。

临产前吃1块巧克力

在临产前你要多补充些热量，以保证有足够的力量促使子宫口尽快开大，顺利分娩。当前很多营养学家和医生都推崇巧克力，因为它营养丰富，含有大量的优质碳水化合物，而且能在很短时间内被人体消化吸收和利用，产生出大量的热能，供人体消耗。而且巧克力体积小、发热多，香甜可口，吃起来也很方便。

所以，我们建议你在临产前吃一两块巧克力，这样就能在分娩过程中产生更多热量。

临产前进食5原则

1 找准时机：在宫缩间歇期进食。

2 饮食应富含糖分、蛋白质、维生素，根据自己的爱好，可选择蛋糕、面汤、稀饭、肉粥、藕粉、点心、牛奶、果汁、苹果、西瓜、橘子、香蕉、巧克力等多样饮食。

3 注意补充水分，多喝红糖水或含铁丰富的稀汤如牛奶、猪肝汤、菠菜汤、鱼汤等，为分娩时将失去过多水分和血液作准备。

4 以少量多餐的形式，增强营养的补充。以免暴饮暴食，加重胃肠道的负担，还可能在生产中引起“停食”、消化不良、腹胀、呕吐，甚至更为严重的后果。

5 饮食要清淡易消化，忌油腻，最好不吃不容易消化的油炸或肥肉类油性大的食物。

产妇食谱举例

● **早餐**：豆浆250毫升，鸡蛋2个，鱼松20克，花卷（面粉50~100克）。

● **加餐**：挂面50克，鸡蛋1个，番茄（或青菜）100克。

● **午餐**：馒头（面粉150克），排骨（100克），炒洋白菜200克，水果100克。

● **加餐**：红枣赤豆汤（红枣20克，赤豆50克，红糖50克）。

● **晚餐**：米饭（大米150克），牛肉炖胡萝卜（牛肉100克，胡萝卜50克），鸡蛋番茄汤（鸡蛋1~2个，番茄100克）。

● **加餐**：小米粥（小米50克），鸡蛋1个，豆腐干20克，炒芥菜50克。

我们建议分娩前多吃新鲜的水果和蔬菜，以及加酵母粉的强化牛奶，这些食物都有助于你应付分娩的压力。

不用刻意增加饮食，避免巨大儿

在孕晚期，胎儿的身体长得特别快，胎儿体重的增加通常在这个时期完成，在保证营养的同时，孕妈妈还需要特别注意避免胎儿体重增加过多，以免给顺产带来困难，尤其是在临产前的这一个月。

为了避免胎儿过大，孕妈妈在饮食上需要注意的是：

1 不要刻意增加饮食量

在最后一个月，孕妈妈的饮食量不需要刻意地增加，按照以前的饮食结构就已经足以为胎儿提供足够的营养，因为这个阶段胎儿的身体发育已经成熟，主要是皮下脂肪在增多，若摄入营养过量，只会使胎儿长得太大，容易在出生时造成难产。

2 注意摄入足量的钙和维生素

保证足够的优质蛋白质和必需脂肪酸在最后一个月仍然很重要，但尿蛋白高的孕妈妈应限制蛋白质、水分和食盐的摄入，多吃植物油，节制食盐的摄取，饮食的调味宜清淡，不宜大量饮水，要多吃含有优质蛋白质的蛋、牛奶、肉类以及大豆制品等，注意营养均衡。

补充维生素B_1，缩短产程

维生素B_1又被称做硫胺素或抗神经炎素，主要以辅酶形式参与糖的分解代谢，可保护神经系统，还具有促进肠胃蠕动，增加食欲的作用。

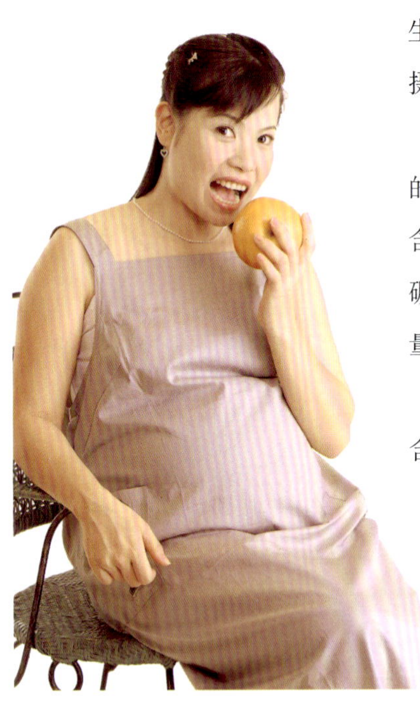

如果在最后一个月里，孕妈妈维生素B_1不足，容易引起准妈妈呕吐、倦怠、体乏，影响分娩时子宫收缩，使产程延长，分娩困难，因此孕妈妈必须补充维生素B_1，孕妈妈对维生素B_1的摄入量为每天1.5~1.6毫克。

维生素B_1主要存在于种子的外皮和胚芽中，谷类食物一般含维生素B_1较多，但谷类食物碾磨得越精细，维生素B_1的含量就越少。

植物性食物中，豆类和花生含维生素B_1最多。

在蔬菜中，苜蓿、枸杞、毛豆的维生素B_1含量较多。

动物性食物中，畜肉及内脏维生素B_1很多。

干酵母中含维生素B_1最高，每100克为6.53毫克，可以作为治疗维生素B_1缺乏的补充来源。

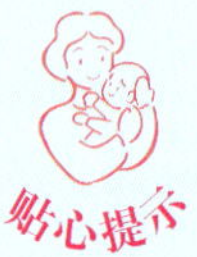

贴心提示

在外就餐的人很容易缺乏维生素B_1，说明餐馆里的食物几乎不含维生素B_1，因此建议孕妈妈在最后一个月不要在外就餐。

有助于顺产的食物

以下这些助产食物有利于孕妈妈顺产，孕妈妈在产前可以有选择地吃一些。

海带

对放射性物质有特别的亲和力，其胶质能促使体内的放射性物质随大便排出，从而减少积累和减少诱发人体机能异常的物质。

畜禽血

如猪、鸭、鸡、鹅等动物血液中的蛋白质被胃液和消化酶分解后，会产生一种具有解毒和滑肠作用的物质，可与侵入人体的粉尘、有害金属元素发生化学反应，变为不易被人体吸收的废物而排出体外。

海鱼

含多种不饱和酸，能阻断人体对香烟的反应，并能增强身体的免疫力。海鱼更是补脑佳品。

豆芽

贵在“发芽”，无论黄豆、绿豆，豆芽中所含多种维生素能够消除身体内的致畸物质，并且能促进性激素的生成。

鲜果、鲜菜汁

能解除体内堆积的毒素和废物，使血液呈感性，把积累在细胞中的毒素溶解并由排泄系统排出体外。

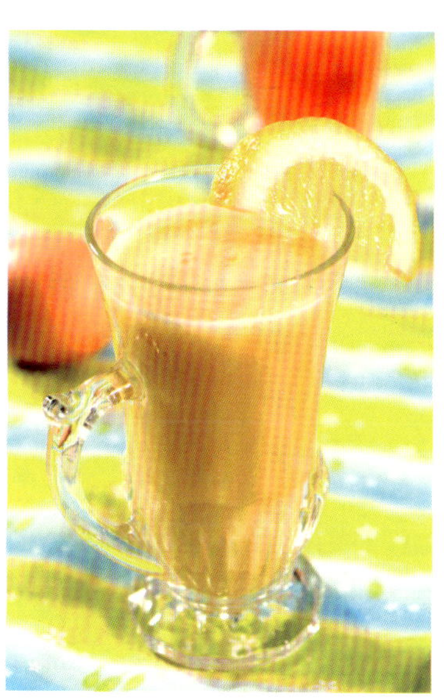

好孕美食推荐：猪血

猪血中含有人类不可缺少的钙、铁、钾、锌、铜等微量元素，具有很好的造血功能，此外，猪血还具有解毒和滑肠作用，有助于顺利分娩。

美食推荐

猪血豆腐汤

功效：防治缺铁性贫血、增补营养、促进分娩。

准备：猪血250克，豆腐200克，大枣5个，葱花、盐、胡椒粉、香油各少许。

做法：1．大枣去核，用刀背拍裂后浸泡于清水中；猪血洗净，切方块；豆腐切方块。

2．锅内放入适量水，加入大枣，先用大火煮开，再转小火熬约15分钟，然后再转大火，令水滚沸，放入猪血及豆腐；待再度煮滚时加盐、葱花、胡椒粉、香油等调料提味即成。

美食延伸

选购猪血时首先要看有无气孔，因血中含有气体，一经加热后就会有较均匀的小孔，这是鉴别真猪血的首要条件。若是要选择人工合成的猪血（也叫猪红），则一定要选择正规厂家生产的有质量安全标志的产品。

猪血勿与地黄、何首乌、黄豆同食。

美食变化

猪血菠菜汤、猪血丸子、木耳猪血汤。

孕期日常护理，步步跟进

提示临产的信号

为了在分娩前作好充分的准备，我们建议你和准爸爸或者在孕期的最后阶段陪护你的人员，一定要掌握以下临产时的三大信号：

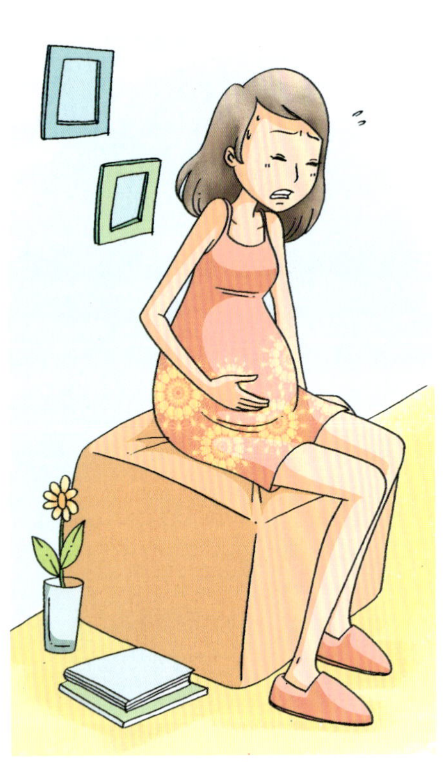

见红

在分娩前24~48小时，阴道会流出一些混有血的黏液，即见红，这是临产前的一个比较可靠的征象。

专家指导

此时如果只是淡淡的血丝，量也不多，你可以留在家里观察，没必要急于马上去医院；但若阴道出血量较多，超过月经量，则有可能是妊娠晚期出血性疾病，应立即去医院就诊。

阵痛

一天内可感觉子宫规律地收缩，膨胀6次以上，表示阵痛开始了。

专家指导

如果你是初次生产，那么只要子宫收缩规律达到每10分钟阵痛一次时，就应该入院待产了。有过生育史的话，每15~20分钟阵痛一次时，即要入院待产。如果阵痛的间隔时间突然变短，必须马上与医院联系。

破水

阴道突然流出清亮的液体，包裹胎儿的卵膜破裂使羊水流出，称为破水，稍黏、无色与尿液相似，有时含胎粪或胎脂，称为“胎膜破裂”。

专家指导

一般先阵痛才破水，但也有无阵痛即破水。破水发生后，你要尽量采取平卧姿势，并立刻在家人帮助下入院待产，以免危及胎儿安全。

确定适合你的分娩方式

《母婴保健法》上有这样一条规定：孕妇有选择分娩方式的权利。

怎样确定自己的分娩方式

在选择分娩方式前，医院会对你作详细的全身检查和产妇检查，检查胎位是否正常，估计分娩时胎儿有多大，测量骨盆大小是否正常等。如果一切正常，你就可以采取自然分娩的方式；如果有问题，医生会建议你采取剖宫产。自然分娩时，你可根据自己的需要来决定是否选择无痛分娩。

剖宫产手术分娩和注射药物的无痛分娩，只是适合妊高征、心脏病、甲亢、骨盆狭窄、胎位不正以及严重产痛等产妇的一种选择性、补救性手术。如果你符合自然分娩条件，我们建议你尽量在医生帮助和指导下自然分娩，而不要人为地选择剖宫产。

无痛分娩方法镇痛效果大PK

实际上，无痛分娩的过程不可能是无痛的。所谓无痛分娩就是说用一种物理的或者化学的方式把这个痛掩盖过去，让你不感觉痛而已。

下面这个表格中，我们为孕妈妈作了目前各种常见无痛分娩方法的镇痛效果和副作用对比，可供孕妈妈参考：

镇痛方法	镇痛效果	不良反应
电击镇痛	镇痛效果相对较差	从分娩一开始就可以使用，对你和宝宝都没有不良反应
静脉或肌肉注射镇痛剂	可以缓解疼痛	会使产妇昏昏欲睡，同时药物也会不可避免地影响新生宝宝的健康
硬膜外麻醉	可有效减轻疼痛，是目前大多数医院普遍采用的镇痛方法	麻醉药的浓度大约只有剖宫产的1/5，所以安全性很高，但会降低你腹壁肌肉的收缩功能，可能导致出现第二产程延长现象
笑气吸入法	镇痛效果没有硬膜外麻醉好	还需要忍受一些产痛，更适合有生育经验的妈妈
导乐式分娩	镇痛效果相对较差，对产妇心理素质也有一定的要求	目前最受推崇的一种自然分娩方式，你可以更好地配合医生作各种检查，也能在清醒的状态下自我调整呼吸、用力，使分娩更顺利

新式分娩预先知——水中分娩

水中分娩是指在充满温水的分娩池中分娩，分娩池与母亲子宫内的羊水环境类似。研究表明，水中分娩时出血量少，会阴也很少有破损。产妇在水中的体位能自主调节，分娩时的用力更为自然，胎心也不会出现异常变化。由于分娩时间相对较短，产妇体力消耗甚小，产后恢复也明显优于其他分娩形式。此外，宝宝比普通方式诞生的宝宝受到伤害的概率要小。

然而，美国妇产科学院至今仍未确认水中分娩为安全的分娩方式。因为，一旦水中分娩处理不当，可能出现新生儿因呛水而死亡等可怕后果。同时，水中分娩在消毒及如何防止感染等方面还有难点。

因此，我们建议你在采取水中分娩方式时要慎重选择医院。

注意，以下4类人群不宜采用水中分娩的方式：

1 在产检中如发现胎儿不太健康，或胎位不正、多胞胎等。

2 身患疾病的产妇。

3 胎儿巨大或产妇过于肥胖等。水中分娩的宝宝，重量应该控制在3公斤左右。

4 具有流产史的产妇。

决定要不要为宝宝保存脐带血

宝宝的脐带血里含有丰富的高质量造血干细胞，可用来治疗恶性血液病。如果在宝贝出生时将脐带血保存下来，一旦需要则可随用随取，并与本人配型完全相合，等于为胎儿买了一份最安全的保险。

如果你也想保存宝宝的脐带血，那么以下要点估计是你最关注的：

1 办理手续

最好在孕28周左右与脐带血库进行联络，并签署一份《脐带血干细胞储存合同书》。具体事宜可向脐血库的医师进行详细咨询。如果由于种种原因未能提前签署合同，在分娩前与脐带血库工作人员联系也能进行采集。

2 怎么采集

脐带血的采集过程非常简单，只需几分钟，无须麻醉，并无痛、无不良反应，在大多数妇产医院或产科皆可完成。

3 保存期限

资料表明，脐带血造血干细胞可长期保存，至少不会低于一个正常人的寿命。

4 费用

采集脐带血大约需5000元人民币，今后每年的储存费用为500元左右，同时还可免费获得一份由中国人寿保险公司承保的“脐带血干细胞储存医疗保险”，保额30万。

5 适合人群

所有身体健康、产前常规检查正常、无传染性疾病、无家族遗传病史的孕妇都可以进行脐带血干细胞的储存。

宝宝过了预产期还不出生怎么办

过了预产期宝宝还不出生，也叫过期妊娠。一般孕前月经周期正常的孕妇，如果预产期超过2周以上，孕期大于或等于249天而未能临产，就称为过期妊娠。

过期妊娠原因如下：

1 胎盘功能正常

这种情况胎儿会继续妊娠，使胎儿长得过大，致使胎头太硬，分娩时通过产道有困难，造成难产。

2 胎盘功能减退

这种情况下胎儿因缺乏营养而消瘦、皮肤多皱，脑细胞功能也受到影响，可能造成智力低下或神经系统后遗症。

不管是哪种情况，对胎儿来说，都是不利的。所以，孕期的你一定要从孕后期开始，密切关注胎儿的健康，避免过期妊娠的发生。

此外，你还需要注意的事情有：

1 从孕28周开始自己数胎动，一旦胎动明显减少，如12小时胎动少于20次，立即去医院就诊。

2 预产期前后，通过作B超检查，了解胎盘的钙化程度及羊水多少，胎盘钙化3级以上为胎儿过熟，提示胎儿过期，要引起注意。

3 如果胎儿胎盘情况尚好，胎儿已经成熟，可于41周后进行引产，特别是对于高龄孕妇，妊娠高血压综合征、胎儿过大的产妇。

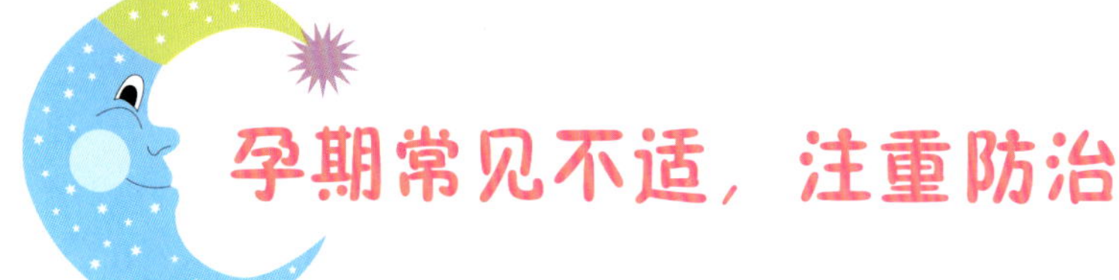

孕期常见不适，注重防治

预防胎膜早破

胎膜早破就是通常所说的提前破水，是孕晚期较常见的孕期并发症。

正常情况下只有当宫缩真正开始，宫颈不断扩张，包裹在胎儿和羊水外面的卵膜才会在不断增加的压力下破裂，流出大量羊水，胎儿也将随之降生。提前破水是指还未真正开始分娩，胎膜就破了，阴道中的细菌会侵入子宫，给胎儿带来危险，常常会导致早产，还容易引起难产。

胎膜早破的原因

1 **性生活**

妊娠晚期的性生活是引起胎膜早破的重要原因，应引起注意。

2 **生殖道炎症**

阴道炎、宫颈炎容易引起胎膜感染，导致胎膜破裂。

3 **胎位不正**

多胎、羊水过多时，由于羊膜腔内压力过高，容易发生胎膜早破，臀位、横位及头盆不称时，可因羊膜腔内压力不均而发生胎膜早破。

4 **营养不合理**

缺乏维生素C、铜、锌等可使胎膜变脆，缺乏弹性，容易引发胎膜早破。

5 剧烈咳嗽、便秘及提拿较重物体等因素，也可导致腹压骤增，也易促使胎膜早破。

那么，该如何预防早期破水的发生呢？

1 定期到医院接受产前检查。

2 注意孕期卫生，避免发生霉菌性阴道炎和其他妇科炎症。

3 注意保持膳食的平衡，保证充足的维生素C和维生素D的摄入，保持胎膜的韧度。

4 怀孕期间如果分泌物比较多，有感染的现象，应该及时到医院就诊，接受治疗。

5 怀孕后期（最后一个月）一定要禁止性生活，避免对子宫的任何压力。

6 如果是多胞胎，要多卧床休息。

7 避免过度劳累和对腹部的冲撞。

一旦怀疑自己是破水，应该立刻去医院就诊。

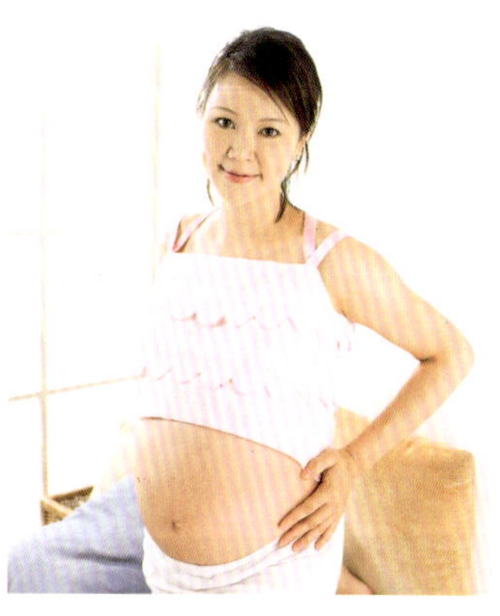

在家突然分娩时的急救措施

如果你已经临产，在没有医务人员在场或短时间内无法将你送往医院的情况下，应按下列方法进行处理：

1 仰卧在干净的卧具上，双膝弯曲、分开。采用胸式浅呼吸法、以减轻腹部阵痛。陪同人员应立即打电话呼叫医生或救护车赶往现场。

2 让在身边帮助你的人为接生宝宝作好准备，将结扎脐带用的丝线、切断脐带的刀片、剪刀用酒精或白酒浸泡消毒；救助者本身洗净双手并用酒精或白酒消毒。

3 你应在宫缩期间屏气，方法是：当出现宫缩时。先行深吸气进住，然后如解大便样向下用力；在宫缩间歇期时，全身肌肉放松，安静休息以保存体力。

4 子宫收缩规律有力时，应作好接产准备。先用肥皂水为产妇会阴部及大腿内上1/3处清洗消毒，然后用清水冲掉肥皂水。

5 产时，右手保护会阴，左手轻轻下压胎头枕部，协助胎头俯屈及缓慢下降。胎头娩出后，先以左手自胎儿鼻根部向下挤压，挤出口鼻内的黏液和羊水。然后协助胎头外旋转，使胎儿双肩径与骨盆出口前后径相一致。左手将胎儿颈部轻向下压，依次娩出胎儿的前肩和后肩。胎儿双肩娩出后，用双手协助胎体及下肢相继以侧位娩出。

6 胎儿娩出后一定啼哭，若不啼哭，多因嘴里有羊水，应及时用吸管清除新生儿口腔、鼻腔的黏液和羊水，以免发生吸入性肺炎。若仍无哭声，可用手拍打新生儿足底促其啼哭。新生儿大声啼哭，表示呼吸道已通畅。若新生儿无呼吸，要立即做口对口人工呼吸。

7 通常在胎儿娩出1~2分钟后结扎脐带，应用消毒过的线在靠近宝宝肚脐根的部位先绕一圈扎紧，打两个结，再绕一圈再打死结。还要在靠近母亲这边，距第一道结扎线一寸多的地方，再用线结扎一道，打好死结。在两道结扎线的中间将脐带切断，并用消毒布包扎脐带断头。

8 胎盘多在15~30分钟内娩出，若时间过长仍未娩出。不要强行拉出，而应将产妇送往医院治疗。

9 接产时要注意无菌操作。为防止新生儿得破伤风，事后要立即请医生为新生儿注射破伤风抗毒素。

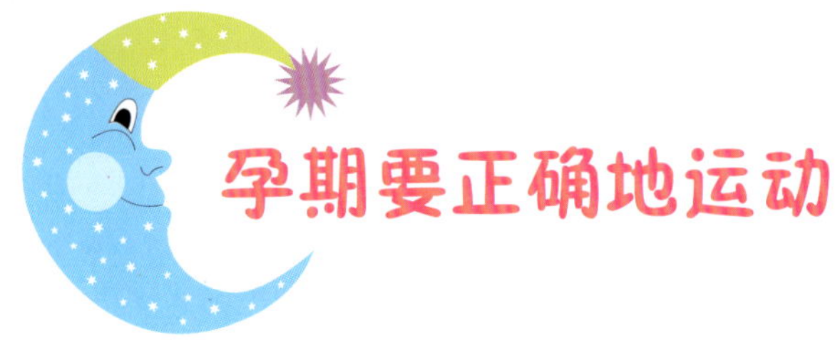

孕期要正确地运动

分娩时怎样用力

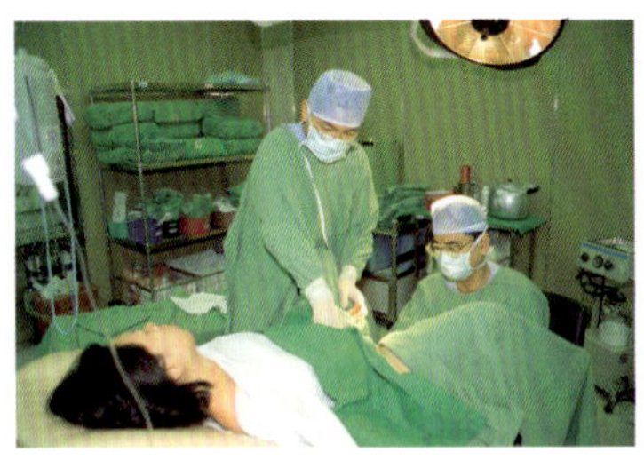

分娩时正确地使用力气可以减轻阵痛，配合产程和阵痛进行用力，还可以让胎儿得到很多的氧气，进行能量储存。

分娩时怎样正确地用力

● 第一产程：均匀呼吸，不用力

这个阶段也叫开口期，从子宫有规律地收缩开始，到子宫口开全。初产妇往往要经历 12~14 个小时的阵痛，这一阶段子宫收缩的频率较低，收缩力量较弱，其主要作用是使子宫口开大。

● 正确用力方法

在此阶段应注意有意识地锻炼腹式深呼吸。宫缩时，深吸气，吸气要深而慢，呼气时也要慢慢吐出；宫缩间歇期，最好闭眼休息，以养精蓄锐。

● 第二产程：用尽全力，屏气使劲

从宫颈口开全至胎儿娩出的阶段。此阶段子宫收缩快而有力，几乎是一两分钟一次，每次持续 50 秒左右。

● 正确用力方法

宫口开全后，当宫缩开始时，临产孕妈妈应双腿屈曲分开，两手抓住手柄，像解大便一样用力向下，时间越长越好，以增加腹压，促进胎儿娩出。宫缩间歇时，充分放松休息，等待下次宫缩时再用力。

● 第三产程：再次用尽全力

此阶段也叫胎盘娩出期，胎儿娩出后，宫缩会有短暂停歇，大约相隔 10 分钟，又会出现宫缩以排出胎盘，这个过程需要 5~15 分钟，一般不会超过 30 分钟。

● 正确用力方法

此时，你还可按照第二产程的屏气法用力，用尽全力，以加快胎盘的娩出，减少出血。

要避免的3种错误用力方法

1 大声呻吟或大喊大叫

这样做不仅不能减轻疼痛，反而可能引起过度换气，致使母体缺氧，胎儿脑、脐带、子宫、胎盘循环血量减少，继发碱血症等；还会过多消耗体力，使真正要用力时无力可使。

2 在第一产程就屏气用力

这会过早地消耗体力，而且过长时间屏气易导致呼吸性酸中毒。

3 胎头即将娩出时，仍向下屏气用力

这样可能会使胎儿娩出过快，造成会阴部裂伤。

多走动有助顺产

在怀孕的最后一个月，保持适当的运动对孕妈妈顺产很有帮助，此时胎宝宝的头部已经入盆，孕妈妈多走动可以帮助胎宝宝持续入盆的状态，也有助于锻炼自己的体力，为分娩时积蓄产力，有助分娩的顺利进行。

当然，这种运动不是说的大汗淋漓的运动，适量就好，走动是分娩前推荐的运动方式，可以是散步也可以是随便走走，孕妈妈此时身体达到最笨重的时刻，无论是散步还是在室内走动都不应太累。

产科专家认为：要想分娩无痛，我们建议你每日最好步行 20 分钟。若是快步行走则以 60 米短距离为宜，心跳控制在 135 次 / 分左右为好。还要注意散步或走动应在有人陪伴的情况下，以愉快的心情进行。

如果孕妈妈不方便走动，我们给孕妈妈推荐一种很好的下肢运动，这个运动有助于增强背部肌肉，使下肢关节更为灵活，有助分娩。

练习时间

在预产期之前 14 天开始练习分娩促进运动，将有助于顺产。

运动步骤

1 盘腿坐在地上，背部挺直，双手握住脚掌，使两脚脚底靠在一起。大腿外侧下压，数 5 下放松，重复 10 次。

2 靠墙坐在矮椅子上，双脚尽量分开，持续约 15 分钟。每天可进行 2~3 次。

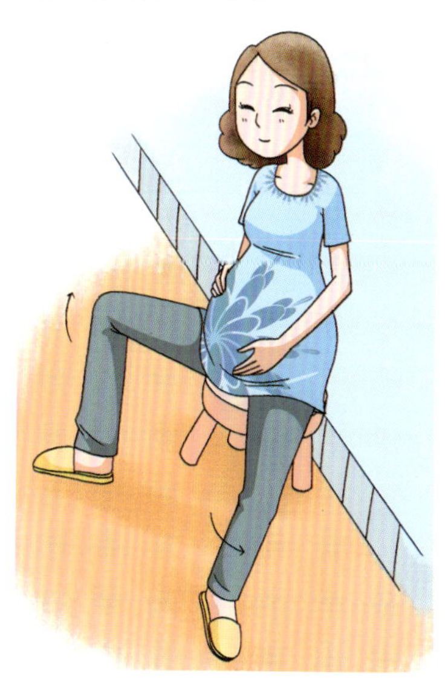

坚持做胎教，让胎宝宝更聪明

用胎教来缓解分娩恐惧

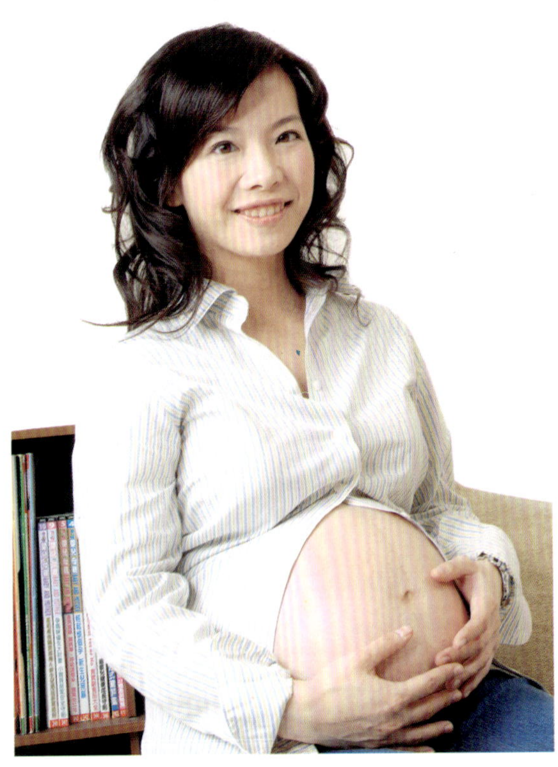

分娩恐惧不仅影响孕妈妈的生产，也会对胎儿的情绪带来较大的刺激，因此孕妈妈要努力克服分娩恐惧，振奋精神，顺利地走完孕期的最后一程。

胎宝宝还没有降生，胎教的任务也就没有完成，孕妈妈不妨在与胎儿的互动中找到自信，相信胎儿给你带来的幸福感能消除你对分娩的恐惧感。

1 胎儿很健康

在分娩过程中，母体产道产生的阻力和子宫收缩帮助胎儿前进的动力相互作用，会给孕妈妈带来一些不适，这是十分自然的现象，可以帮助胎儿顺利降生，孕妈妈不用害怕、紧张，反之，孕妈妈如果表现得勇敢，也能促使胎宝宝勇敢地降临人世。

2 胎教时注意姿势

怀孕最后一个月，孕妈妈随时都可能临盆，子宫也越来越大，所以进行胎教时，不要长时间躺着，以免增大的子宫压迫下腔静脉，导致胎儿缺氧，最好半卧在沙发或躺椅上。

3 多和胎儿说话

这个时期，孕妈妈可以多和胎宝宝说说自己心里的话，包括你的快乐和烦恼，也可以一家人一起交流，这能让感情脆弱的孕妈妈有更好的心灵支持，克服对分娩的恐惧。

4 多做些喜欢的胎教项目

在最后一个月里，孕妈妈可以给胎宝宝巩固以前的任何一种胎教，只要是自己喜欢的就好，这能让孕妈妈高兴，使情绪更好。

胎教成果需要巩固

怀孕的最后一个月，孕妈妈的动作常常会有些笨拙，而且忙于准备分娩，常常会放弃胎教，其实，这是巩固胎教成果的最好时机，如果放弃非常可惜，而且还会影响到前期胎教的效果。

孕妈妈一定要坚持胎教，不要轻易放弃，为了巩固胎儿在孕早期、孕中期对各种刺激已形成的条件反射，孕晚期妈妈更应坚持各项胎教内容，前期进行的胎教训练，对胎儿进行了各种有益刺激，胎儿对种种刺激已形成了条件反射，坚持胎教可巩固这种条件反射。

根据具体条件，可以在胎教方法上作些调整，比如原来采用的主要是音乐胎教，那么最后一个月可坚持陪胎儿听音乐，可以适当地增加一点乐曲的难度等。

此外，在胎儿出生后，也不能就此结束胎教，而是应当继续施行相关胎教训练，比如讲故事、听音乐、对话、认识颜色等，如果宝宝出生后得不到胎教内容的巩固，胎教效果会渐渐消失。

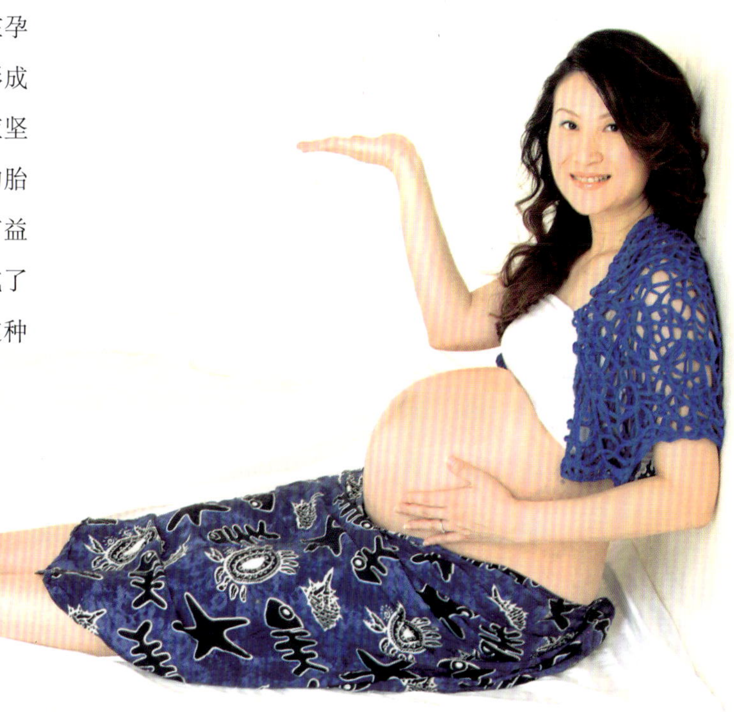

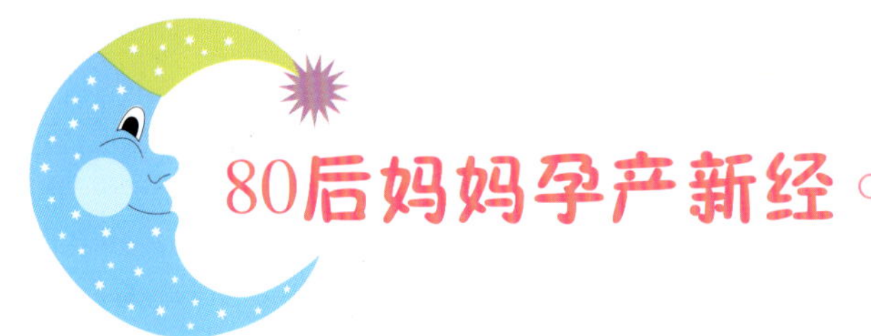

可能让你无奶可喂的潜在因素

母乳喂养一直是医专家所提倡的，但现实生活中，尽管很多80后孕妈妈有母乳喂养的意愿，但产后却尴尬地出现无奶可喂的情况，即使试各种催乳方法甚至请催乳师按摩也收效甚微，很多年轻妈妈的宝宝不满4个月就不得不喝奶粉，这是什么原因造成的呢？

1 一些80后女性成为妈妈后，因为爱美，不顾一切地节食减肥，导致营养不良，奶水明显减少，这是我国婴儿母乳喂养不足的主要原因。

2 80后的年轻妈妈往往怕辛苦，不愿意坐月子，这自然不利于母乳分泌。

3 80后多是独生子女，很娇气，双方的父母都把产妇和婴儿宠得像宝贝一样，母婴接触时间过少，泌乳刺激反射就不够，这样分泌的奶汁就会更少。

4 一些年轻的80后妈妈为了好身材，经常使用塑身型胸罩，由此导致纤维堵塞，也是影响乳汁分泌的一大原因，其实哺乳一个孩子的时间不会对乳房有太大的影响。

5 还有些年轻妈妈害怕身材走样，直接拒绝喂奶，这样必然无法形成泌乳反射，根本不会形成奶水。

6 很多80后孕妈妈选择剖宫产，剖宫产没有正常分娩时的宫缩，所以脑垂体产生的泌乳素就少，不仅影响乳腺分泌乳汁，还不利于妈妈产生强烈爱孩子的本能。

无论人或是动物，正常分娩后都会强烈地爱自己孩子，剖宫产妈妈要达到正常分娩的妈妈那样爱孩子的程度，一般需要3倍的时间。

7 精神因素的影响。80后在享受宠爱的同时，也面临着前所未有的生活和工作压力，现代生活的节奏加快，紧张的工作环境，繁杂的人际关系，往往使她们的情绪产生极大的波动，烦躁、惊喜、忧愁、忧郁等情绪随时都可产生，这些因素会抑制催乳素的分泌，产后乐观开朗的产妇往往奶水多一些。

8 他人的影响。80后妈妈经验不足，容易因为受到别人的质疑而产生或加重产后忧郁，不仅不利于母乳喂养，甚至还会令她们怀疑自己哺喂宝宝的能力。

其实，以上因素只要年轻的孕妈妈稍加注意就可以克服，相信孕妈妈们对母乳喂养有正确的认识后，能够作出适合自己的决定。

你患上母乳喂养强迫症的可能有多大

“母乳喂养好”已深入80后妈妈心中，虽然她们有娇气的一面，但绝大部分人立场都很坚定：一定尽可能坚持母乳喂养，尤其是三鹿奶粉事件发生后。

80后妈妈对喂养宝宝的要求更加严格，但她们在母乳喂养上容易走极端——要么轻言放弃，要么患上“母乳喂养强迫症”。

为什么80后妈妈容易患上母乳喂养强迫症

80后妈妈患上母乳喂养强迫症与时代的发展关系也很大，这个群体有两个特点：

1 她们大多是独生子女，生的也大多是独生子女，对自身和对宝宝期望值很高，希望自己做最好的妈妈，给宝宝最好的照顾。

2 她们生长于信息社会，会通过上网、查阅书籍来获取育儿理论，武装自己，她们善于把从网上和育儿书籍上得来的信息牢记在心，转化为实践。

但是，值得注意的是，鉴于80后妈妈对宝宝的期望很高，而发达的信息获取途径又为各种实践提供了帮助，因此她们很容易陷入教条式的框框中，容易被“母乳喂养好”这个观念绑架，过于纠结于母乳喂养，进而发展为母乳喂养强迫症，这反而使精神焦灼而抑制奶水分泌。

母乳喂养强迫症容易导致行动偏差

要提醒的是，80后妈妈们获取的信息虽然多，但不一定系

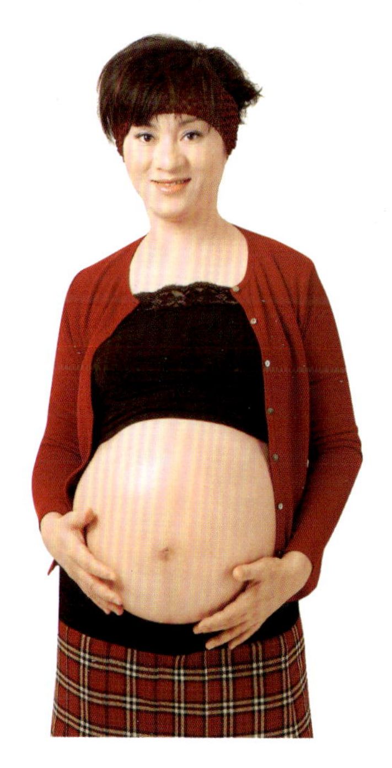

统和全面，不少时候，80后妈妈对育儿知识只知其一不知其二，导致了行动时有偏差，以下是几个年轻妈妈的案例：

1 80后妈妈小张母乳喂养十来天后，发现自己的乳头皲裂，她上网去查资料，获知“乳头皲裂不是停止母乳喂养的指征”，于是就算乳头再痛也坚持给宝宝喂奶，乳头皲裂加重，甚至出血，但小张仍硬撑着每天给宝宝喂奶，最后，小张出现了乳汁淤积性乳腺炎。

2 小李生下宝宝后紧张得要命，生怕自己奶水不够。她听说反复吸吮可以刺激乳汁分泌，于是老想让宝宝吸奶，每隔1个小时就抱宝宝起来喂一次奶，多次“狠心”把熟睡的小家伙吵醒。有时宝宝喝着奶就睡过去了，但小李却仍担心宝宝没喝饱。

其实，新生儿一天要保证16~18小时的睡眠，睡醒了觉得饿自然会要求喝奶。妈妈不该强迫宝宝喝奶，否则只会让宝宝对母亲乳房产生抗拒，适得其反。

3 80后妈妈小黄产后哺乳比较顺利，她深信母乳是宝宝最好的食物，因而决定给宝宝哺乳到2岁。尽管产后上班很忙，而且宝宝1岁后她奶水也渐少，但小黄想尽了一切办法来保证给宝宝喂奶，把自己折腾得疲惫不堪。

事实上，母乳喂养是有度的，一般，宝宝1岁后营养需求量更高，但妈妈的乳汁分泌却在走下坡路，1岁是宝宝断乳改吃辅食的时机。

母乳喂养好，但不可强迫

母乳喂养好，但不可强迫，过于纠结于母乳喂养，不仅不利于乳汁分泌，而且紧张、焦虑的情绪也会影响妈妈内分泌变化，内分泌失调又会抑制乳汁的分泌，产后抑郁者80%都是没有奶水的，为此，妈妈务必要保持开朗、乐观的心情。

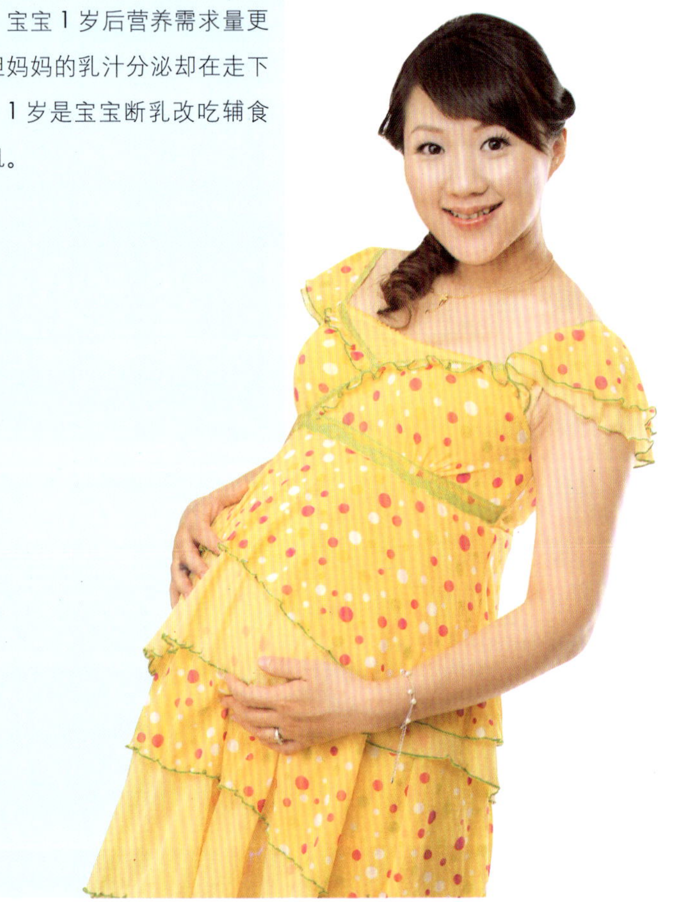

专家热线，给胎宝宝最好的呵护

破水了该怎么办，是先破水还是先阵痛

发生破水后，先不要慌，尽量减少活动，取仰卧位或半坐位姿势，马上通知家人，带好健保卡、产检手册等就医证件，立即去医院。在去医院前或在就医的路上与医生联系，确保得到及时的处理。

一般来说，先有阵痛才破水，但也有没发生阵痛就破水的情况。一旦破水应该马上就医，必须在破水后的24小时内产下宝宝，防止造成感染。

担心会破水，是否有必要时刻垫着卫生巾呢

这样做是没有必要的，但是为了防止突然发生破水，身边应常备为好。也就是说，外出时最好也要带在身边，才会处变不慌。其实不仅是妊娠期间，作为女性，平时随身携带些不测状况时会用到的生理用品是一种很好的习惯。

顺产会让胯部变宽吗

顺产不是让胯部变宽的唯一原因！

分娩的时候实际上在妊娠期间，人体就会分泌一种松弛素，松弛素会使骨盆的一些关节相对来讲粘连要松弛一些，这样为了适应分娩过程。这个过程无论是剖宫产还是阴道分娩都会发生的，跟分娩过程没关系，是在妊娠期间就会出现这些细微的变化。

所以，不管采取什么方式分娩，你的体形都会发生一些变化。

此外，在整个妊娠期间，由于激素水平，孕激素是促进这些脂肪向躯体部分集中的，这也是为了保护胎儿，这个长时间妊娠9个月的激素水平，皮下的脂肪

就会有一定的蓄积，产后如果不及时的锻炼，就会终身存在着体形的改变。

所以，产后胯部变宽跟分娩方式没关系，也跟遗传没关系，这是一种人体的正常现象。

害怕宝宝随时要生，早一点入院待产保险吗

一般不建议太早去医院。

一来，无事可做，加上吃不好，睡不好，还会受到别的产妇的影响，思想顾虑重重，造成产前身心疲惫。

二来，也增加了经济负担。

三来，医院的产床位，特别是条件及技术都比较好的公立医院的床位大多很紧张，多数不接收太早住院待产者。

所以，如果你的身体尚好，无并发症，一般不需提前入院待产，当出现临产阵痛时就应该准备去医院了，另外，如果出现破水，不管有无阵痛，都应及时去医院，并注意保持头低脚高的平卧体位。

担心自己的脸色太难看，去医院之前能不能化点淡妆

建议不要化妆，即使是淡妆。分娩是伴有出血的消耗体力的大事情。如果擦粉底或涂口红，本来的脸色便无法判断了，很可能会妨碍医生诊断，指甲的血色也是医生观察的内容之一，所以原则上，也不要涂指甲。另外，耳环在待产室里被要求摘掉的，也没必要佩戴。

阵痛开始了，突然想上卫生间，怎么办

这个时候应先和医生打招呼，取得医生的同意。

想要用力分娩的感觉与想要大便的感觉是非常相似的，不和任何人打招呼，独自去卫生间，结果子宫口大开，胎儿的头部都露出来，甚至一下将孩子生出来的情况都是发生过的。如果医生检查后发现你的子宫口已经开始张开了，就不会让你去卫生间了。

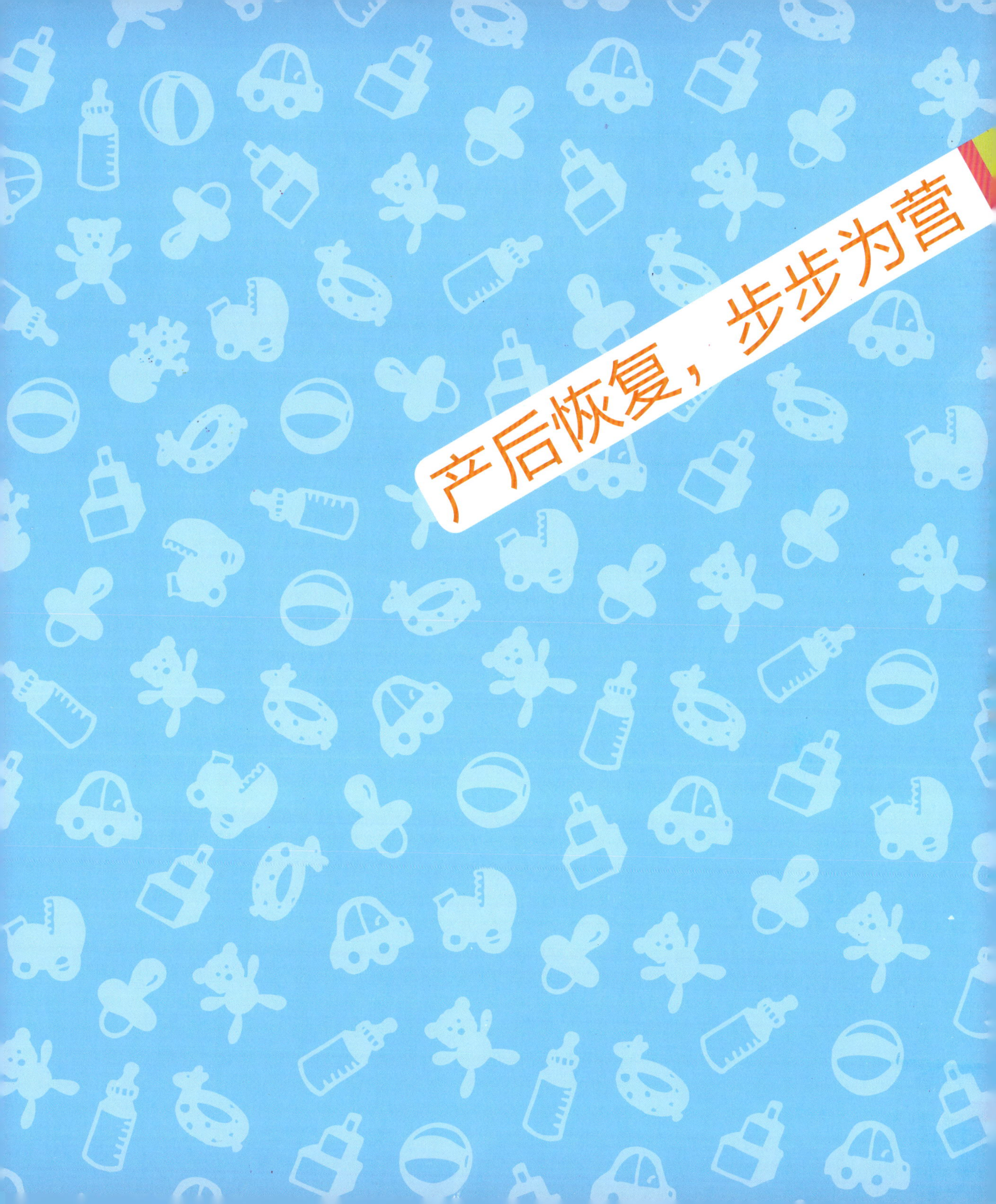
产后恢复，步步为营

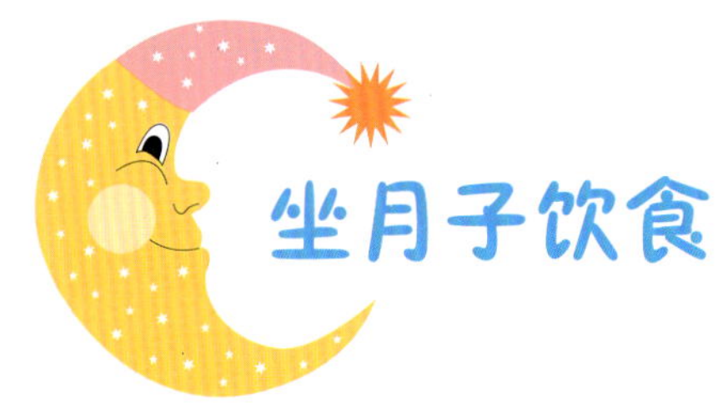

坐月子饮食

月子里的营养规划

饮食多样，均衡营养

饭菜应多样化，粗细粮搭配，荤素菜夹杂，以富含蛋白质、维生素及矿物质（钙、镁）等的食物为主。进食的品种越丰富，营养越平衡和全面，尤其是不要忌口，以保证营养的合理摄入。

少量多餐七分饱

每日餐次以5~6次为宜，但每次的量不易过多，吃七分饱为宜。这样有利于食物消化吸收，保证充足的营养，相反，如果一次摄食过多，会增加胃肠负担，从而减弱胃肠功能。

食物应干稀搭配

每餐食物应做到干稀搭配1:1，干食用来保证营养的供给，稀食用于提供足够的水分。稀食不是指单纯饮水，还包括各种汤类（如鱼汤、排骨汤等）、果汁、牛奶、粥类等。

荤素搭配

应摒弃过去坐月子只吃肉类的饮食误区，提倡荤素搭配、广摄各类食物，既有利于营养摄入，促进食欲，又可防止疾病发生。

食物要清淡适宜

调味料上如葱、姜、大蒜、花椒、辣椒、酒等应少于一般人的量食，食盐也以少放为宜，但并不是不放或过少。

不同体质该如何进补

体质	身体表现	进补原则
寒性体质	面色苍白，怕冷或四肢冰冷，口淡不渴，大便稀软，频尿量多色淡，痰涎清，涕清稀，舌苔白，易感冒	应吃较为温补的食物，如麻油鸡、烧酒鸡、四物鸡或十全大补汤等，原则上不能太油，以免腹泻

续表

热性体质	面红目赤，怕热，四肢或手足心热，口干或口苦，大便干硬或便秘，痰涕黄稠，尿量少色黄赤味臭，舌苔黄或干，舌质红赤，易口破，皮肤易长痘疮或痔疮等症	宜用食补，不宜多吃麻油鸡。煮麻油鸡时，姜及麻油用量要减少，酒也少用。可多吃山药鸡、黑糯米、鱼汤、排骨汤等，蔬菜类可选丝瓜、冬瓜、莲藕等，或吃青菜豆腐汤，以降低火气。腰酸的人用炒杜仲五钱煮猪腰汤
中性体质	不热不寒，不特别口干，无特殊常发作之疾病	可以食补与药补交叉食用，没有什么特别问题。如果补了之后口干、口苦或长痘子，就停一下药补，吃些较降火的蔬菜

新妈妈月子餐推荐

产后第一周——开胃为主

在产后的第一周里，可以吃些清淡的荤食，如肉片、肉末、瘦牛肉、鸡肉、鱼等，配上时鲜蔬菜一起炒，口味清爽营养均衡。橙子、柚子、猕猴桃等水果也有开胃的作用。

本阶段的重点是开胃而不是滋补，胃口好，才会食之有味，吸收也好。

●推荐菜式：芦笋牛柳、菠萝鸡片、青椒肉片、茄汁肉末。

若能少吃白米，改吃糙米、胚芽米、全麦面包就更好了。

产后第二周——补血为要

进入月子的第二周，妈妈的伤口基本上愈合了，这时可以开始尽量多食补血食物，调理气血，苹果、梨、香蕉能减轻便秘症状又富含铁质，动物内脏更富含多种维生素，是完美的维生素补剂和补血剂。

●推荐菜式：麻油炒猪心、大枣猪脚花生汤、鱼香猪肝等，加入少许枸杞、山药、茯苓等也是不错的补血补充维生素的食谱。

注意：药膳不能一知半解，胡乱配制，请在专业人士的指导下进行滋补。

分娩半月后——催奶好时机

宝宝长到半个月以后，胃容量增长了不少，吃奶量与时间逐渐建立起规律。妈妈的产奶节律开始日益与宝宝的需求合拍，反而觉得奶不胀了，这时可以开始吃催奶食物了。

催奶以汤料为佳，但煲汤不用一大锅，煲的时间也不要太长，不然会让汤料变得粗糙难咽。

●推荐菜式：鲫鱼汤、鱼汤、猪脚汤、排骨汤都是公认的很有效的催奶汤。如果加入通草、黄芪等中药，效果更佳。

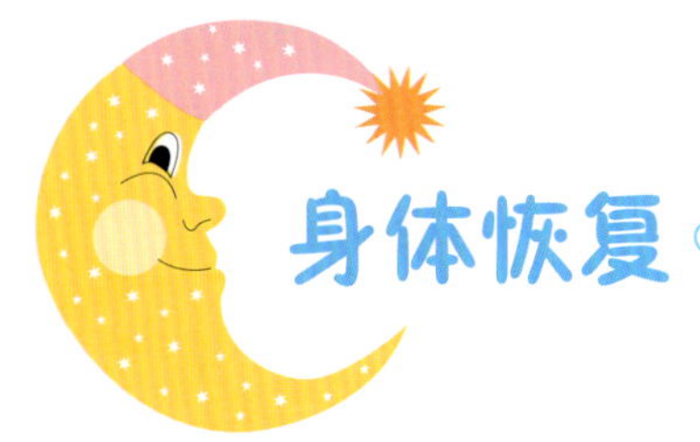

身体恢复

月子里身体恢复的基本原则

1 注意保暖

随着气候与居住环境的温、湿度变化，你穿着的服装与室内使用的电器设备，应作好适当的调整，室内温度25℃~26℃，湿度50%~60%，穿着长袖、长裤、袜子，避免着凉、感冒，或者使关节受到风、寒、湿的入侵。

2 适度的劳动与休息

对于恶露的排出、筋骨及身材的恢复很有帮助。产后初始须多卧床休息，起床的时间不要超过半小时，等体力逐渐恢复就可以将时间稍稍拉长些，时间还是以1~2小时为限，以避免长时间站立或坐姿，导致腰酸、背痛、腿酸、膝踝关节的疼痛。

3 保持身体清洁

头发、身体要经常清洗，以保持清洁，避免遭受细菌感染而发炎。

4 调整饮食

月子里的饮食以温补为主，最好请医师根据个人体质作调配比较妥善。

顺产妈妈的产后护理

一般情况下，在正常分娩后24小时内，我们建议你卧床休息。24小时后，只要身体允许，可起床活动。

产后尽早站立可减少膀胱和肠道疾病，加快体力恢复，也可减少住院时间。不过需要注意的是产后6周内，你应避免过度运动和重体力劳动，以防子宫脱垂。

产后2~4小时：排尿

正常情况下，顺产后2~4小时你就会排尿，产后12~24小时排尿会大为增加。如果4小时后仍没有排尿，我们建议你及时找医生就诊，以免发生尿液滞留。

尿液滞留会提高泌尿道感染的概率，且胀满的膀胱也可能使子宫移位，影响子宫收缩，甚至造成子宫出血。为了避免尿液滞留，我们建议你：

1 每15~20分钟收缩和放松骨盆肌肉5次，这样可以刺激排尿，避免使用导尿管。

2 适量喝水。

3 下床排尿前，要先吃点东西才能恢复体力，以免昏倒在厕所。

4 上厕所的时间如果较长，站起来的时候动作要慢，不要突然站起来。

如果使用导尿管，产褥垫要经常更换，3~4小时更换一次，同时清洗会阴部。

产后2~3天：排便

一般情况下，产后2~3天内你就会排便。但是由于产后肠肌松弛，或是腹内压力减小等原因，你产后第一次排便的时间往往会延后。为了促进产后的排便，我们建议你：

1 适量喝水，多吃新鲜水果，有条件的话，吃全麦或糙米食品。避免咖啡、茶、辣椒、酒等刺激性食物；避免油腻的食物。

2 常下床行走可帮助肠胃蠕动，促进排便。

3 避免忍便，或延迟排便的时间，以免导致便秘。如果有便秘情况，可按医生指示使用口服轻泻剂或软便剂。

4 排便之后，使用清水由前往后清洗干净。

产后4~6周：排出恶露

正常的恶露排出大致分为三个阶段，如下表所示：

阶段	恶露	时间	症状
一	血性恶露	产后1~3天	量多、色鲜红，含有大量血液、黏液及坏死的内膜组织，有血腥味
二	浆性恶露	产后4~10天	随着子宫内膜的修复，出血量逐渐减少，颜色转为暗红色与棕红之间，子宫颈黏液相对增多，且含坏死蜕膜组织及阴道分泌物和细菌、无味
三	白恶露	产后1~2星期	恶露转变为白色或淡黄色，量更少，早晨的排出量较晚上多，一般持续3周左右停止

产后恶露持续4~6周。期间如果发生血性恶露持续2周以上、量多或脓性、有臭味；恶露量太多（半个小时浸湿2片卫生垫）、血块太大或血流不止等情况时，我们建议你及时去医院就诊，以免发生危险。一般情况下，你可以按以下建议作好日常护理：

1 多用环形方向按摩腹部子宫位置，让恶露能够顺利排出。

2 大小便后用温水冲洗会阴，擦拭时由前往后擦拭或直接按压拭干，勿来回擦拭。冲洗时水流不可太强或过于用力冲洗，否则会造成保护膜破裂。

3 建议采用卫生垫，不宜用棉球，刚开始约1小时更换一次，之后2~3小时更换即可。更换卫生垫时，由前向后拿掉，以防细菌污染阴道。手不要直接碰触会阴部位，以免感染。

侧切的术后恢复

1 拆线前，每天应该冲洗两次伤口。大便后也要冲洗1次，避免排泄物污染伤口。清洗时，可用一个消过毒的瓶子装满水，用喷射出来的水流冲洗伤口，或者用水拍打会阴周围，这样比干擦感觉要好得多。

2 拆线后，如恶露还没有干净，仍然应该坚持每天用温开水冲洗外阴两次。

3 保持大便通畅，以免伤口裂开。排便时，最好采用坐式，并尽量缩短时间。

4 拆线后伤口内部尚不牢固，最好不要过多地运动，也不宜做幅度较大的动作。

5 在恢复性生活后，为了避免对恢复后的肌肉组织的更多牵扯，可以使用润滑剂。

如果伤口出现以下情况，我们建议你及时去医院就诊：

1 缝合后1~2小时刀口部位出现严重疼痛，而且越来越重，甚至出现肛门坠胀感。

2 产后2~3天，伤口局部出现红、肿、热、痛等症状，有时伴有硬结，挤压时有脓性分泌物。

3 伤口拆线后裂开。分娩后的新妈妈阴道经过扩张而肌肉弹性往往减弱。这时，如果不注意加强骨盆肌肉锻炼，就可能使阴道松弛。锻炼阴道、肛门括约肌的力量，是尽快恢复性生活自信的“要紧”方法。

让子宫尽快恢复的建议

整个孕期，你的子宫可以说是体内变化最大的器官，它从原来的50克一直增长到妊娠足月时的1000克。所以，分娩之后，你的子宫不可能一下子就恢复到原来的状态。要想在月子里尽快让子宫恢复原状，我们建议你：

保持侧卧姿势

卧床休息时尽量采取左卧或右卧的姿势，避免仰卧，以防子宫后倾。

如果子宫已经向后倾，应改变姿势，做膝胸卧位来纠正。

适量下床活动

产后 6~8 小时，产妇在疲劳消除后可以坐起来，第二天应下床活动，这样有利于身体生理机能和体力的恢复，帮助子宫复原和恶露排出。

及时排尿

膀胱过胀或经常处于膨胀状态会压迫子宫，不利于子宫的恢复。在分娩后及时排空膀胱对预防生殖炎症也有一定的作用。

母乳喂养

宝宝的吮吸刺激会反射性地引起子宫收缩，加强激素分泌，促进子宫复原。

注意阴部卫生

要注意阴部卫生，以免引起生殖道炎，进而影响子宫。

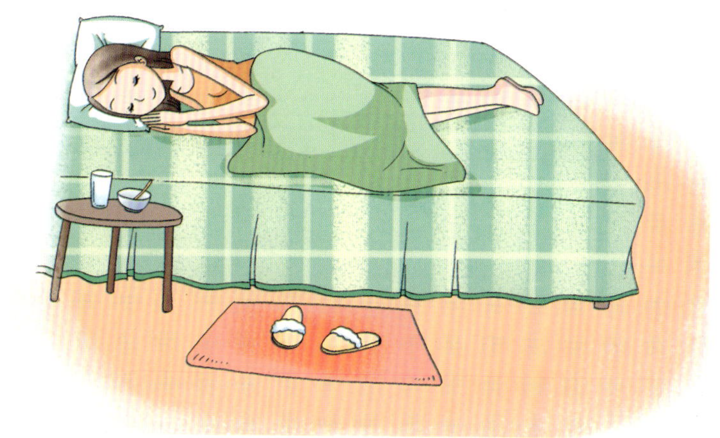

给产后妈妈：7日瘦身方案

在体力恢复后，你可根据自己的身体情况，任挑一周来做以下的 7 日恢复运动。

Day1：学会两组运动，交替进行

● 动作一

收缩阴道壁肌肉。对于恢复子宫、膀胱、阴道壁肌肉和韧带的弹性有益。

取坐、立、卧姿均可，腹肌、骨盆和臀部保持不动，有意识地收紧阴道肌肉后要保持数秒钟，然后再慢慢放松，直至肌肉完全松弛后，再重复收缩、放松。每天进行数次。

● 动作二

胸式呼吸运动，可增加你的肺功能，促进消化，醒脑怡神等。

仰卧，屈膝，脚掌平放在床上，双手轻轻放在胸口上。慢慢地深吸气，吸气时放在胸口上的双手要自然分开，呼气时，要把肺里的气排空。每天数次，每次 5~6 次即可。

Day2：在第1天动作的基础上，增加1组提肛肌运动

仰卧于床，双腿屈曲，双膝分开，双足平放床上，双臂放于身体两侧。用力将双腿向内合拢，同时收缩肛门，然后再将双腿分开，并放松肛门。

Day3：在前2天动作的基础上，增加1组背肌锻炼动作，以缓解久卧腰酸背痛等不适症状

左腿跪地，双臂撑地，头下垂，背屈呈弓形。右腿屈膝前收，膝近头部，同时收缩腹肌和阴道壁肌肉，然后右腿向上伸抬，同时头上抬，保持数秒。右腿放下，换左腿重复动作，交替做5~10次。

Day4：在前3天动作的基础上，增加2组动作

动作一

抬高臀部运动。

仰卧于床，髋与膝稍屈，双脚平放在床上，两臂放在身体的两侧。深吸气后，尽力抬高臀部，使背部离开床面，然后慢慢呼气并放下臀部，归回原位。

动作二

腰部运动，可锻炼腰部肌肉，对腰部的子宫等脏器起按摩的作用。

仰卧于床，屈膝，两脚平放在床上，两臂平放于体侧。然后收腹，利用腰部的力量，将腰部以下的肢体，向头部方向举抬，双臂不动，保持3~5秒钟，重复10~15次。

Day5：在前4天动作的基础上，增加1组并腿挺伸运动

仰卧于床，双手置臀下，头、肩稍离床。双腿并拢，屈膝，小腿离地，稍停，然后双腿在不接触地面情况下，用力向下挺伸，尽量伸直，重复12次为1组，每天做3~5组。

Day6：在前5天动作的基础上，增加1组躯干扭转运动，以缓解产妇的腰酸背痛症状

仰卧于床，双腿弯曲，双手抱膝，做左右翻滚动作。每10次为1组，每天做数组。

Day7：在前6天动作的基础上，增加1组举腿下额运动，以助于阴部、腹部、颈部等肌肉的收缩，缓解疲劳症状

仰卧，两腿并拢抬起，双脚指向屋顶，头部稍离地面。举腿的同时抬下颏，收紧腹肌，下颏抵住胸部。头部还原，然后再抬起，再抵住胸部，动作进行时宜屏住呼吸，重复20次为1组，每天做1~2组。

如果你在进行上面任何一种运动时，感到不舒服，请停止此项运动，注意休息，必要时可以请教医生。

产后常见不适的预防与调理

风湿

产后风湿主要表现为肌肉、关节酸困、疼痛、麻木、怕风、怕冷等不适，还有的妈妈伴有头痛、头晕、眼睛干涩多泪、眼眶疼痛症状等。产后风湿主要是在月子期间保暖工作没做好，接触了寒凉的东西所致。

产后风湿因为没有明显的病变，相较于其他产后疾病显得较顽固，如果得不到有效的治疗，带给妈妈的折磨较大，对待风湿，最重要的是预防。

妈妈在月子里要注意保暖，远离寒凉，另外，妈妈如果过早操劳，参加重体力劳动，容易使还没有完全恢复的关节、筋肉受损，在以后的日子里经常受到关节酸痛的折磨。所以妈妈在产后要注意劳逸结合，不要过度劳累。

如果在月子里不小心得了风湿，要积极地尽早就医，早日根除产后风湿。

恶露不下

妈妈生产后，含有血液、坏死蜕膜等组织的子宫内膜脱落，经阴道排出，这些物质就是恶露。一般情况下，恶露在产后4周基本排尽，如果恶露不能及时排出，会影响身体恢复速度，也会降低新陈代谢速度，有时还会引起妈妈腹痛。

为防治恶露不下，妈妈需要做的是：

1. 产后不要一直待在床上，6小时后就可以下床排便了，活动可以加速血液循环，促进恶露排出。
2. 注意保暖，如果受冷，气血淤滞会导致恶露不下。
3. 加强营养，避免身体太弱，子宫收缩无力造成的恶露不下。
4. 保证良好的休息，保持心情愉悦，也是加强身体活力的方法，帮助恶露早日排尽。
5. 恶露不下时，可以食用一些活血化淤的温性食物，如红糖、小米、米酒、姜等，同时远离生冷、寒凉食物。

乳腺炎

妈妈哺乳初期，因为经验不足，容易在哺喂时使用不正确的搂抱姿势，从而引发乳腺炎，所以产后乳腺炎也是比较常见的产后疾病，也是引起产后发热的原因之一。

为防治乳腺炎，妈妈需要注意的事情是：

1 保持乳房清洁、舒适

在首次哺乳前，用肥皂仔细清洁乳房，尤其是乳头及乳晕部位。然后用毛巾对乳房热敷，这样可以帮助乳腺管畅通。此后，每次哺乳时，都要用热水清洁乳房。内衣要经常更换，以免不洁内衣污染乳头，进而感染乳腺，同时不要佩戴有钢托的乳罩，以免钢托挤压乳房，造成局部乳腺乳汁淤积。

2 哺乳期各阶段的控制

不要过早催乳，宝宝在1周以前的食量非常小，妈妈现有的奶水以足够他食用；哺乳时，要吸空一侧乳房，再换另一侧；宝宝如果吸不完妈妈的乳汁时，在哺乳后，可以用吸奶器把残留的奶水吸干，避免淤积；将要断奶时，要有意识地减少哺乳的次数。

3 保护乳头

妈妈在怀孕四五周时，每天用温水、肥皂清洁乳头，增加乳头的韧性；再次，学会正确的哺乳方法，让宝宝把乳头及整个乳晕都含住；不让宝宝含着乳头睡觉，以免过度用力吮吸使乳头皲裂，细菌入侵。

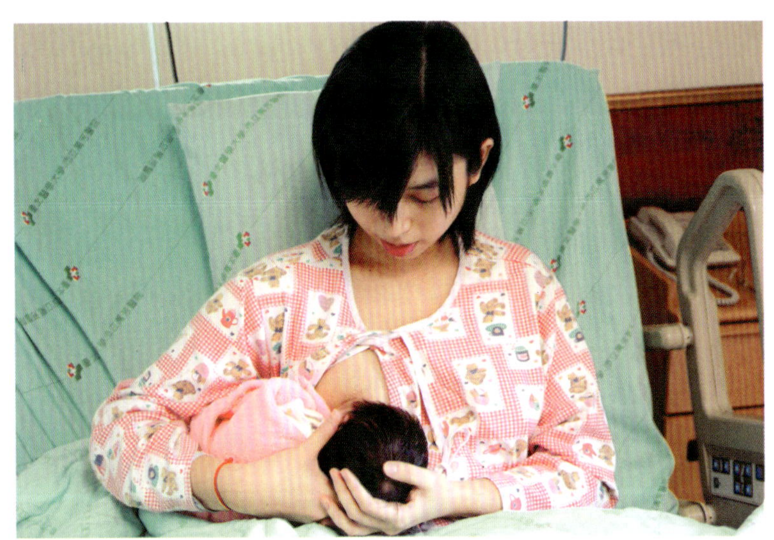

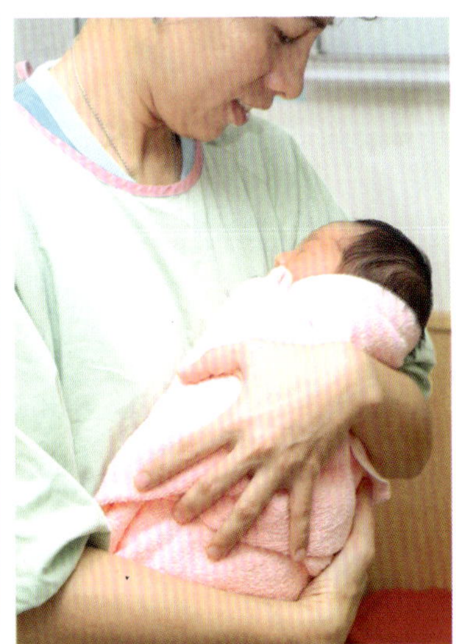

坐月子也可以洗头、洗澡

以往人们认为月子里不能洗澡、洗头，否则容易留下月子病。

事实上，以前坐月子的条件与现在无法相比。现在暖气、暖风、冷暖空调、浴霸什么都有了，洗澡的房间完全可以控制温度，洗完了在浴室里面搽干，穿好衣服再出来，头发也可在浴室中用暖风吹干。坐月子洗澡已经没有了月子病发生的“条件”，因此，月子里洗澡、洗头不必顾虑太多。

卧室可以不全封闭

老一辈人认为月子里的女人怕风怕凉，所以卧室要全封闭，遮得严严实实的才好。

其实，老人的观念大多来自于他们年轻时的经验，经验并不错，但是时代不同了，当时的条件与现在相比，已经有了天壤之别。现在许多人家里暖气空调俱全，无论什么气候都没问题，只要避免对流风直接吹，就不会出现因为受风受凉造成的产后疾病。而且，产后家里客人多，空气流通不好，更应该及时通风换气，以预防疾病的发生。

月子里不一定必须卧床休息

一般婆婆和妈妈会让新妈妈分娩后卧床休息，最好不要下床，为宝宝母奶也选择躺位。

其实，不论是自然分娩还是剖宫产，都需要早期下床活动，以防止下肢血液循环不畅，造成下肢静脉栓塞，甚至肺栓塞。长期不下床活动，下肢肌肉还可能产生废用性萎缩，对今后正常生活造成麻烦。

专家热线

产后还需要去作检查吗

需要。

有些病症是隐性的，未必会有明显的表现，需要医生检查才能得知，所以产后检查是必要的，可以发现很多隐患，产后检查一般都是在产后 42 天进行。

产后多久能恢复性生活

一般产后 42 天后可以恢复正常的性生活，这时新妈妈身体恢复得差不多了。

要注意产后 6 周内应禁止性交，因为这段时间内阴道壁内黏膜较为软弱，易受损伤，性交时易发生阴道裂伤和出血不止。

新妈妈产后容易抑郁吗

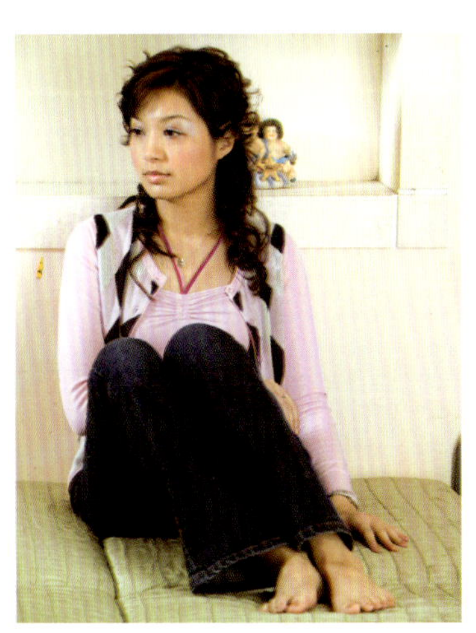

大多数女性分娩后都经历过"产后忧郁症"——感觉悲伤，总有一种哭泣的冲动。

产后抑郁症是因为生育会使你的生理、内分泌、代谢、免疫性过程等会发生一系列的变化，从而导致产后情绪和焦虑障碍，多在产后 3 天内出现，持续 7 天左右，以后多数产妇的症状可减轻或消失。平时，你要注意调整情绪，防止产后抑郁。

老人家说月子里喝红糖水好，是这样吗

产后头几天喝红糖水可活血化淤，有利于血性恶露和浆性恶露的排出，但红糖水不宜久喝，一般在产后 10 天内食用为佳。待恶露消失就不宜再用红糖，或少用红糖，以免延长血性恶露排出的时间。

此外，红糖性温，夏天应少用。

产后能做运动吗，什么时候开始做最好

产后能做运动。

正确的产后运动会给你带来轻松愉快的心情、苗条健康的身体，产后运动注意别过量，在身体恢复之前，建议你先别勉强自己，可以等身体恢复后再尝试！

一般说来，产后 3 天到 3 个月，可以做一些轻松简单的动作，3 个月到 6 个月，可开始增加运动量。

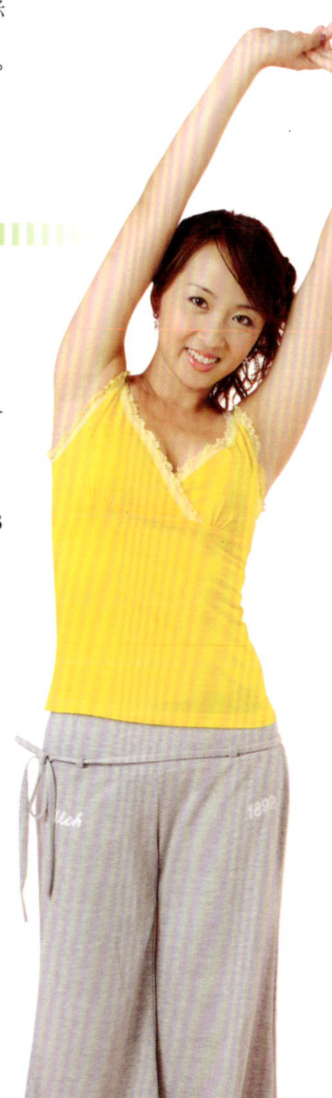

图书在版编目（CIP）数据

80 后孕产新经 / 胡巧燕编著 . — 北京：中国人口出版社，2011.1

ISBN 978-7-5101-0634-7

Ⅰ . ① 8… Ⅱ . ①胡… Ⅲ . ①孕妇—妇幼保健—基本知识
②产妇—妇幼保健—基本知识 Ⅳ . ① R715. 3

中国版本图书馆 CIP 数据核字（2010）第 236970 号

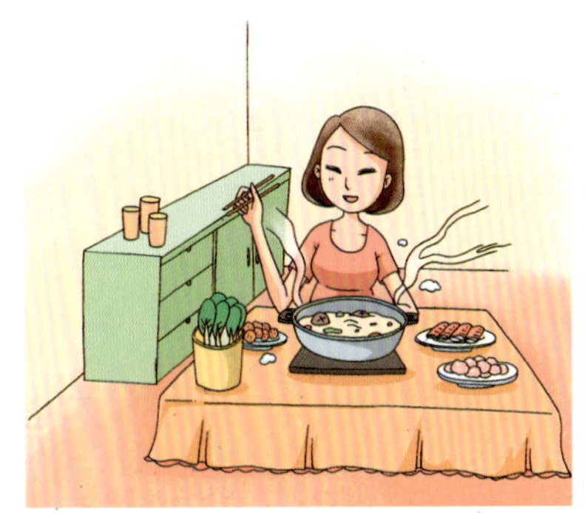

80 后孕产新经

胡巧燕 编著

出版发行 中国人口出版社
印　　刷 北京振兴源印务有限公司
开　　本 820 × 950　1/16
印　　张 18
字　　数 200千
版　　次 2011年1月第1版
印　　次 2014年4月第2次印刷
书　　号 ISBN 978-7-5101-0634-7
定　　价 38. 80元

社　　长 陶庆军
网　　址 www.rkcbs.net
电子信箱 rkcbs@126.com
电　　话 (010) 83534662
传　　真 (010) 83515922
地　　址 北京市西城区广安门南街80号中加大厦
邮政编码 100054

版权所有　侵权必究　质量问题　随时退换